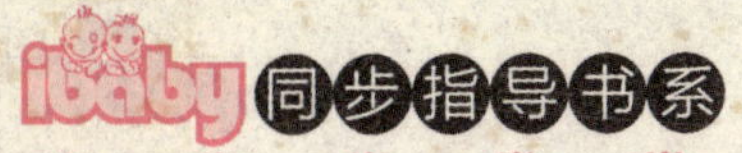

怀孕一日一页

王 琪 主编

中国妇女出版社

图书在版编目（CIP）数据

怀孕一日一页/王琪主编. －北京：中国妇女出版社，2011.10
ISBN 978-7-5127-0130-4
Ⅰ.①怀… Ⅱ.①王… Ⅲ.①妊娠期－妇幼保健－基本知识 ②胎教－基本知识 Ⅳ.①R715.3 ②G61
中国版本图书馆CIP数据核字（2011）第196050号

怀孕一日一页

作　　者：王　琪　主编
责任编辑：姜　喆
封面设计：李芳芳
版式设计：樊润琴
责任印制：王卫东
出　　版：中国妇女出版社出版发行
地　　址：北京东城区史家胡同甲24号　**邮政编码**：100010
电　　话：（010）65133160（发行部）　65133161（邮购）
网　　址：www.womenbooks.com.cn
经　　销：各地新华书店
印　　刷：北京联兴华印刷厂
开　　本：170×240　1/16
印　　张：22.5
字　　数：360千字
版　　次：2012年3月第1版
印　　次：2012年3月第1次
书　　号：ISBN 978-7-5127-0130-4
定　　价：35.00

目录

contents

孕3月

孕4月

孕5月

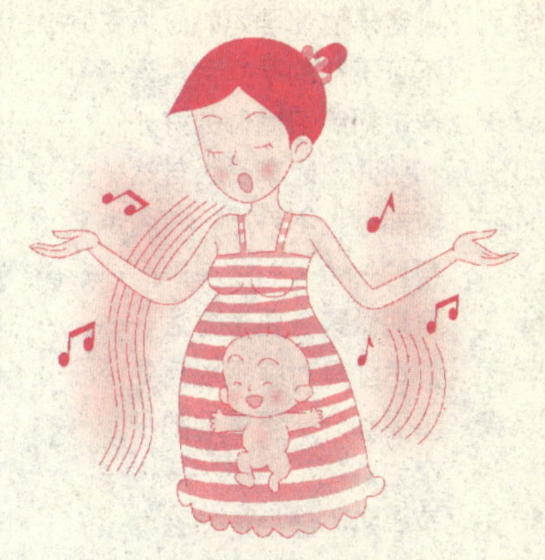

孕6月

孕7月

孕8月

孕9月

孕10月

坐月子

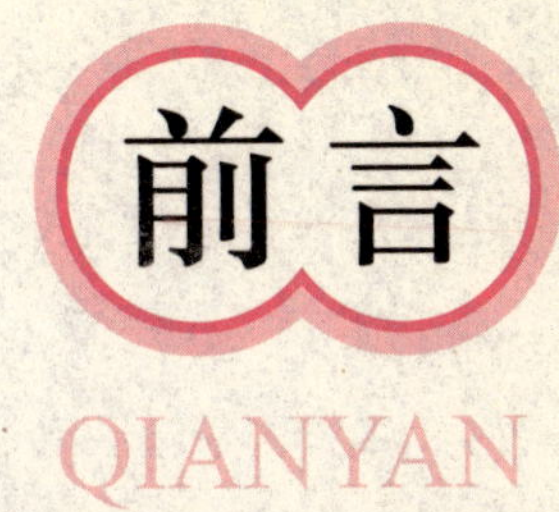

QIANYAN

怀孕生子使女人走向成熟、走向完美，这个过程凝结了太多不可言说的感动与成长的骄傲，它调动起女人身体的每一个细胞，让人在点滴细节中敛聚每一丝能量，为宝宝的健康保驾护航，为生命写下炫美的一笔。

现在的孕妈妈文化程度普遍较高，接受能力也很强，但通常生活节奏快，业余时间也较紧张，因此，快速阅读就显得很重要。针对这一情况，本书更加强调了图书的即时性与可读性，在准确性和容纳量上做了大量的工作，非常适宜快速阅读。

本书以天为单位，每天内容分为三大部分：优生百宝箱、孕期营养滋味、每日胎教。还有一些比较灵活的内容，如细节备忘录等，使得文本内容与形式更加灵动，更加丰富。同时加入了许多当前孕产方面的最新知识，使孕妈妈能够获得更多的资讯，更加全面地了解整个孕产过程和自己的身体变化。

本书在编写过程中参考了大量专业论著，并获得心理学、营养学专家的指导，针对孕期可能出现的各种问题，提供有效的建议及科学的解释，是孕妈妈最贴心的好帮手。

通过阅读本书，每一位孕妈妈都能从中吸收营养，收获快乐，感受知识带来的温暖和力量！

孕1月

按照通常的40周孕期推算法，孕1月是指从最后一次月经期的第1天算起，至第28天。实际上，从约第3周开始，胚胎才在孕妈妈体内“安家落户”，开始吸收孕妈妈的营养。

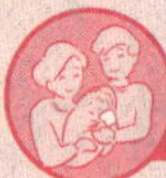

孕妈妈的变化

★没有特别的征兆

在这1个月内，孕妈妈并不会发现自己已经怀孕，因为这段时间没有任何征兆，下一次月经期也还没到。

★乳房变大了

受精卵着床后，卵巢就会开始分泌黄体素，而黄体素能促进乳腺发育，因此乳房会开始变大。另外，乳头颜色会变深。

★子宫变柔软了

受精卵在子宫内膜着床时，子宫的大小没有改变，只是子宫壁会变得比较柔软、比较厚，以保护刚刚成形的胚胎。

★全身无力像感冒

有少数比较敏感的孕妈妈可能会有轻微发热、全身无力等类似感冒的症状，少数孕妈妈会出现恶心想吐、消化不良等妊娠反应。

胎儿的成长

★胎儿长多大了

身长大约 1 厘米，重约 1 克。

★柔软的小模样

刚成形的胎儿在这个阶段被叫做“胚芽”，胚芽的表面被绒毛组织覆盖着，绒毛组织形成胎盘。胚芽小得有些不起眼，外表也不具备人的特征，头部占了身体的一半，有长长的尾巴，像小海马。另外，胳膊和腿大体上有了，但大小还看不清楚。

★是男是女已决定

虽然胎儿还看不出任何人的模样，只有针尖般大小，但是性别在受精的那一刻就已决定。另外，遗传性质，如肤色、发色、身高、双眼皮等，也已经因为遗传因子中的遗传信息，造就了世界上独一无二的个体。

★形成器官的组织已生成

受精卵在子宫着床后便开始成长，最先生成的是神经管，神经管随着时间的推移会发育生成脑和脊椎，这便是中枢神经的根源。此时，神经系统、血液系统以及循环系统的原形几乎都已经出现。另外，心脏开始形成并搏动了，肝脏也从这个时期开始明显发育。

本月孕期检查

在家中检查毕竟没有那么准确，如果需要进一步确认是否怀孕，还是应该去医院。在本月末进行验孕检查，准确率可达 90% 以上。

为了得到系统而周到的呵护，每位孕妈妈应选择一家固定的医院。从早孕确诊、产前检查、分娩到产后随诊，尽量在一家医院进行。

第1天 在人生的最佳时期生育宝宝

优生百宝箱

研究表明，中国女性最佳生育年龄为25岁~30岁，男性为27岁~35岁。女性在25岁~30岁时生育孩子最好。

处于最佳生育年龄的女性生理成熟，卵子质量高，精力充沛，有利于孕育胎儿和抚养婴儿，可避免胎儿发育不良、妊娠合并症及流产、死胎或畸胎。智力的遗传大多来自父亲，30岁以上的父亲不仅智力成熟，而且生活经验较为丰富，能够懂得和接受胎教知识，特别是会关心、爱护妻子，从而使胎儿生长发育良好。

女性若过早怀孕生育，胎儿与发育中的母亲争夺营养，对母亲健康和胎儿发育都不利。

孕期营养滋味

宝宝出生后体质的好坏与智力的高低，很大程度上取决于胎儿时期所得到的营养是否充足、均衡。因此，孕期营养极为重要。要保证孕期营养，需要从准备怀孕的3个月前就开始积极储备。

妻子在饮食上应注意多吃瘦肉、蛋类、鱼虾、动物肝脏、豆类及豆制品、新鲜蔬菜和时令水果等。

丈夫要多吃花生、芝麻、鳝鱼、泥鳅、鸽子、牡蛎、韭菜等食物，还要多吃猪肝、瘦肉等富含氨基酸的食物，这些食物补精壮阳，有助于形成优良精子。

每日胎教

所谓胎教，就是给胎儿创造良好的孕育环境，通过孕妈妈与胎儿正常的信息交换，使胎儿受到良好的宫内教育，促使胎儿的身心健康地生长发育。准父母在准备要孩子前，就应该有很好的胎教意识，学习如何进行孕期保健、如何进行胎教、生活中要注意哪些事项等。胎教的各种内容都是围绕一个目的，即输入良性信息，确保胎儿生存的内外环境良好，使胎儿健康成长。一切胎教内容都应当在胎儿清醒时进行，而拔苗助长式施教，将适得其反。

细节备忘录

准备怀孕的女性平时应加强锻炼，适当的锻炼可以消耗多余脂肪，使卵子的活力更加旺盛，还可以增强身体免疫力，防止被病菌感染，影响受孕。

远离烟酒和其他有毒物品，如农药、麻醉剂、铅、汞、镉等，不接触X射线等放射性物质；远离电磁污染，看电视时要保持一定距离，尽量减少使用手机、计算机、微波炉等。

第2天 怀孕的最佳月份

优生百宝箱

七八月份是受孕的最佳月份。若在七八月受孕，怀孕3个月后，正值秋凉，经过孕早期的不适阶段后，此时孕妈妈食欲增加，睡眠也较好，而且秋天水果、蔬菜新鲜可口，鸡、鱼、肉、蛋供应充足，孕妈妈摄入这些营养物质对自身营养和胎儿的发育都十分有利。七八月份受孕还使得最为敏感、娇弱的孕早期避开了寒冷和污染较严重的冬季，可减少妊娠早期致畸因素的影响。

研究表明，冬季大气二氧化硫、悬浮颗粒浓度最高，夏秋季浓度最低。孕早期处于二氧化硫和悬浮颗粒两值较高季节，婴儿出生缺陷率会高于低值季节。

在七八月份受孕，经过十月怀胎，宝宝在来年的四五月份出生，正是春末夏初时节，风和日丽，气候适宜，新生儿的护理较容易，也有利于产妇的身体恢复。

孕期营养滋味

女性在怀孕前应当对自己的营养状况作一个全面了解，可请医生帮助诊断，从而有目的地调整饮食，积极储存平时体内含量偏低的营养素，如蛋白质、钙、铁、锌、硒、维生素等。

如果丈夫精液中精子活力过低，除多吃富含锌的食物外，可用补锌药物，常用的有硫酸锌糖浆或片剂。但要注意补锌不可过量，过量补锌反而会抑制精子的产生。

每日胎教

据研究，人的智力获得有50%是在4岁以前，30%在4岁~8岁，20%在8岁以后。4岁以前的智力获得就包括胎教在内。婴儿出生前形成的大脑旧皮质是出生后形成的大脑新皮质的基础，只有在大脑旧皮质良好的基础上，大脑新皮质得到更好的发育，才可能达到超常的智商水平，发挥出非凡的才能。美国费城一家生理研究所对200多名接受胎教的4岁~7岁儿童进行了调查，结果发现，受过胎教的儿童比没有接受胎教的儿童对照组智商要高20%~45%。

细节备忘录

停用避孕药6个月后才能怀孕。口服避孕药为激素类避孕药，其作用比天然性激素强若干倍。如果停用避孕药就怀孕，将可能造成下一代的某些缺陷，因此最好在停服避孕药6个月后再怀孕。

第3天 确定排卵日，提高受孕机会

优生百宝箱

测量基础体温。在1个月经周期内，女性的基础体温会有周期性变化。排卵后基础体温升高，能提示排卵已经发生。排卵一般发生在基础体温由低到高上升的过程中，在基础体温处于升高水平的3天内为易孕阶段，但这种方法只能提示排卵已经发生，不能预告卵子将在何时排出。

观察宫颈黏液。月经干净后，宫颈黏液常稠厚而量少，甚至没有黏液，称为“干燥期”，提示非排卵期。月经周期中期，随着内分泌的改变，黏液增多而稀薄，阴道的分泌物增多，称为“湿润期”。接近排卵期时，黏液变得清亮滑润而富有弹性，如同鸡蛋清状，拉丝度高，不易拉断，出现这种黏液的最后1天的前后48小时之间是排卵日。因此，在出现阴部湿润感时即为“易孕期”。

由此可见，女性每月的生理周期既可以分为月经期、排卵期和安全期，又可以分为月经期、干燥期和湿润期。湿润期又包括排卵期前的湿润和排卵期的湿润。计划受孕应选择在排卵期前的湿润期。

孕期营养滋味

为避免早孕反应对身体摄取营养造成的影响，女性可以在孕前多注意摄取身体储存量较低的一些营养素，多食用一些富含叶酸、锌、铁、钙的食物，为孕期胚胎正常发育打下坚实的基础。清瘦的女性应注意增加优质蛋白质和富脂食物的摄取，如肉类、蛋奶类、豆类及豆制品等；肥胖的女性应在积极进行减肥的同时，控制热量摄取，少吃油腻、甜腻食品，争取将体重减到正常值。

每日胎教

父母血缘越远，孩子的智商越高。研究显示，父母均为本地人，其子女平均智商为102.45；同省异地通婚者，其子女智商上升到109.19；异省通婚者，子女智商则达109.35。可见，异地通婚能提高下一代的智商，这一点在择偶时可以参考。

细节备忘录

孕期锻炼可增强身体免疫力，预防孕期被病菌感染，可使全身肌肉更有力，特别是骨盆肌，有助于日后顺利分娩。孕期锻炼应采取积极、主动的锻炼方法，并量力而行，避免对身体造成不必要的损伤。孕妈妈适宜选择瑜伽、游泳、慢跑等运动，在运动时听着音乐，更容易提高趣味性，将锻炼坚持下去。

第4天 选择受孕的最佳时刻

优生百宝箱

科学家对生物钟的研究表明，人体的生理现象和机能状态在24小时内是不断变化的：早7时至12时，人的身体机能状态呈上升趋势；13时至14时，是白天里人体机能的最低时刻；下午17时再度上升；晚23时后又急剧下降。普遍认为，晚21时至22时同房，是受孕的最佳时刻。除此之外，同房后女方平躺睡眠有利于精子游动，增加精卵接触的机会。

研究发现，性交次数越多，受孕的概率越大。但并不是说每日做爱，会使怀孕的可能性增至最大。在最佳受孕时段内，隔日做爱一次应是既科学又容易实现的最佳频度。

孕期营养滋味

这个月，有的准妈妈有时会无意之间吃下一些堕胎食物，引起流产，伤心不已。因此，应注意，在孕期前3个月，禁止食用以下食物：

大麦芽。准妈妈怀孕期间忌食大麦芽，它有催生落胎的功效。

薏苡仁。薏苡仁有堕胎的功效。

马齿苋。又称“马齿菜”，其性寒滑，对子宫有明显兴奋作用，可促使子宫收缩，怀孕早期尤其是有习惯性流产史女性禁止食用。

每日胎教

受过胎教的宝宝出生后有以下特点：

对音乐敏感，有音乐天赋，一听见胎教音乐，则表现得非常高兴，并随韵律和节奏扭动身体。

心理行为健康，情绪稳定，夜里能睡大觉，很少哭闹。

语言发展快，说话早，抬头、翻身、坐、爬、站、走早，动作敏捷、协调。手抓握、拿、取、拍、打、摇、捏、扣、穿、套、绘画等能力强。学习兴趣高，喜欢听儿歌、故事，喜欢看书。

细节备忘录

男上女下式：这种性交姿势对受孕最有利。这种姿势使阴茎插入最深，因此能使精子比较接近子宫颈。要加强效果，女性可以用枕头把臀部抬高，这样子宫颈就可以最大限度地接触精子了。

后面插入式：当男性从后面插入，无论躺下还是跪着，都可以使精子接近子宫颈，有助于受孕。

侧卧式：男性和女性并排侧卧，这是最放松的姿势（能提高性快感），而且对肥胖或背痛者有益，这种姿势也有助于受孕。

第5天 酒后不宜受孕

优生百宝箱

酒的主要成分是酒精，当酒精被胃、肠吸收后，进入血液运行到全身，少量会通过汗、尿及呼吸排出体外，大部分则在肝脏内代谢。

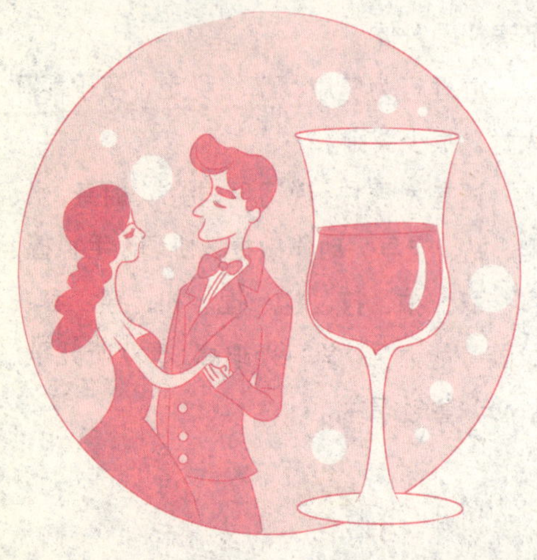

受酒精毒害的卵子很难迅速恢复健康，酒精还可使受精卵不健全，酒后受孕可造成胎儿发育迟缓。因此，受孕前1周女性饮酒对胎儿不利。那些常年饮酒的女性即使受孕前1周停止饮酒，也还是有一定危害。

夫妻双方尤其是女性，应提早在孕前戒酒。女性受孕前不要饮酒，最好在受孕前1周就停止饮酒。当然，为了宝宝的健康，夫妻双方应至少提前6个月就开始戒酒。

孕期营养滋味

准备怀孕的女性以往可能出现过贫血症状，也可能有过节食减肥、限食脂肪和动物性食物的经历，或是有体内脂肪堆积过多等营养失调现象。从优生角度考虑，怀孕女性机体营养失衡会带来胎儿发育所需的某些营养素短缺或过多，对优生不利。故女性在怀孕前应当对自己的营养状况有一个全面了解，必要时也可请医生帮助诊断，以有目的地调整饮食，使体内营养达到均衡的状态。

每日胎教

实施胎教的主要目的是让胎儿的大脑、神经系统及各种感觉机能、运动机能发展更健全、完善，为出生后接受各种刺激、训练打好基础，使宝宝对未来的自然与社会环境具有更强的适应能力。但不要认为胎教就一定能培育天才，而要怀着平常心，随和、脚踏实地、科学地进行胎教，这才是正确的胎教心态。总之，胎教不要急于求成，而要选择最佳的方案进行科学胎教。科学的胎教需要准父母对胎教有正确认识，学习相应的知识，用科学的方法进行。应按自然的发展规律，按胎儿的月龄及发展水平进行相应的胎教。

第6天 准爸爸要戒烟

优生百宝箱

研究表明，女性吸烟者自然流产、死胎、早产的发病率是不吸烟者的两倍，所产新生儿较不吸烟母亲所产新生儿体重较轻，新生儿畸形发病率也明显较高。这是因为香烟中的化学物质会直接限制胎儿的生长。另外，香烟的烟雾浓缩物中含有诱发细胞畸变和阻碍淋巴细胞合成 DNA 的物质，影响精子的产生和成熟。每日吸烟 10 支以上者，其体内精子的活动能力明显下降，随吸烟量的增加，精子畸形率也呈显著上升趋势。因此，为了下一代的健康，准妈妈和准爸爸都要戒烟。

孕期营养滋味

最理想的吃饭时间为：早餐 7 点 ~8 点，午餐 12 点 ~13 点，晚餐 18 点 ~19 点。每餐吃饭时间最好为 30 分钟 ~60 分钟，进食的过程要从容，心情要愉快。

三餐都不宜被忽略或合并，且分量要足够，每餐各占一天所需热量的 1/3，或呈倒金字塔形——早餐丰富、午餐适中、晚餐量少。

要养成按时吃饭的习惯，专心进餐，且尽量不被外界的干扰影响或打断用餐。

每日胎教

广义胎教指为了促进胎儿生理和心理的健康发育成长，同时确保孕产妇能够顺利度过孕产期所采取的精神、饮食、环境、劳逸等各方面保健措施。没有健康的母亲，不会有强壮的胎儿，因此也有人把广义的胎教称为“间接胎教”。狭义胎教是根据胎儿各感觉器官发育成长的实际情况，有针对性地、积极主动地给予适当、合理的信息刺激，使胎儿建立起条件反射，进而促进其大脑功能、躯体运动功能、感觉功能及神经系统机能的成熟。

细节备忘录

除了健康的生活方式，保持健康的心态也十分重要。比如经常和爱人聊些轻松愉快的话题，回忆你们的儿时往事，计划有了小宝贝以后的生活，寻找两人都能接受的教育孩子的方式。可以多留心周围新生宝宝的父母，从他们身上总结出以后你们可以用到的方法和经验。你们会感到这即将逝去的宝贵的二人世界是多么值得珍惜。

第7天 心情愉悦容易受孕

优生百宝箱

中医强调，性交时精神愉快、心情舒畅，可以排除一切思虑和烦恼。《大生要旨》指出："时和气爽之宵，自己情思清宁，精神闲裕。""清心寡欲之人和，则得子定然贤智无病而寿。"这说明受孕时良好的心理状态与优生有着密切关系，情绪的激烈变化、极度疲劳势必导致气血逆乱、经络闭塞、脏腑功能紊乱、精气耗散，干扰精卵结合，影响受孕。

孕期营养滋味

锌对准妈妈的身体健康和胎宝宝的生长发育都有重要作用。在准备怀孕时，多吃点"金属"元素还有利于受孕。缺锌会导致准妈妈食欲减退，减少营养物质的摄入，严重影响到胎儿的生长和发育。成人每天的锌需要量大约为10毫克，准备怀孕的女性还应在此基础上增加一些。含锌丰富的食物有豆类、小米、萝卜、大白菜、牡蛎、牛肉、猪肉、鸡肉、羊肉、花生酱等。

推荐菜谱：黑胡椒牛柳

材料：牛肉500克，青红辣椒丝、洋葱丝各50克，料酒、酱油、糖、黑胡椒粉、淀粉各适量。

做法：将牛肉切厚片，用刀背拍松，与老酒、酱油、糖、黑胡椒粉、淀粉拌匀腌两小时。平锅里放橄榄油，把牛肉煎成两面金黄色。将青红辣椒丝、洋葱丝爆炒，快熟时下牛肉一起炒，最后淋一点儿酱油、水，勾薄芡后出锅。

每日胎教

一般的胎教方法较简单，容易掌握，如给胎儿听音乐、抚摸按摩、利用胎教器与胎儿"交流"等。虽然没有能使宝宝成为超常儿童的神奇胎教方法，但通过各种适当的、合理的信息刺激，一定会促进胎儿的各种感觉功能的发育，为出生后的早期教育打下一个良好基础。准爸爸和准妈妈们要重视对胎儿的胎教，但也一定要正确认识胎教的作用。

一般情况下，胎教主要通过准妈妈对胎儿进行感觉、听觉、运动、视觉、触觉、记忆等方面的训练，激发胎儿的大脑神经细胞，使胎儿从生理和心理上得到合理的训练及发展。只要掌握了实施要诀，胎教就会对胎儿产生不同程度的益处。另外，脑细胞的特点是其增殖时"一次性完成"，错过这个实施胎教的大好时机就无法弥补了。

第8天 谨慎用药

优生百宝箱

通常情况下，女性在怀孕时使用药物都很慎重，但孕前就不是那么重视了，而且更容易忽略孕前丈夫的用药。其实，很多药物包括避孕药、吗啡、红霉素、利福平、解热止痛药、环丙沙星等均会影响精子的生存质量甚至引起精子畸形。含有药物的精液可通过性交进入阴道，经阴道黏膜吸收后进入女性血液循环，从而影响受精卵，可能导致低体重儿甚至畸形儿。

孕期营养滋味

准妈妈在怀孕之前3个月左右，可多吃一些高蛋白和维生素丰富的食物，这样可以使生殖细胞发育得更好。此外，其他矿物质和维生素，如钙、铁、维生素A、维生素

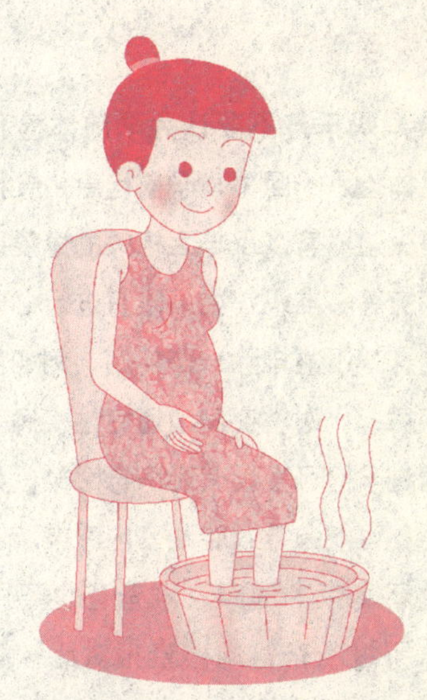

C等也要均衡摄取，可以选择性吃一些瘦肉、动物肝脏、大骨汤、新鲜蔬菜、水果等。需要说明的是，如果准妈妈平常就属于营养过剩或过度肥胖的体质，则仅需适量补充含有矿物质和维生素的食物即可。

细节备忘录

进入第二周，根据自己每天的基础体温，你会发现自己已经进入排卵期，那么恭喜你了，你有当妈妈的机会啦！现在你就应该做好准备。此周，有了孕育计划的未来爸爸妈妈们多多少少有些紧张，离受孕的日子越来越近，未来的爸爸妈妈更应该多加注意，即使不舒服，也不要轻易用药，最好请医生诊治，当然，在诊断前，要告诉医生你们的怀孕计划。如果一切正常，那就静静等待宝宝到来的那一天吧！

每日胎教

充足的休息是很重要的。如果您以前的生活不规律，从这个时候起一定要纠正，不要熬夜，每天定时休息，保证充足睡眠，不宜过于劳累，避免在剧烈运动或十分劳累的状态下受孕。每晚22点左右，先用温热水浸泡双足，再喝1杯牛奶后上床睡觉，这样可以促进尽快入睡，有助于建立正常的生物钟。

第9天 孕前体检，宝贝计划先遣力

优生百宝箱

准妈妈千万不要认为孕前体检和一般的全身体检是一回事，孕前检查主要检测的对象是生殖器官以及与之相关的免疫系统和遗传病史等。准妈妈如果没有进行必要的孕前体检，就不能排除一些疾病，例如性病、妇科疾病、代谢性疾病、遗传性疾病等。另外，通过孕检可发现有无病毒感染，如果感染病毒，可能会导致胎儿宫内感染。

为了宝宝的健康，准爸爸也要做孕前体检，不过准爸爸的检查相对比较简单，主要是精液常规检查，它是分析男性生育能力的一个重要依据。精液常规检查主要内容一般包括：精液颜色、精液量、液化时间、精子密度、1小时存活率、精子活力、畸形精子百分比、白细胞数以及男性泌尿生殖系统问题等。

孕期营养滋味

饮食清淡可以使身体保持平和的良好状态，食物太咸易令准妈妈血压升高，影响肾脏功能，食物过辣则容易令体质偏燥、皮肤变差。准妈妈应尽量少吃狗肉、兔肉、螃蟹、驴肉、马肉和甜腻、刺激性食物，建议吃一些豆腐、牛肉、乌鸡、绿色蔬菜等。

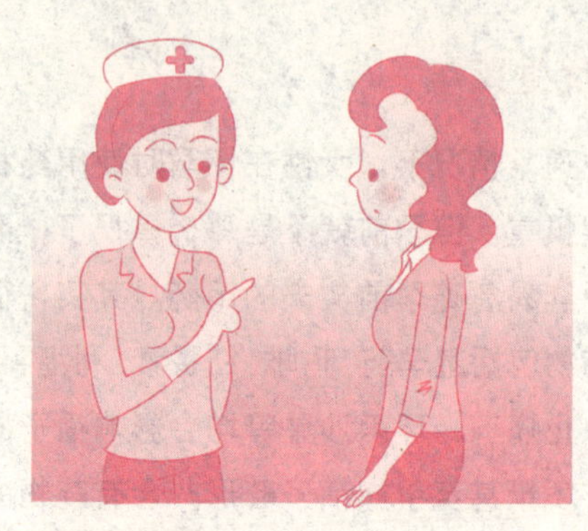

每日胎教

通过对孕妈妈的情绪进行调节，使之忘掉烦恼和忧虑，创造清新快乐的氛围，促使胎宝宝的大脑得到良好的发育，这就是通常所说的“情绪胎教”。孕妈妈若长期处于焦虑中，往往会使胎儿多动、好哭、易怒，而巨大的恐惧甚至会导致死胎。情绪胎教体现了父母之爱，因此同时要求准爸爸进入胎教状态。准父母共同创造和谐的氛围，是早期教育极为关键的组成部分。

细节备忘录

还有一些特殊的体检项目是准妈妈可以选择的。例如，家中有宠物或从事动物养殖、进行过器官移植、生食过鱼类或肉类的女性，需要进行特殊病原体检测，其中包括弓形体、风疹病毒、单纯疱疹病毒等项目。准爸爸如果觉得自己的睾丸发育可能有问题，一定要先问一下父母亲，自己小时候是否患过腮腺炎、是否有过隐睾、睾丸外伤和手术、睾丸疼痛肿胀等，将这些信息提供给医生。

第10天 黑色受孕时间，请绕行

优生百宝箱

受孕时间影响着胚胎的质量，因此，为了保证受孕成功，避免给腹中胎儿造成不必要的损害，你需要有意识地避开一些不利于受孕的时间，给宝宝一个良好的开始。旅途中体力过度耗损，生活起居没有规律，经常睡眠不足，每日三餐的营养不均衡，这些因素不仅会影响受精卵的质量，还会反射性引起子宫收缩，使胚胎的着床和生长受到影响，导致流产或先兆流产。发生早产、流产或摘除葡萄胎的女性，体内的内分泌功能暂时还未完全恢复，子宫等生殖器官也尚未康复，特别是做过刮宫手术的女性，如果很快受孕，既不利于子宫的正常恢复，也不能为胎儿提供一个良好的生长环境。早产或流产后的女性在半年后受孕较为适宜；葡萄胎手术后的女性，至少要观察两年，在这段时间内绝对不能受孕。另外，无论是服用避孕药还是外用避孕药膜，一旦受孕都会对受精卵造成不利影响。使用避孕药失败所生的宝宝发生先天畸形的概率增大，出生时的成熟度、体重、生长发育速度等也都与正常受孕出生的宝宝有明显差别。

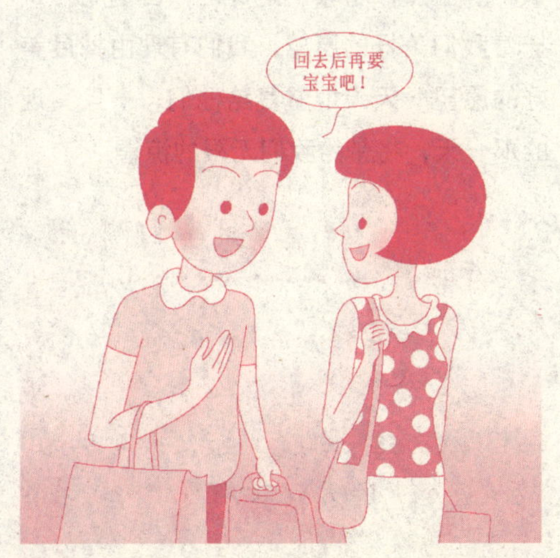

孕期营养滋味

准备怀孕之初，无论是准爸爸还是准妈妈可以多吃以下食物：花椰菜、油菜、菠菜、小白菜、扁豆、西红柿、蘑菇、石榴、葡萄、樱桃、香蕉、草莓、猕猴桃、橘子、杨梅、动物肝脏、禽肉、牛羊肉、蛋类等。

每日胎教

生命自孕育之初就具有感知能力，准妈妈的健康、情绪、饮食等都包含胎教的意义。准备怀孕之初，就应做好孕期的胎教计划。胎教最重要的条件之一是使胎儿生活在优良的环境中，胎儿所生活的环境包括准妈妈的身体、准爸妈生活的环境，因此要保证准妈妈的身体健康和情绪愉快，准爸妈要感情稳定、恩爱。

第11天 高质量受孕，高质量宝宝

优生百宝箱

谁不想拥有聪明、健康的宝宝呢？要想拥有人见人爱的完美宝宝，就必须重视夫妻间的“亲密质量”！这是因为高质量的性生活才能形成最优良的受精卵。研究表明，夫妻最好是在身体没有疲劳感的状态下进行“亲密接触”，这是因为如此状态下的夫妻体内会分泌出大量有益于健康的酶、激素以及乙酸胆碱等，令女性体力和智能达到最佳。

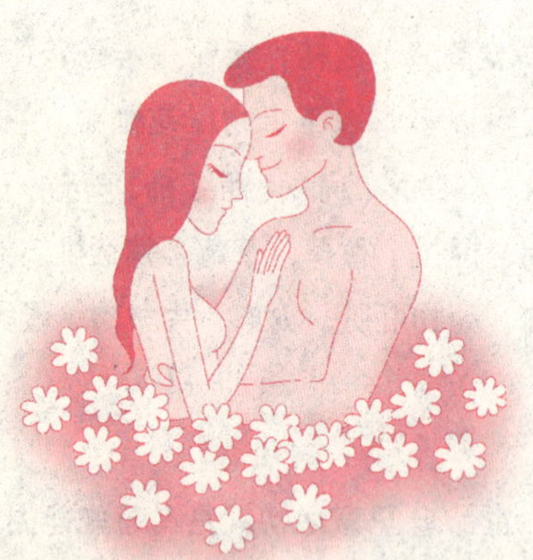

孕期营养滋味

为确保胎儿的正常生长发育，现在就应该调整自己的饮食习惯：每天清晨空腹喝 1 杯新鲜的白开水或矿泉水，能补充睡眠时失去的水分，保证血液流动顺畅，对预防疾病很有益处。不过一定要注意不要喝前一晚剩下的水，最好是一早烧开后凉凉的白开水。一定要吃早餐，并且要保证质量。最好有 50 克的面包等主食，1 个鸡蛋，250 毫升牛奶或豆浆，少量蔬菜或水果，做到营养均衡。不要吃油条，炸油条使用的明矾含有铝，铝可通过胎盘侵入胎儿大脑，影响胎儿的智力发育。3 次正餐基本做到定时定量。另外，在打算受孕的前 3 个月，女性每天要补充 400 微克叶酸。

每日胎教

据说，有位母亲知道自己怀孕时，常常对亲人、朋友说：“希望我的宝宝将来能有夜莺般美妙的歌喉。”她持续不断地这样想，结果宝宝出生后，果然崭露出非凡的才能，最后真的成了一个小有名气的歌手。当然，胎教不是神话，但是胎儿寄托着我们美好的愿望，我们有理由把最美好的愿望一天天地重复给他们，一旦实现的那一天，将带给我们无限的惊喜！

细节备忘录

环境质量与缺陷儿的出生有一定的关系，环境因素对胎儿发育有所影响，早已受到人们的注意。计划受孕的爸爸妈妈一定不要在强辐射等有害的环境中工作，否则会对将来宝宝的健康产生很大影响。

第12天 消灭丈夫不育的障碍

优生百宝箱

很多夫妻总是盼不来可爱的宝宝，有一部分原因来自丈夫身体里的“障碍物”没被清理，究竟是什么恼人的屏障阻碍了可爱的宝宝早来到呢？这其中的主要因素包括：由于男性先天发育或慢性疾病等因素造成的精子少甚至无精子、输精管阻塞或阳痿、精子在体内产生抗精子抗体等。

精液的质量不高主要表现为：精液中没有精子，而只有一些腺体分泌物；或精液中虽有精子，但数量不多；或精子活动力不强，甚至没有生命力。产生这些情况的原因一般来说主要有：发育不良；某些疾病影响精子的组织，使精子不能正常生长发育；过度肥胖或维生素A、B族维生素缺乏。

此外，某些器官缺损或损伤以及感染等，也影响精子的正常运动和通过，使其不能与卵子结合。

在计划受孕时，丈夫尽量少使用手机，如果一定要用就尽量缩短通话时间；不要将笔记本电脑直接放在大腿上使用，不去或者少去蒸桑拿，防止笔记本电脑的热度或桑拿的高温影响生殖器区域温度增高导致精子数量减少。

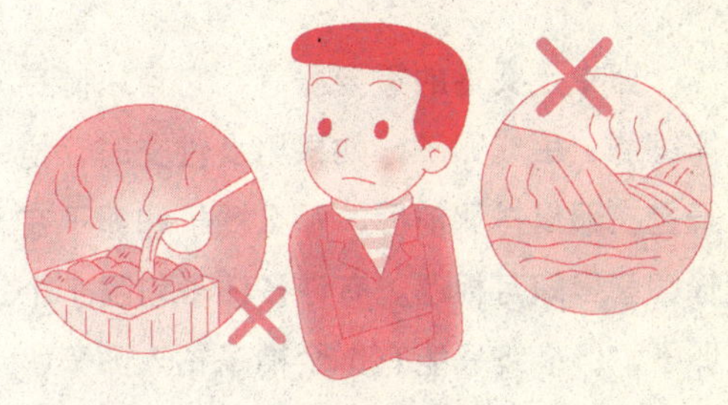

孕期营养滋味

有的男性因为精子量少或活性不够而引起不育，如果不是机能障碍所致，日常生活中可以注意补充下列食物，如鳝鱼、羊肉、泥鳅、鱿鱼、带鱼、鳗鱼、海参、墨鱼、蜗牛，其次有山药、银杏、冻豆腐、豆腐皮。这些食物中含赖氨酸高，是精子形成的必要成分。另外，体内缺锌亦可使性欲降低，精子减少。遇到这些情况，应多吃含锌量高的食物。

每日胎教

读书可以开阔视野，增加知识，选择内容健康、格调优雅的图书，让内心更加丰富，有利于孕期对胎儿进行有益的胎教。音乐可以陶冶情操，准备受孕的女性应该多听一些欢快的乐曲，晚上睡觉前听一些舒缓的音乐，让自己摆脱压力，放松身心。

第13天 期待中的生命悄然而至

优生百宝箱

卵巢是女性的重要器官，它可以储存卵细胞、生成卵子，如果男女性交时，恰好是在卵巢排卵前后，那么精子和卵子在输卵管里即可相遇。有许多精子包围 1 个卵子，但最终只能有 1 个精子钻入卵子，精子头部一旦钻入卵子，卵子周围的卵膜和透明带会迅速发生变化，能防止其他精子的钻入。精子头部进入卵子后，逐渐移向中心，最后它们的细胞核融合为 1 个，成为受精卵。

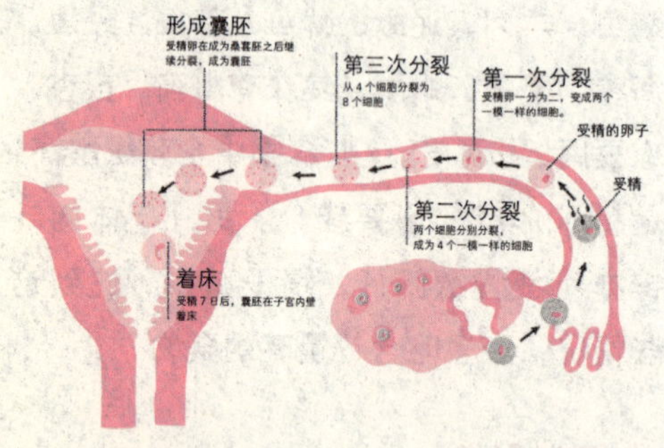

孕期营养滋味

对于正处在受孕期的夫妻来说，有些平时听上去很健康的食物是不宜多吃的，例如胡萝卜、大蒜等。过多食用会引起闭经，抑制卵巢正常排卵功能，杀精等。另外，长期食用某些加有亚硝酸盐类食物防腐剂或磺胺类食物有色剂的食品、生棉子油、芹菜等，可导致男性精子数量和质量下降。

为了防止胎儿出生后体重不正常以及骨骼、牙齿发育不良，准妈妈一定要科学地进食，摄取所需的铁和钙，避免宝宝出生后患缺铁性贫血和佝偻病。

每日胎教

科学的胎教涵盖很多胎儿需要的元素，营养胎教则是结合准妈妈妊娠不同时期的特点，合理指导准妈妈摄取食品中的 7 种营养素（蛋白质、脂肪、碳水化合物、矿物质、维生素、水、纤维素），促进胎儿正常发育。营养胎教直接影响胎儿大脑细胞的数目、体积、相互连通，可见其重要性。

医学早已证实，准妈妈的一切活动可以通过信息传递并影响到胎儿。我国古人认为，胎儿在母体内能接受准妈妈言行的影响，因此要求准妈妈在怀胎时应修身养性、端正品行，多学习胎教知识，将更多好的信息传递给胎儿，给胎儿以良好的影响。

细节备忘录

对于准妈妈的营养问题，很多人都认为补得越多对胎儿越有利，这种观点显然是不对的，科学、合理、均衡地补充营养才至关重要。

第14天 孕妈妈要保持良好的心态

优生百宝箱

全家人要尊重和关心孕妈妈，要通过温馨和睦的家庭气氛，充足有益的休息，健康文明的文化娱乐生活，尽快恢复孕妈妈由于妊娠而被破坏的心理平衡，共同创造有利于优生、优育的生活条件和客观环境。

孕妈妈要加强道德修养，与人为善，心胸宽广，勿听恶语，学会制怒，切忌暴躁、恐惧、忧郁、愁闷和捧腹大笑。

孕妈妈要养成良好的文化娱乐和生活习惯，不去过于吵闹的场所，不看淫秽凶杀读物或影片，多欣赏美丽的风景或图片，多读优生优育和有利于身心健康的书刊，多听悦耳轻快的音乐，保持愉快的心情。

家庭成员，特别是丈夫更应注意自己的言行，给妻子更多的体贴、关怀和温情，做好饮食调理，加强孕期营养，以满足胎儿生长发育的需要。同时，要主动分担家务，让妻子在舒适、和睦、宽松的环境中健康、愉快地度过妊娠期。

孕期营养滋味

怀孕早期的膳食调节原则是：注意吃些容易消化、清淡少油腻的食物和符合孕妇口味的食物；坚持少食多餐的原则；尽量选择易消化吸收、利用率高的蛋白质食物，如鱼类、乳类、蛋类、肉类和豆制品；每天应保证摄取150克以上的主食。

每日胎教

科学地实施胎教，根本要源于健康的生活起居，孕妈妈在怀孕期间要讲卫生，注重保健，行动要安逸舒畅，经常到空气好的地方，保证充足的睡眠。另外，胎教并不应该是在怀孕之后才开始的，在制订怀孕计划时就要将胎教纳入其中。有了怀孕的打算之后，至少应该提前3个月制订计划。因为参与受精的精子都是在3个月之前就被制造出来的，所以丈夫应在妻子受孕的3个月之前让自己的心情安定下来，并注意戒烟限酒。孕期的饮食应本着丰富多样、适量的原则，粗细搭配，每日食谱应包括含有蛋白质、脂肪、碳水化合物、维生素、矿物质、纤维素等的食物。

细节备忘录

刚刚进入孕2周的孕妈妈由于在体型上和正常人没有区别，胚胎又处在最柔弱、单薄的阶段，所以孕妈妈一定要及时告诉闺密们你已经怀孕，避免在打闹嬉笑中动了胎气。

第15天 生男生女准爸爸说了算

优生百宝箱

生男生女是由受精卵中的一对性染色体决定的。人体的每个细胞（包括生殖细胞）中都有23对携带遗传物质的染色体，其中22对为常染色体，决定除性别以外的全部遗传信息，另外1对为性染色体，决定胎儿的性别。常染色体没有性别差异，男女都一样。性染色体则不同，男性的1对性染色体由X和Y染色体组成（XY），女性的1对性染色体均为X染色体（XX）。23对染色体中一半来自父亲，另一半来自母亲。

分裂成熟后的精子，其中含X性染色体的称为“X精子”，含Y性染色体的称为“Y精子”。女性的1对性染色体为XX，因此分裂成熟后的卵子都含有1条X性染色体。由此可知，男性的精子有2种，而女性的卵子只有1种。

精子和卵子结合后融为一体，成为受精卵。这样，精子中的23条染色体和卵子中的23条染色体又配成23对染色体。如果是X精子和卵子结合，则受精卵中的一对性染色体为XX，胎儿发育为女性；如果Y精子与卵子结合，则受精卵中的一对性染色体为XY，胎儿发育为男性。

生男生女取决于男方的精子所携带的性染色体是X还是Y，而与卵子无关。

孕期营养滋味

怀孕早期，每天可以适量补充一些叶酸（以每日0.4毫克为宜），直到怀孕的第12个周末。多数孕妇会出现孕吐现象，故应该多准备一些缓和孕吐的食物，比如话梅和水果。

推荐菜谱：凉拌洋葱丝

材料：洋葱半个，小黄瓜2根，火腿、辣椒、香菜各适量，盐、酱油、糖、香油各少许。

做法：洋葱、黄瓜洗净切细丝，加一小匙盐腌拌，洗净沥干；火腿切丝；辣椒、香菜均洗净切末；将所有材料拌匀即可。

每日胎教

每个爸爸妈妈都希望宝宝能继承他们的优点，那就请注意，受孕瞬间正是关键的时刻！

在同房的过程中，夫妻双方都应有好的意念，要把自己的美好愿望转化为具体的形象。带着美好的愿望和充分的激情进入“角色”，能够极大限度地发挥各自的潜能，让双方的情欲达到最高潮。女性达到性高潮时，血液中氨基酸和糖原能够渗入阴道，使阴道中的精子获得能量加速运行，从而使最强壮、最优秀的精子与卵子结合。优质受精卵发育的胎儿出生后不但没有疾病，而且会聪明、健康。

第16天 自然，健康必需的营养素

优生百宝箱

除了必要的食物营养之外，水也是孕妈妈必需的营养物质。但是，水却经常被人们所忽视。众所周知，水占人体体重的60%，是人体体液的主要成分，饮水不足不仅仅会引起干渴，同时还会影响到体液的电解质平衡和养分的运送。调节体内各组织的功能，维持正常的物质代谢都离不开水。所以，怀孕期间孕妈妈要养成多喝水的习惯。

清新的空气对生活在城市的人们来说确实是一种奢侈品。随着近年来机动车辆的增多，空气污染已经变得不可避免。但是，有些孕妇因为怕感冒，不开窗通风，从而影响空气的流通，长此以往，会影响健康。因此，一定要注意室内空气的清新。

阳光中的紫外线具有杀菌消毒的作用，更重要的是通过阳光对人体皮肤的照射，能够促进人体合成维生素D，进而促进钙质的吸收和防止胎儿患先天性佝偻病。

孕期营养滋味

平衡膳食。所谓“平衡膳食”就是要提供符合卫生要求、营养全面、配比合理的膳食标准和膳食配方。我们的身体在完成各种代谢活动时，需要蛋白质、脂肪、碳水化合物、水、各种维生素、矿物质和必需的微量元素，还需要纤维素等40多种营养素。没有任何一种食品具备这么多的营养素。因此，孕妈妈每天的饮食结构要全面、合理。

养成良好的饮食习惯。营养学家发现，宝宝出生后的饮食习惯深受孕妈妈饮食习惯的影响。如果孕妈妈胃口不好、偏食，或吃饭过程常被干扰，甚至有一餐没一餐的，那么宝宝就经常表现出没有胃口、不喜欢吃东西、常吐奶、消化吸收不良，较大宝宝甚至出现明显偏食的现象等。如果你希望日后宝宝能有良好的饮食习惯，就不能不注意孕期饮食习惯的培养。

每日胎教

妊娠第一个月内，孕妈妈血液运行还比较滞涩，千万不要过度疲惫，不要有恐惧心理，即便有妊娠反应导致的情绪忧郁等不良情绪，也需要孕妈妈尽量好好调节。别以为孕早期的胎儿什么也不懂，你的任何不良情绪都在影响着可爱的小家伙。

细节备忘录

保持有规律的生活起居，睡眠时间可以比平时延长1～2小时，早睡早起。有条件的话可以午睡，时间约1小时为宜，时间太长会导致晚上无法入睡。

第17天 父母血型与子女血型

优生百宝箱

人类的血型有很多种，十分复杂。我国是世界上最早探讨血型的国家，早在三国时代，便有“滴血验亲法”以确认血缘关系。现在，我们通常说的A、B、O和AB4种血型，实际上属于一个血型系统，叫“ABO血型系统”。

血型是有遗传规律的，依照血型遗传规律，如果知道父母的血型，便可推算出子女可能是哪种血型，不可能是哪种血型，这在法医学的亲权鉴定上，可提供某些参考价值。当然，目前最准确的方法是DNA检测。除此之外，了解血型的遗传规律，对输血或治疗血液性疾病，也有重要意义。

孕期营养滋味

妊娠初期，孕妈妈基础代谢与正常人没有显著区别，因此推荐膳食营养素摄入量与非孕妇时相同。由于胎儿生长发育和孕妈妈自身准备的需要，孕妈妈必须摄入足够多的营养素。孕妈妈每天吃的食物不仅要维持自己身体的需要，还要用相当一部分养料来供给胎儿生长发育所需，同时还要在体内储备一些营养素为将来哺乳婴儿做好准备。因此食物的营养素密度对孕妈妈来说是很重要的。

每日胎教

胎教涉及孕妈妈的孕期保健、外界环境对孕妈妈的影响和孕妈妈情绪波动对胎儿的影响，其中，孕妈妈良好的精神生活尤为重要。在孕期，孕妈妈的一切心理状态对胎儿的人格都会产生影响，譬如孕妈妈在怀孕时性情温和、少发脾气，将来孩子的性情就会好一些；孕妈妈如果喜欢文学、绘画和音乐，将来孩子的艺术天赋可能就比较高；孕妈妈在孕期一心为善，日后孩子的个性也较方正。怀孕期间，孕妈妈应尽量消除恐惧、愤怒、焦虑不安的情绪，多接受一些新鲜的、令人愉快的刺激，如多听听悦耳动听的音乐、看看美丽的图画，观赏优美的景色等，这些对于幼小的生命肯定会产生有益的影响。希望每位孕妈妈都能为了宝宝的发育成长，保持一份好心情，为胎儿营造一个健康、良好的精神环境。

细节备忘录

孕妈妈不要因为身体不适，就把家务堆在一起，或是完全推给丈夫。如果集中完成堆积的家务，更容易感到疲劳，不如及时整理家务，干净爽洁的环境会有助于缓解烦躁的心情。做家务时尽量避免压迫腹部，更不要长时间蹲着；要避免手部长时间浸泡在凉水中；不要使用刺激性强的洗涤剂。当然，重体力活还是留给丈夫比较好。

第18天 进入母亲的角色

优生百宝箱

女性从怀孕起，体内激素水平的显著变化可以影响大脑中调节情绪的神经传递素的变化。特别在怀孕早期的3个月里，孕妈妈情绪更容易低落。之后，当开始为分娩作准备时，孕妈妈会再次体验到这些变化，因此比以往更容易感到抑郁。

如果这时那些调节能力差的女性没有得到适当照顾，心理压力过大，难以从“少女角色”转换到“妈妈角色”，就可能出现躁狂、抑郁、精神分裂，甚至出现意识障碍和幻觉，以致发生难以预料的意外事件。

为了适应自己即将扮演的妈妈角色，孕妈妈应以一种成熟的态度来面对这个角色，提前学习如何做个妈妈；不要有排斥、恐惧的心态，对这个全新角色，能够以愉悦的心情来面对，并深信自己是能够胜任的。

孕期营养滋味

胎儿处于生长发育最旺盛的时期，需要的蛋白质相对较多。如果长期缺乏蛋白质，胎儿就会生长发育迟缓，出生体重过轻，甚至影响智力发育。孕妈妈每天的蛋白质需要量应随着孕周的增加，逐渐从早期的45克~60克增加到75克~100克。

含动物蛋白多的食物有：牛奶、鸡蛋、鸡肉、牛肉、猪肉、羊肉、鸭肉、甲鱼、黄鳝、虾、鱼等，其中蛋类、乳类、鱼类的蛋白质最好消化吸收。

植物蛋白含量最多的是大豆，其次是麦和米。花生、核桃、葵花子、西瓜子也含有较多蛋白质。

每日胎教

有的孕妇对孕后可能发生的事情感到陌生，于是产生一种担心和恐惧的心理，比如担心胎儿会有缺陷，担心自己过去接触过有毒物质会对胎儿产生不良影响；患过病的孕妇担心自己服用过的药物会影响到胎儿的发育，特别是有高血压、心脏病的孕妇，担心怀孕会加重自身的病情，同时影响到胎儿的健康成长；高龄孕妇则担心会生个畸形儿，同时又担心分娩时会难产。诸如此类的担心，常使孕妇处于不良的心理状态中。

由于担心、恐惧、忧虑都会使肾上腺素的分泌增加，如果长期担惊受怕，精神持续处于高度紧张之中，通过神经内分泌机制的调节，肾脏会分泌大量肾上腺素。体内肾上腺素堆积过多，会直接影响到胎儿的生长发育。因此，孕妇要避免恐惧心理，以愉悦的心情面对孕期生活，这也是一种良好的情绪胎教。

第19天 宫外孕杀手，你注意了吗

优生百宝箱

宫外孕在医学上又称“异位妊娠”，多发生于曾经生育过或者做过人工流产手术的年轻女性。宫外孕时，受精卵着床于子宫体腔之外并开始发育，然而却无法发育成熟。如果下腹痛加剧，伴有恶心、呕吐、头晕、出汗、面色苍白、肛门下坠或者有大便感，说明可能有内出血，是危险之兆，应及时就诊，不能延误治疗。育龄女性出现停经、月经明显少于以往月经、阴道不规则出血、腹痛等征象时，一定要警惕宫外孕。宫外孕也易和其他一些有腹痛表现的疾病相混淆，应注意鉴别。宫外孕产生的疼痛症状是下腹剧痛，可偏于一侧，伴有失血的征象。

有下列情况者容易发生宫外孕，应高度警惕：

1. 有附件炎、盆腔炎病史的女性；
2. 有输卵管手术史的女性；
3. 不孕症；
4. 有宫外孕史的女性。

如果疑似宫外孕，应立即送医院救治，避免活动，平躺。宫外孕通常要施行急诊剖腹手术。

孕妈妈要不吸烟、不喝酒，注意孕前检查，积极医治妇科疾病，正确掌握受孕时机，可以减少宫外孕的发病率。

孕期营养滋味

尽量选择易消化吸收、利用率高的蛋白质类食物，如鱼类、乳类、蛋类、肉类和豆制品。另外，每天应保证摄取150克以上的主食。

每日胎教

随着小小的胎儿（受精卵）慢慢地“进化”，胎儿大脑的体积也正在逐日增加，这可爱的大脑里究竟有多少潜能可挖掘呢？最好的答案来自于孕妈妈有意义的胎教过程。脑的神经细胞一旦被制造出来，就会使用一生。人类生存最基本而重要的感觉系统，就是在胎儿时代奠定基础的。胎教最重要的时间就是在脑部的发育阶段，在这个阶段，如果胎儿受到任何伤害，将很难恢复。

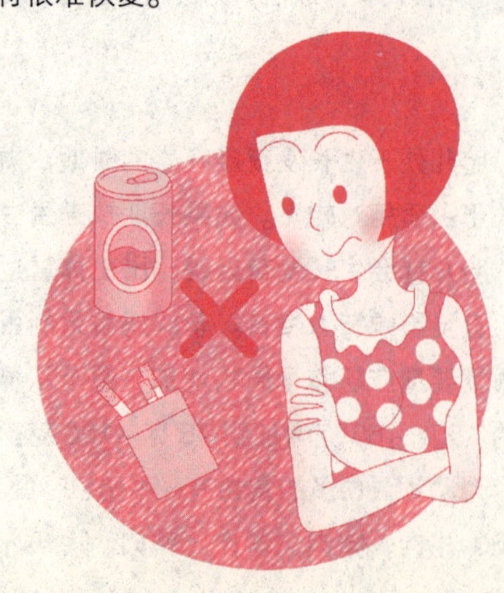

第20天 早期腹痛成因大不同

优生百宝箱

孕早期腹痛是很多孕妈妈的常见症状之一，但又有多少孕妈妈会细心地想想自己的腹痛究竟为何呢？是正常的生理反应，还是某些疾病的警告？如果出现阵发性小腹痛或有规则腹痛、腰痛、骨盆腔痛，问题可能就比较复杂了；如果同时伴有阴道点状出血或腹部明显下坠感，那可能预示着先兆流产。孕妈妈应该少活动，多卧床，不要行房事，勿提重物，补充水分，及时就诊；如果疼痛加剧或持续出血，需要立即就医；如果出现单侧下腹部剧痛，伴有阴道出血或出现昏厥，可能是宫外孕，应立即到医院就诊。有些孕妈妈认为在孕早期出现腹痛可能是偶然性的，不要紧，只要躺在床上休息一下就好了，这种盲目采取卧床保胎的措施并不可取，应及时到医院检查治疗，以免延误病情。

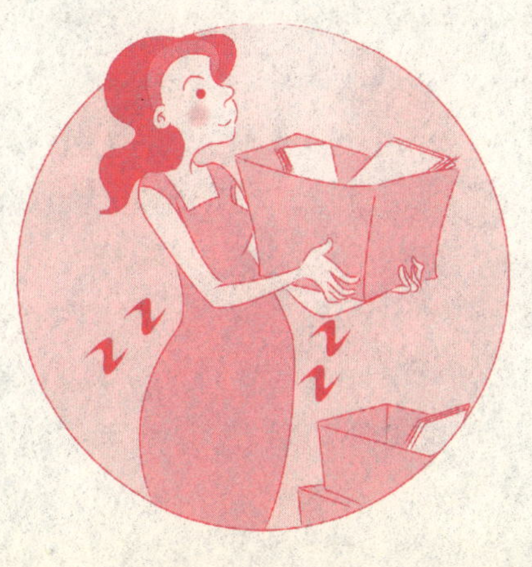

孕期营养滋味

碳水化合物是孕期必需营养素之一。

碳水化合物摄入不足，表现出热能缺乏，孕妇会出现消瘦、低血糖、头晕、无力甚至休克等症状，胎儿则生长发育缓慢。碳水化合物摄入过量，可导致肥胖，血脂、血糖升高，产生巨大儿，甚至导致宝宝患Ⅱ型糖尿病。

我国人均膳食中 60% ~ 70% 的热能由碳水化合物提供。一般认为，碳水化合物在总热能摄入量中占 60%~70% 为宜，约合每天 500 克主食。

每日胎教

孕妈妈在孕早期，可以在每天早上起床后向肚子里的胎儿问好，然后在做家务的时候一边哼曲子一边微笑，这样对胎儿的心情很有好处。另外，在孕 3 周的环境胎教中，需要注意的是，如果处于寒冷的冬季，请不要使用电热毯，有研究表明，孕早期使用电热毯是造成流产和胎儿畸变的危险因素之一。

第21天 孕妈妈感冒不容小视

优生百宝箱

一般情况下，典型的感冒主要是由感冒病毒引起的。由于许多病毒感染的早期表现与感冒很相似，如发烧、鼻塞、咽痛、乏力等，所以出现上述症状时，首先要到医院检查真正的病源在何处，并针对病因进行治疗。至于对胎儿有无影响，取决于病原体的类型，如柯萨奇病毒、巨细胞病毒、风疹病毒等会对胚胎、胎儿造成不良影响（如致畸、器官功能异常等），因此应积极治疗。此外，如发烧超过38.5℃，应及时退烧，否则高温也会对胎儿造成损害。

孕期营养滋味

脂肪主要由甘油和脂肪酸组成，是孕期必需的营养素。脂肪酸可分为饱和脂肪酸和不饱和脂肪酸。某些不饱和脂肪酸人体不能合成，也称为“必需脂肪酸”。亚油酸为人体内最重要的必需脂肪酸。

食物中的必需脂肪酸对胎儿和孕妈妈都很重要。因为必需脂肪酸是胎儿生长发育的重要物质基础，尤其对中枢神经系统的发育、维持细胞膜的完整以及前列腺素的合成起着极为重要的作用。

膳食中若缺乏脂肪，可导致胎儿体重不增加，影响大脑和神经系统发育，孕妇可能发生脂溶性维生素缺乏症。若长期摄入脂肪过多，体内储存脂肪量就会增加，则会使孕妇和新生儿肥胖。

每日胎教

现在，小小的胎儿（受精卵）正在和你玩捉迷藏呢！此时你还感觉不到小家伙已经从输卵管来到子宫并积极地分裂着细胞。既然它这么活跃，作为准妈妈的你也要保持好心情，如果实在心情烦躁，就听听音乐尽量让自己平静下来吧，对胎儿也是不错的胎教呢！

细节备忘录

平时注意多休息、多喝白开水，流感季节减少外出。一旦感冒，除了去医院，还要及时控制体温。同时建议孕妈妈平时注意随气温变化增减衣物，避免感冒；经常开窗通风，保持室内的空气流通；不要稍微有点感冒就立即吃药，也不要轻易接受X射线检查，否则可能对胎儿不利。

第22天 孕期注意补碘

优生百宝箱

碘的作用。碘是合成甲状腺激素的原料。甲状腺激素能调节蛋白质的生物合成和分解，促进胎儿生长发育。妊娠期甲状腺功能活跃，碘需要量增加，易造成孕妇缺碘。

缺碘的危害。碘缺乏是导致孕产异常的危险因素之一。孕妇如果缺碘严重，就会造成胎儿甲状腺功能发育不全，引起甲状腺肿、死胎、流产、先天畸形、聋哑等，还会影响胎儿的智力发育。

富含碘的食物。理想的补碘食物为海产品，如海带、紫菜、海虾、海参、海蜇、蛤等。

注意事项。如用碘化盐补充碘时，需注意不可用量过大，以免引起产后甲状腺肿合并甲状腺功能低下。

孕期营养滋味

补碘小食谱：紫菜豆腐羹

主料：紫菜（干）40克，豆腐300克，番茄100克。

调料：盐2克，小米面10克。

做法：

1. 紫菜先在不放油的锅里略烘，再洗干净，用清水浸开，再用沸水煮一会儿，拭干水分，剪成粗条。

2. 豆腐切成小方粒备用。

3. 西红柿切成小块，烧热锅，加油约两汤匙，放下西红柿略炒，加入水两碗，待沸后，再加入豆腐粒与紫菜条同煮。

4. 以一汤匙小米面混合半碗水，加入煮沸的紫菜汤内，加盐调味，便可关火进食。

每日胎教

孕妈妈可以和准爸爸一起构想宝宝的模样。

孕妈妈与胎儿具有心理与生理上的相通性，孕妈妈在构想胎儿形象的过程中，会使情绪达到最佳的状态，而促进体内具有美容作用的激素增多，使胎儿面部器官的结构组合及皮肤的发育良好，从而塑造出自己理想中的胎儿。

孕妈妈如果经常设想宝宝的形象，在某种程度上来说，这种形象可能与将要出生的宝宝相似。

细节备忘录

为了保证食物中碘不因存放及加工不当而丢失，应把加碘食盐存放在密闭容器中，且温度不宜过高；菜熟后再加盐，以减少损失；海带要注意先洗后切，以减少碘及其他营养成分的丢失。

第23天 胚胎重点安护期

优生百宝箱

胚胎期是人体各器官分化发育的重要时期，许多导致畸形的因素都非常活跃，很多先天畸形都发生在胚胎期。尤其在第4周~5周，心脏、血管系统最敏感，最容易受到损伤，因此这个阶段要禁止接触X射线及其他射线。

很多孕妇都认为怀孕后要远离电脑，担心电脑辐射对胎儿有不良影响。电脑对胎儿究竟有没有不良影响呢？北大生育研究所从1991年开始在全国范围内对2000万例孕期胎儿至7岁的儿童进行跟踪调查，寻找我国新生儿出生缺陷的影响因素和预防措施，其中电脑被列为调查项目之一，但到目前为止，尚没有发现准爸爸、准妈妈使用电脑会对宝宝的发育产生不良影响。

追踪调查显示，电脑的电磁辐射量非常小，它对人体包括孕妇在内都是安全的，对精子、卵子、受精卵、胚胎、胎儿也是安全的。现实生活中个别电脑操作人员发生流产和出生畸形胎儿只是偶然现象，不能由此给电脑定罪。至今，国内外专家还没有找到电脑影响胎儿生长发育的科学证据，因此，孕妈妈大可不必谈电脑色变。正常使用电脑，不会影响你的胎儿。

孕期营养滋味

医学研究证实，微量元素对胎儿的生长发育、细胞分裂、组织修复、内分泌和酶类活性等生理生化机能有着很重要的作用。特别是妊娠20天~60天，这是胎儿器官分化形成的关键期，缺乏微量元素极易严重损害胚胎、胎儿的发育过程，而出现中枢神经系统异常、先天性心脏病、尿道下裂等先天畸形。因此，孕妈妈在整个孕期要摄入适量的微量元素，如铁、锌、硒、碘等。它们与人的生存和健康息息相关，对人的生命起至关重要的作用，是孕妈妈和胎儿不可或缺的营养素。

每日胎教

缤纷和煦的色彩，积极活泼的主题，都是对胎儿非常有利的画面，孕妈妈们最好多看一些此类的年画。例如，年画“连生贵子”，即“莲生贵子”。贵子光头梳一顶辫，坐地，双手抱笙，吹奏乐曲，身略斜，好像随乐曲旋律身不由己地晃动。脚边荷花怒绽，旁边有两个莲蓬，寓意连生，多子有福。这是娃娃画中最佳最妙的一幅。“莲”与“连”同音。旧时人们认为生了孩子是有了后代，有养儿防老之说，添人口也称添丁，大富也。孕妈妈不妨在家中张贴几张类似的年画，不仅可以装饰房间，还有利于胎教，何乐而不为呢？

第24天 开始学习如何做妈妈

优生百宝箱

女性从怀孕起，体内激素水平的显著变化可以影响大脑中调节情绪的神经传递素的变化。特别在怀孕早期的3个月里，情绪容易低落。之后，当开始为分娩作准备时，孕妈妈会再次体验到这些变化。孕妈妈因此比以往更容易感觉抑郁。

如果这时那些调节能力差的女性没有得到适当照顾，心理压力过大，难以从“少女角色”转换到“妈妈角色”，就可能出现躁狂、抑郁、精神分裂，甚至出现意识障碍和幻觉，以致发生难以预料的意外事件。

为了适应自己即将扮演的妈妈角色，孕妈妈应以一种成熟的态度来面对这个角色，努力学习如何做个妈妈；不要有排斥、恐惧的心态，要以愉悦的心情来面对这个全新角色，并深信自己是能够胜任的。

此外，建议孕妈妈事先学习一些分娩的知识，减轻对生产的陌生感与恐惧感，充满信心地迎接生产。

可以和其他的孕妈妈做些心得交流，也可以阅读一些怀孕、生产方面的书籍，或者是了解一些能帮助心情放松的心灵与生产的相关事宜，让自己心情放松、情绪稳定。

孕期营养滋味

孕妈妈在孕1月里，要多吃芦笋、莴苣、菠菜、西红柿、胡萝卜、小青菜、龙须菜、花椰菜、油菜、小白菜、扁豆、豆荚、蘑菇等。这些蔬菜富含各种营养，能够为胎儿的健康发育打下坚实的基础。

每日胎教

运动胎教的意义不但在于使孕妈妈全身肌肉得到增强，有助于日后顺利分娩，还有利于胎儿从孕早期就有一个健康的“居住环境”。

准备怀孕或者已经怀孕的女性可以经常练习瑜伽，不仅能起到从容应对身体和精神变化的效果，还能防止体重增加过快，使身体变得更柔韧。另外，瑜伽所强调的呼吸能够保证给予胎儿足够的氧气，还可以提高血液循环，加强肌肉的力量和伸缩性，增强髋部、脊柱和腹部肌肉支撑子宫里宝宝的能力。

细节备忘录

孕妈妈在第一次身体检查前，一定要选择好医院，可以提前了解医院的口碑是否良好、交通是否便利等因素。

第25天 警惕胎儿溶血症

优生百宝箱

溶血症是指由于母婴血型不合，母亲血液中的抗体通过胎盘进入胎儿体内，溶解胎儿红细胞所引起的。病情严重可致贫血，同时可有水肿等症状。新生儿溶血症的原因主要分为两种：ABO 血型系统不合，RH 血型系统不合。怀孕初期发生过先兆流产，或者怀第二胎的妈妈容易出现溶血症。孕妈妈如果以前有不明原因的死胎、流产、新生儿重度黄疸史的话，打算再要宝宝的时候，应该和准爸爸提前去大型的医院进行血型检查，检测体内抗 A 抗 B 抗体的情况。属于高危情况的女性怀孕后，应定期检测，一般一个月就要进行一次复查。

一旦血清学检查证实有发生溶血病的可能，孕妈妈在整个孕期应定期检查，进行产前预防性综合治疗，这样能够有效减少溶血症的发病率。

孕期营养滋味

水果是刚怀孕的孕妈妈不可缺少的，那么什么水果最适合在孕初期享用的呢？橘子、草莓、樱桃、香蕉、柠檬、桃子、李子、杏、杨梅、海棠、酸枣、山楂、石榴、葡萄、猕猴桃、梨等都是很不错的选择。

每日胎教

无论是在早晨起床还是午睡前后，孕妈妈都可以在室内放上舒缓的背景音乐。推荐匈牙利作曲家李斯特的《爱之梦》。音乐一开始，那出现在内声部深情而婉转的旋律很容易深深地打动聆听者。旋律伴着清朗雅丽的分散和弦，当旋律移到高音区时，分散和弦增加为两层，调性色彩的变化也显得更为频繁。随着情绪的提高，音乐渐渐达到高潮。最后，随着曼妙的旋律，音乐又回到开始时的那种抒情境界。那丰满的和声使这首钢琴曲成为一支令人难忘的唯美乐章。

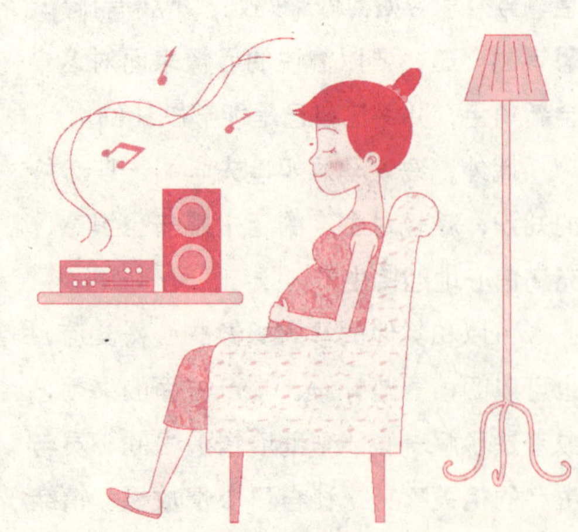

第26天 怀孕初期补充叶酸的重要性

优生百宝箱

叶酸是妊娠早期非常重要的营养素。妊娠早期是胚胎分化、胎盘形成的关键阶段。胎儿的神经管系统是最早发育的系统，如果叶酸缺乏，就可能导致胎儿畸形，尤其是胎儿神经系统的畸形。目前已经证实，孕妈妈孕早期叶酸缺乏是胎儿神经管畸形发生的主要原因。妊娠中、晚期，母体血容量增加，子宫、胎盘、乳房迅速发育，胎儿继续生长发育，叶酸的需要量增加，如果叶酸供给不足，易发生胎盘早剥、孕晚期阴道出血等危险，胎儿则容易出现宫内发育迟缓、早产、低体重等。叶酸水平低下的母亲生下的婴儿，体内叶酸储备少，出生后由于身体迅速生长很快被耗尽，还会造成婴儿体内叶酸缺乏。这样婴儿出生后的生长发育都会受到影响。

孕期营养滋味

胎儿在孕妈妈体内不断生长发育，孕妈妈体内的叶酸通过胎盘源源不断地输送给胎儿。胎盘组织和子宫的不断增长，叶酸的需求量越来越大，如不能有意识地补充，会使体内叶酸水平降低。人体内叶酸总量约5毫克～6毫克，但人体不能自己合成叶酸，只能从食物中摄取，加以消化和吸收。除了必要的绿色蔬菜和水果，动物肝脏及肾脏、禽肉及蛋类，如猪肝及鸡肉、牛肉、羊肉等也是必须要摄入的。

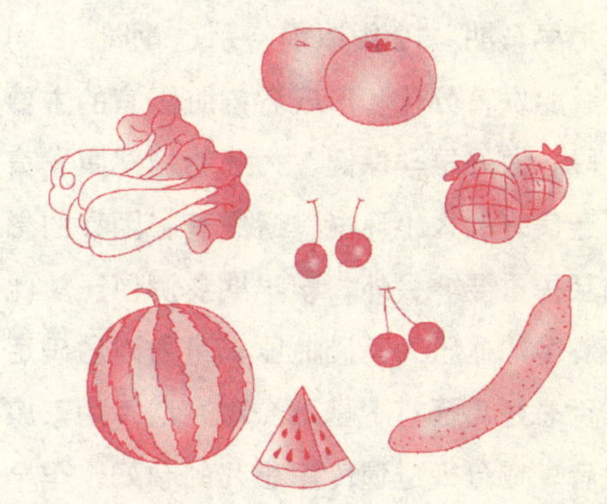

每日胎教

为了预防妊娠纹的出现，孕妈妈们这个时期的运动胎教最好以增加皮肤对抗牵拉能力为主，先从较为轻松的运动着手，不至于引起过度疲劳，比如缓缓地踢踢腿、散步等，切记不要做类似跳绳的蹦跳运动和登高等剧烈运动。

细节备忘录

孕妈妈们要注意的是，服用叶酸应在医生指导下进行，不要擅自加大剂量。目前市场上还有1毫克规格的叶酸片，比每天推荐剂量400微克的两倍还多，但这一规格不一定适用于孕妇，因为长期大剂量服用叶酸片对孕妇和胎儿会产生不良的影响，所以一定不要擅自滥服。

第27天 孕早期要重视保健

优生百宝箱

妊娠头3个月，即孕12周之前，被称为早孕期。12周以前特别是4周~8周为胚胎发育分化和形成各内脏器官的主要阶段。做好早孕保健，为胚胎的健康发育创造良好的大小环境，避免有害因素的影响至关重要。另外，孕早期要测血压。此期测得的血压为基础血压，可为以后确定是否患妊高征打下基础。对有遗传病家族史者，或分娩过遗传病患儿的孕妇，孕早期可行产前诊断，如绒毛培养，以决定胎儿去留；及时发现妊娠合并症，如患有严重心、肝、肾脏器疾病而不宜妊娠者可及早终止妊娠；还有可以及早发现生殖道感染（包括性病）或先天畸形，及时治疗，以消除对妊娠、分娩的不利影响。

孕妈妈发现妊娠后应该及早在户口所在地的社区保健中心建立孕产妇保健档案并接受检查、进行咨询。

孕期营养滋味

孕妈妈别忘了补充坚果类食品，如核桃、腰果、栗子、杏仁、松子等。

坚果属于高热量高脂肪类食物，但是坚果含有的油脂多以不饱和脂肪酸为主，对胎宝宝大脑的发育十分重要。另外，坚果类食物中还含有15% ~ 20%的优质蛋白质和十几种重要的氨基酸，这些氨基酸都是构成脑神经细胞的主要成分；同时还含有对大脑神经细胞有益的维生素B_1、维生素B_2、维生素B_6、维生素E及钙、磷、铁、锌等。因此无论是对孕妈妈，还是对胎儿，坚果都是补脑、益智的佳品。

每日胎教

一般情况下，从发现自己怀孕的时候起，多数孕妈妈便有意识地保护和培养这一幼小的生命，自然而然地开始了和小生命的“对话”，进行亲切而又温暖的交流。当然，由于每一位孕妈妈的家庭环境、文化素养、道德修养等方面的差异，造成了胎教的不同效果。因此，每一位孕妈妈都应充分认识自己所肩负的责任，很好地进入“主角”的角色，做好宝宝人生最早的一次教育工作。

有些孕妈妈觉得自己的文化水平不高，认为这样就教不好胎儿。其实，在胎教过程中，最关键的莫过于孕妈妈的爱心。只要你把培养孩子作为生活的中心，付出一切可能的精力和时间，倾注全部的爱心，那么胎教效果就一定会令人满意。

第28天 妊娠第4周，胎儿的巨大变化

优生百宝箱

怀孕4周时，胚胎的年龄实际上才2周，只有0.036厘米～0.1厘米长。虽然很小，但变化巨大，植入子宫内膜的胚泡正在向子宫内膜的更深层侵入，羊膜腔开始形成，胎盘也正在形成，血管池开始建立，这些血管池中含有母体的血液，胚层也开始形成。受精卵着床后，继续进行细胞分裂。这时它被树根状的绒毛组织包围。胚胎通过绒毛吸收存储在子宫内膜上的营养成分。这个绒毛组织最后成为胎盘，对胎儿来说具有决定性的意义。着床5天左右，在受精卵底部的中心部位形成一个管，这就是神经管。随着时间的推移，神经管将会分化为大脑和脊椎，最终形成完整的中枢神经。内脏、血管和肌肉等重要器官和组织也在这一时期开始形成。子宫内膜受到卵巢分泌的激素影响，变得肥厚松软而且富有营养，血管轻微扩张，水分充足，为胚胎植入做好了准备。

孕期营养滋味

孕早期是胎儿从受精卵经分裂、着床到各器官分化形成的阶段。这时胎儿生长较慢，孕妈妈只要保持怀孕前的饮食即可。孕早期每天仅需多补充500千焦热量，相当于食用100克坚果。只要保证吃的食物有各种营养，饮食可以根据自己的食欲而定。膳食总原则是：高蛋白、少油腻、易消化吸收；少食多餐，重质量不求数量；多吃富含蛋白质、维生素和矿物质的食物，适当吃点香蕉、动物内脏、坚果等。

每日胎教

就要结束孕1月了，孕妈妈在此时可以尽量多地想象小宝宝的形象，为日后生个漂亮的宝宝打基础。

由于胎儿的听觉器官已经开始发育了，因此从这个月的月末开始，孕妈妈可以听一些优美、柔和的乐曲。每天1次～2次，每次放5分钟～10分钟。不仅可以激发孕妈妈愉快的情绪，也可以对胎儿的听觉起到适应性的刺激作用，为进一步实施的音乐胎教和听觉胎教开个好头。

细节备忘录

由于胎儿刚满1个月，处于容易流产的时期，所以孕妈妈们在日常生活中一定不要因为身材还未明显变化而参加一些剧烈的运动，比如打排球，狂欢唱歌等，以免埋下流产隐患。

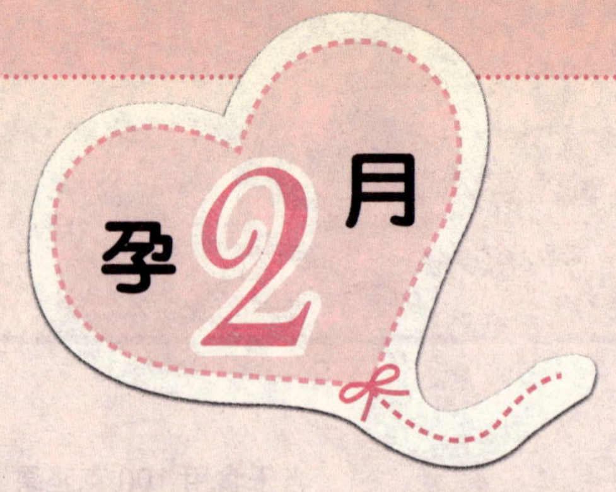

在本月里，胎儿的小尾巴逐渐缩短，逐渐长得像个“小人儿”了。胎宝宝的视神经、听神经、脑神经开始生成，心脏、肝脏、胃的外形已显现。

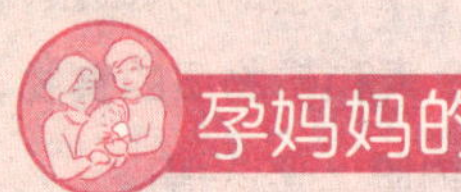

孕妈妈的变化

★月经没有来

有些孕妈妈在这段时间因为月经没有准时报到，所以才发现自己已经怀孕了。这时胚胎已经着床，不会再有出血的现象。

★没有胃口

有些孕妈妈在这个时期会出现心悸的状况，而害喜反应也正式开始。孕妈妈因为体质不同，孕期反应差异很大，有的孕妈妈完全感觉不到害喜，有的孕妈妈害喜非常严重而导致营养失调。

★尿频且易出现便秘

由于孕激素分泌的关系，血液向骨盆的周围集中，会刺激到膀胱，同时子宫逐渐变大，对膀胱造成压迫，所以常常会出现有小便的感觉。另外，受到这些激素的影响，肠蠕动变得缓慢，很容易引起便秘。

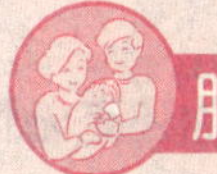

胎儿的成长

★胎儿长多大了

到2个月末，身长2厘米～3厘米，重约4克。

★心脏开始跳动

怀孕5周时，胎儿头大，松弛无力地垂下，已具有萌芽状态的手、脚和尾巴。怀孕6周，宝宝心脏开始跳动，心脏中的血管已经具有运送全身血液的功能。怀孕7周时，可利用超声波检查，看到宝宝心脏跳动。

★具备人的雏形

怀孕第7周后，便可以区分出头、身、手脚的形态。到了8周末，用肉眼就能分辨出宝宝的头、身体和手足了。视觉神经、听觉神经及脑都在急速发育；心脏、肝脏、胃等内脏，也都具有雏形。

★羊水、脐带、胎盘

羊水已经产生。胎宝宝为了获取孕妈妈身体的养分，脐带组织发育得非常迅速。覆盖在胚胎周围的绒毛快速地繁殖，供给养分及氧气，并排出废物。绒毛组织和子宫壁上的血管壁相互混合，渐渐发育成胎盘。

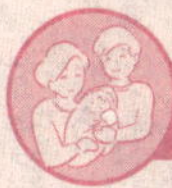

本月孕期检查

本月要进行一次较为全面的检查。通过检查，可以对孕妈妈和胎儿的健康状况有一个整体的了解。

医生要进行必要的询问，以了解孕妈妈的情况，包括健康情况和病史，药物过敏情况，此前采用的避孕措施，丈夫的年龄和健康状况等。

第29天 孕妈妈孕2月必须知道的事

优生百宝箱

孕妈妈在这个时期非常容易流产，必须提高警惕，应避免搬运物品或者做任何过激运动，做家务与外出次数也尽可能地避免，绝对不要过度劳累，要保证充足睡眠，在感到特别疲倦时不要洗澡。

孕早期白带增多是正常现象，及时用温水清洁即可，如果出现腹部胀痛应立即去医院。另外，这个时期正是胎儿大脑及内脏形成的关键时期，注意不要接受X光检查，也不可盲目服药，尤其要避免感冒。一般情况下，这个时期的孕妈妈们在身体上都会有诸多不适，比如乳房肿胀或触痛、容易疲乏、早晨呕吐、情绪波动、尿频、阴道分泌物增多、低热等，这些都属于正常现象。但如果出现阴道出血或下腹部疼痛、发胀，这可能是流产的先兆或异位妊娠，应尽快联系医生。

孕期营养滋味

孕早期，孕妈妈每天至少摄入35克~40克蛋白质（相当于粮食200克加鸡蛋1个和瘦肉50克），这样才能维持孕妈妈体内的蛋白质平衡。

每日胎教

也许孕1月的你还毫无怀孕的反应，但进入孕2月就会真切地感受到了。由于胃口的不适影响到了你的心情，你是否变得更加易怒？千万别这样，这会“吓”到宝宝的。另外，准爸爸们应当理解孕妈妈的身体及心理变化，要给予最大的关心，令妻子保持好心情，对胎宝宝自然更有利。

本月的胎教重点是保持孕妈妈的情绪稳定，心情愉悦，忌大悲大喜。很多孕妈妈因为意外受孕，会忍不住有各种各样的担心，例如近期喝酒、吃药等，其实只要是少量，都没太大关系，不要有太多心理负担。

细节备忘录

很多孕妈妈在怀孕早期往往不能马上进入孕妈妈的角色，所以在生活细节上还和没怀孕时差不多。这里要特别提醒处于孕早期的孕妈妈，不要贪恋饮料！由于有的饮料含有2.4%~2.6%的咖啡因、可乐宁等生物碱，孕妇喝后会出现恶心、呕吐、头痛、心跳加快等中毒症状，影响胎儿大脑、心脏和肝脏等重要器官的正常发育。

第30天 妊娠2月初，胎儿发育各就各位

优生百宝箱

这时的胚胎还很小，只有1.25毫米左右大小。从孕2月的第一周开始，细胞迅速分裂，主要的器官如肾脏和肝脏开始生长。连接脑和脊髓的神经管也开始工作，原肠开始发育。这个时候，面部器官开始形成，鼻孔可清楚地看到，眼睛的视网膜也开始形成了。心脏开始有规律地跳动并开始供血。胚胎的上半部和下半部开始形成肢体的幼芽，将会形成胎儿的手和腿。将来形成嘴巴的地方的下方有些小皱褶，会发育成胎儿的脖子和下巴。

孕期营养滋味

此时胚胎尚小，所需营养素的量也较少。孕妈妈应注意摄入含有蛋白质、脂肪、钙、铁、锌、维生素的食物，确保胎宝宝的正常生长发育。

二月推荐食谱：猪肝凉拌瓜片

主料：黄瓜200克，熟猪肝150克。

配料：香菜50克，海米25克。

做法：

1. 黄瓜洗净，切成3厘米长、0.9厘米宽、0.3厘米厚的片，放在盆内。

2. 熟猪肝去筋，切成4厘米长、0.9厘米宽、0.3厘米厚的片，放在黄瓜上。

3. 香菜洗净去根，切成1.5厘米长的段，撒在肝片上。

4. 海米用开水发好，倒入盆内。

5. 调料搅匀浇在瓜片和肝片上即成。

小贴士：猪肝含有大量的铁，与新鲜嫩黄瓜同食，清香味美，增进食欲。

每日胎教

孕妈妈们可能不知道，联想胎教也是胎教的一种重要形式。联想胎教就是想象美好的事物，使孕妈妈自身处于一种美好的意境中，再把这种美好的情绪和体验传递给胎儿。例如，孕妈妈可以想象当宝宝出生后一家三口去郊游的美好画面，或者漂亮娃娃的画像，想象名画、美景、乐曲、诗篇等所有美好的内容。联想胎教的可行性在于意念可影响胎儿。孕妈妈可以利用母亲和胎儿之间意识、情绪的传递，通过对美好事物和意境的联想，将美好的体验和暗示传递给胎儿。

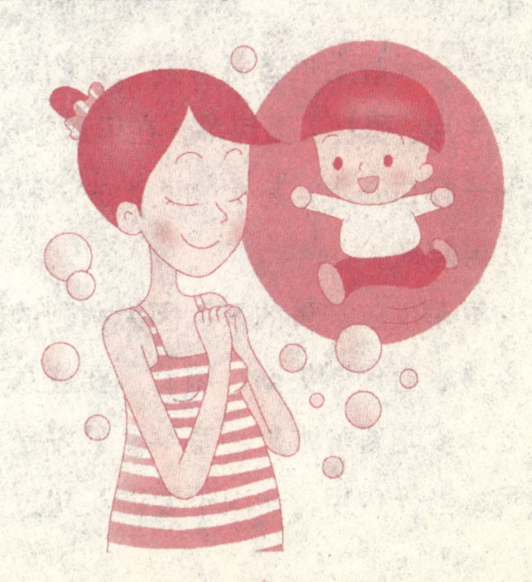

第31天 孕妈妈身体变化不大

优生百宝箱

孕2月的孕妈妈体形变化不大。即使经过检查已能知道自己怀孕了，但别人很难发现其体形有任何改变。此时，孕妈妈子宫里的胚胎却在迅速地生长。很多孕妈妈会出现像感冒一样的症状，畏寒、头痛、全身乏力。逐渐增大的子宫压迫膀胱，会使孕妈妈频繁产生尿意。怀孕激素的分泌使乳房肿胀，乳头有刺痛感。

孕期营养滋味

妊娠早期，体重变化不大，每日体重只增加1克左右，营养的需要量较小。但是，由于大部分人都会出现轻重不同的妊娠反应，例如头晕、恶心、呕吐、身体不适、食欲不振、乳房胀痛、厌油腻、偏好酸食或清淡，影响营养的充分摄取，因此，应尽量进食易消化的食物，例如豆腐、青菜、海带、水果、小米等。为了防止呕吐，可以在头一天晚上准备好容易消化的食品，如馒头片、蛋糕、面包等，在早晨起床前，先喝一杯白开水，将食物吃下去，稍躺一会儿再起来。

早孕反应严重的人，因为剧烈的呕吐而容易水盐代谢失衡，因此，要注意补充水分，多吃新鲜水果和蔬菜。最好是当天购买，当天食用，一次不要购买超过3天的分量。蔬菜要急火快炒，不要长时间烹煮。买来的蔬菜不要长久浸泡，更不要切完再洗。

每日胎教

为自己准备一个漂亮、温馨的笔记本，开始写你的孕期日记。从最初的怀孕到十月分娩，怀胎中的每一个细微的变化，各个时期不同的心情和身体变化、感受、胎教方法、宝宝的反应等，一点一滴地写下来，让它成为你孕育生命的最好记录。

细节备忘录

由于孕早期很容易发生流产等不稳定情况，所以建议孕妈妈们最好穿浅色纯棉内裤，如果出血可以及时发现。

第32天 孕2月，宁静胎教最适宜

优生百宝箱

处于孕早期的孕妈妈们，由于孕早期的胎盘附着还不够坚固，宫缩会非常容易导致流产。如果在这个时期过多地和准爸爸“亲密接触”，会对刚刚成形的胎儿造成一定的危险。有些处在孕早期的孕妈妈由于怀孕而对“亲密接触”不感冒，准爸爸要给予理解，不能勉强。孕妈妈也要和准爸爸进行交流，让丈夫理解你对胎儿的担忧心理，而不是一味地冷漠拒绝。

孕期营养滋味

水果中富含各种优质的营养素，其中以维生素、蛋白质、矿物质和纤维素最为显著，而糖类与水分也是水果中非常优越的营养成分。在吃不下饭的时候吃个水果，可以达到补充热能与消除饥饿的作用。

每日胎教

宁静，是指孕妈妈自身的宁静，即不急躁、不郁怒、情绪稳定、心情愉悦等精神状态。孕妈妈情绪不安不仅影响胎儿的体重，也会影响胎儿的智力。

早期的胎教，孕妈妈的情绪和心理素质是最关键的因素。孕妈妈正常的、有节律的心跳声是胎儿最动听的音乐，孕妈妈规律的肠蠕动声也给胎儿以稳定的感觉。良好的子宫内环境，使胎宝宝能得到良好的生长发育。只有孕妈妈处在宁静的心态下，这一切才会实现。

反之，当孕妈妈生气、焦虑、紧张不安或忧郁悲伤时，血液中的内分泌激素浓度就会改变，胎儿会立即感受到，表现出不安和胎动增加。如果长时间存在不良刺激，胎儿出生后患多动症的概率会增加，有的还可能发生畸形。

由此可见，孕妈妈要心情舒畅、心境平和、情绪稳定，始终生活在充满爱的环境之中，这对胎儿身体和心理的健康成长，乃至未来性格的形成都会起到积极的和良好的作用。

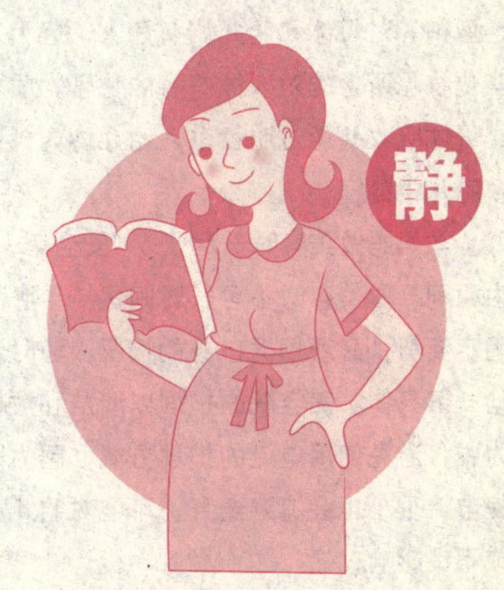

第33天 孕妈妈要重视皮肤保养

优生百宝箱

怀孕后，孕妈妈体内激素水平的变化会影响皮肤状况。有些人皮肤变得更光滑细腻了，也有的变得敏感粗糙了，会出现妊娠痒疹、丘疹性皮炎，甚至面部出现妊娠斑，腹部出现妊娠纹。孕期皮肤十分敏感，每次洗脸时应使用温和无刺激的洁面用品（洗面乳或香皂）。由于皮肤干燥，洗脸的次数应相对减少，每日两次即可。另外，洗完脸后用手轻轻拍打几下，等水分快干时，用温和的润肤霜均匀搽于面部，并轻轻按摩，这样有利于保持皮肤水分，促进皮肤的血液循环。

怀孕期间，孕妈妈偶尔化淡妆倒也无妨，若是常常化浓妆，就很不适宜了。各种化妆品如口红、指甲油、染发剂及各种定型剂等对母体和胎儿均有危害，因为这些化妆品所含的对人体有害的化学物质，经母体吸收并通过胎盘进入胎儿体内，可致胎儿中毒。

孕妈妈做美容时一定要以“安全第一”为原则。做美容时不可长时间保持平卧的固定姿势，必须根据自身的情况，随时活动一下身体。美容院的护理以清洁和放松为主，避免使用电流的护理方式，因为即使电流很小也会流遍全身，可能对胎儿造成不良影响。

孕期营养滋味

孕妈妈要想在孕期保持皮肤光滑，就要适当多饮水，多吃新鲜蔬菜和水果，必要时也可服用一些维生素 B_2、维生素C片，以防皮肤干裂。避免吃辛辣食品、饼干和方便面，不喝浓茶和咖啡，否则会使皮肤更加干燥而无光泽。

每日胎教

这个阶段，散步最适宜。最好选择在空气清新，氧气浓度高，尘土和噪声都比较少的公园里散步，这样有利于呼吸新鲜空气，可以提高孕妈妈的神经系统和心、肺功能，促进全身血液循环，增强新陈代谢和肌肉活动。置身在宁静的环境里是增强孕妇和胎儿健康的有效运动方式，对母子的身心都将起到极好的调节作用。

细节备忘录

保持室内一定的湿度，最好用空气加湿器，或在室内放一盆水。另外，孕妈妈不要经常更换护肤品以免引起皮肤不适。

第34天 怀孕初期，中成药威胁大

优生百宝箱

孕妈妈要特别注意，很多中成药对胎儿发育有影响呢！具有清热解毒、泻火等功效的中成药容易导致胎儿智力低下；有活血祛淤、止血、通络等作用的中成药易导致流产；有通便、润肠道等作用的中成药有损胎气。

孕期营养滋味

治孕吐食谱：

乌梅陈皮粥

材料：乌梅20克，陈皮30克，粳米50克。

做法：将乌梅、陈皮洗净，加适量水一起煎煮30分钟，去渣取汁，再放入粳米煮粥，每天少量多餐食用。

姜丝煎蛋

用料：鸡蛋2个，姜丝适量，盐少许。

做法：

1. 锅中油烧热，放下姜丝炒香铲起。鸡蛋打散。

2. 烧热锅，放适量油，将鸡蛋倒入锅中，慢火煎至半凝固时，撒下姜丝和少许盐，煎至两面黄时铲起上碟。

每日胎教

2个月胎儿的听觉器官已经开始发育，神经系统也已初步形成，尽管发育得还很不成熟，但已具备了可以接受训练的最基本条件。

欣赏音乐是一种可以给予胎儿最为丰富的感官体验的音乐胎教法。在实行这种以欣赏为主的胎教方法时，可以选择比较容易吸引胎儿注意力的、形式分明并且内容淡雅的古典音乐。巴赫的《G弦上的咏叹调》、亨德尔的《水上音乐》、莫扎特的《G小调交响乐第一乐章》以及帕海贝尔的《卡农》等都被广泛推荐为胎教音乐。即使不听正式的胎教音乐，听些舒缓的音乐也会对胎儿产生有益的影响。从这个月的月末开始，可以放一些优美、柔和的乐曲。每天放1次~2次，每次放5分钟~10分钟，这是简单易行的胎教方式，长期坚持下去，一定会获得良好的效果。

细节备忘录

孕妈妈一定不要擅自服用中成药，无论是常见的小头疼还是腹痛，都要经过医生的诊断。如果一定要服用某些中成药，要看清成分，当大黄、红花、山楂、三七、牛黄丸等成分出现在说明书上时，一定不要服用。

第35天 清凉油与花露水的危害

优生百宝箱

被蚊子咬了，人们第一时间想到的就是擦点花露水或者清凉油；头晕头疼，想到的估计还是这两样。当然，如果你是一位普通的健康女性，大可以放心地使用，但如果是孕妈妈，就要对它们避而远之了。这是因为，大部分花露水含有麝香的成分，容易导致早期流产，而大部分清凉油中含有的樟脑、薄荷、桉叶油等成分可以通过胎盘对胎儿发育产生一定的不良影响。

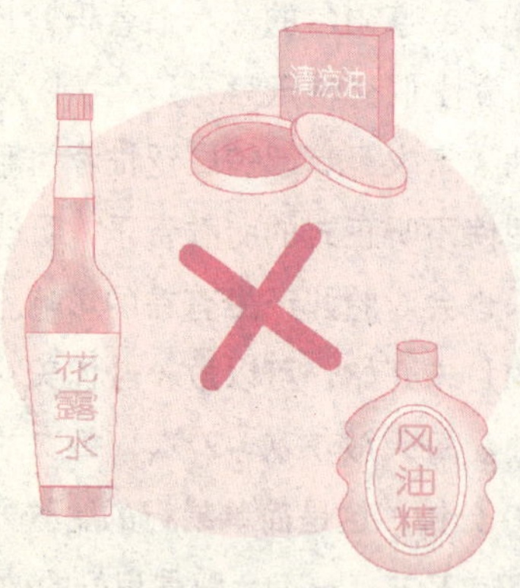

孕期营养滋味

孕期保证碳水化合物的摄入是非常重要的。碳水化合物是供给身体能量的重要来源，也是保证营养摄入均衡的必需营养素。若孕妈妈碳水化合物摄入不足，因饥饿而使体内血液中的酮蓄积，被胎儿吸收后，对其大脑的发育将产生不良影响。在孕早期，每天要摄入150克以上的碳水化合物，包括面粉、大米、玉米、小米、薯类、食糖、土豆等。

每日胎教

处在孕早期的你是否注意营养胎教了呢？孕妈妈可以在平时多做一些DIY果蔬汁，一边用双眼享受新鲜的颜色，一边闻着清香的气味，最后还能吸收很多营养，对自己、对宝宝都是一举多得的大好事。需要说明的是，由于约60%的孕妇在怀孕初期经常出现孕吐症状，所以在进行营养胎教时不要只考虑胎儿的健康而强迫自己进食一些实在咽不下去的东西，建议孕妈妈在入睡之前准备一些果汁、牛奶等饮料，夜里醒来的时候可以喝上两口。这样能及时补充孕吐所带来的水分缺失，防止出现便秘。另外，最好不要同时进食固体和液体食物，要先吃固体食物，再喝水、饮料或是汤。

细节备忘录

如果一定要驱赶蚊蝇，建议孕妈妈使用孕妇专用的蚊香；在平时的生活中，尽量少去蚊子多的地方或者不在蚊子多的时候出门。轻度的头晕可能与饮食和睡眠有关，不要盲目使用清凉油等。

第36天 第一次检查

优生百宝箱

由于月经未能准时“降临”，到这个时候，很多孕妈妈才开始意识到自己可能怀孕了。确认怀孕的方法很多，可以自己购买早孕试纸自行测试，也可以到医院通过验血等方式来确定。如果孕妈妈没有其他不适症状，往往不用进行其他检查。如果需要，医生会要求进行内诊或是B超检查。

孕期营养滋味

随着人们生活水平的不断提高，孕妈妈普遍呈现出营养过剩的趋势。妇科专家表示，许多孕妈妈表面上看起来白白胖胖，其实这种营养不均衡会为将来的分娩以及新妈妈和宝宝的健康埋下隐患。专家指出，孕妈妈的饮食和营养摄入需要讲究科学，并非多多益善。孕妈妈体重过高，摄入盐、糖过多，容易导致妊娠期高血压、妊娠糖尿病等妊娠并发症和巨大儿，同时也增大了分娩的危险性，是难产率升高、剖宫产率上升的重要原因之一。而新生儿过于肥胖，将来可增加高血压、高血脂、高血糖、心脑血管疾病的发病率，严重影响其生命质量。

细节备忘录

孕妈妈在去医院检查时，最好不要化妆，以便医生从你的面色了解你的健康状态。另外，为了方便检查，最好穿着宽松的裙子。

每日胎教

音乐胎教是胎教内容里最常见的一种，但胎教音乐有不少，到底选择什么类型的乐曲效果最好呢？今天推荐一些适合在每日不同时段聆听的胎教音乐吧。

早晨起床后听：柴可夫斯基的《睡美人》中的《波兰舞曲》《如歌的行板》《小进行曲》，莫扎特的圣乐曲《春的序曲》，贝多芬的第六号交响曲《田园》。

胎动明显时听：德沃夏克的《诙谐曲》，勃拉姆斯的《第五号匈牙利舞曲》《圆舞曲(作品39之15)》，肖邦的《第七号圆舞曲》，约翰·施特劳斯的《春之声圆舞曲》，贝多芬的第一交响曲中的《小步舞曲》。

睡觉之前听：舒伯特的《摇篮曲》《圣母颂》《野玫瑰》，勃拉姆斯的《摇篮曲》，贝多芬的《致爱丽丝》，戈达尔的《约瑟兰的摇篮曲》，克莱斯勒的《浪漫的摇篮曲》。

第37天 优生与胎儿畸形

优生百宝箱

预防胎儿畸形，一定要从源头抓起。

1. 认真对待婚前医学检查，通过检查发现一些危险因素。

2. 做好怀孕前的准备工作，不要盲目怀孕，做到有准备、有计划地怀孕，进行一些必要的检查。

3. 避免在春冬季怀孕，春冬季病毒较多，在春冬季受孕的胎儿畸形发生率明显高于夏秋季。

4. 怀孕后立即建立围产保健卡，定期检查，14 周 ~20 周时可做唐氏筛查，28 周前做 B 超检测等，这些检查都可以在怀孕早期查出胎儿是否畸形。

5. 预防生殖系统感染性疾病。规范性行为，已确诊的要及时治疗，孕妇发现自己分泌物有异常时要及时就医，不能因为怀孕而拒绝用药甚至讳疾忌医。

孕期营养滋味

孕早期要多吃含锌、铜、铁、钙等矿物质的食物，如畜禽肉类及内脏、核桃、芝麻、乳类、豆类、海产品等，还要多吃蔬菜和水果，以补充足够的维生素。

每日胎教

胎儿的触觉出现得早，甚至早于感觉功能中最为发达的听觉。由于黑暗的宫内环境限制了视力的发展，所以胎儿的触觉和听觉就更为发达。妊娠第 2 个月时，胎儿就能扭动头部、四肢和身体。4 个月时，当孕妈妈的手在腹部摸触到胎儿的脸时，他就会做出皱眉、眯眼等动作。如果在腹部稍微施加一些压力，他立刻就会伸小手或者小脚“回敬”一下。

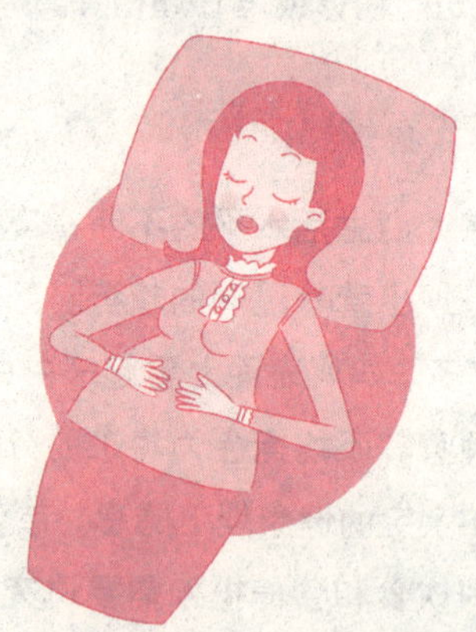

有人通过腹腔镜观察发现，当接触到胎儿的手心时，他马上就能握紧拳头作出反应，而接触到其嘴唇时，他又努起小嘴作出吮吸反应。更为有趣的是，国外一些研究人员根据超声波图像报道，生活在子宫内的男性胎儿阴茎居然能够勃起。这一切都充分地说明了胎儿触觉功能的存在。抚摸胎教是准父母与胎宝宝之间最早的触觉交流，通过抚摸孕妈妈的腹部，使腹中的宝宝感觉到父母的存在并作出反应。

第38天 妊娠初期，盲目保胎易流产

1月
2月
3月
4月
5月
6月
7月
8月
9月
10月

优生百宝箱

妊娠 12 周以前是早期流产危险期，孕妈妈在出现阴道流血、腹痛等流产先兆时，应及时去医院接受检查而不能盲目“保胎”。因为一些原因不明的自发性流产是人类自身的一种自然生殖选择，早期流产多数和胚胎发育不正常有关，即使存活下去，其发育也会很不顺利，因此，为了能保证生出健康的宝宝，不要盲目保胎，而是要及时到医院听取医生的意见。

矛盾、紧张的心情可以理解，可是心情紧张对胎儿的发育最为不利。孕妈妈一定要保持心情舒畅，因为有一部分自然流产是因为孕妈妈中枢神经兴奋所致。因此，孕妈妈要注意调节自己的情绪，尽量保持心情舒畅，避免各种不良刺激，消除紧张、烦闷、恐惧心理，尤其不能大喜大悲大怒大忧，否则对胎儿的生长发育非常不利。

此外，孕妈妈不能滥用保胎药保胎，如因病情需要使用保胎药时，应注意用药指征，有针对性地用药，并注意使用方法，只有这样才能正确保胎。

在妊娠时期常用保胎药的指征是“流产”。按临床经验，将流产分为习惯性流产、先兆流产、难免流产、完全流产、不全流产、稽留流产、感染流产等 7 种。其中使用保胎药指征的有先兆流产和习惯性流产两种，因为其他流产已不能继续保胎。

孕期营养滋味

孕妈妈应养成定时、定量用餐的习惯。对于三次正餐，不论多忙碌，都应该按时吃。食物要多样化，并且以天然的食物为主。一定要纠正偏食、挑食的坏习惯。

每日胎教

营养学家们发现，宝宝出生后的饮食习惯深受孕妈妈饮食习惯的影响。如果孕妈妈胃口不好、偏食，或吃饭过程常被干扰，甚至有一餐没一餐的，那么，宝宝就经常表现出没有胃口、不喜欢吃东西、常吐奶、消化吸收不良，较大宝宝甚至出现明显偏食的现象等。所以，如果你希望日后宝宝能有良好的饮食习惯，就不能不注意吃的“胎教”。

细节备忘录

孕 2 月的你还在和准爸爸为了一些家庭琐事而喋喋不休地进行“家庭辩论赛”吗？记住，你已经是准妈妈了，而且处在可怕的易流产时期哦！

第39天 孕早期B超检查大不宜

优生百宝箱

孕早期做B超对胎儿有一定的不良影响。B超应用于临床已40年了，B超检查的安全性已得到肯定。但也有少数专家指出，B超是一种高强度脉冲超声波，有很强的穿透力，对处于敏感期的胚胎和胎儿也会产生一定的不良影响：孕2月以内，若做B超检查过多，会使胚胎细胞分裂和胎儿脑部发育受到影响。有些国外专家根据实验证明，B超对女婴的卵巢可能有影响，有可能影响将来卵巢所承担的生育和调节月经的功能。因此，孕早期尽量不做或少做B超为好。

正常的妊娠B超检查不应超过3次。一般认为，B超安全检查时间是在孕5个月以后，因为超声波对胎龄越大的胎儿影响越小。

孕期营养滋味

孕早期，由于胃酸分泌减少，胃肠活动减弱，导致食物在胃内停留过久，孕妈妈就会在清晨起床或者饭后出现恶心、呕吐、食欲不振的现象。这个时期，孕妈妈应清淡饮食，少吃多餐。严重呕吐的孕妈妈更应多吃新鲜蔬菜、水果等碱性食物，防止酸中毒。

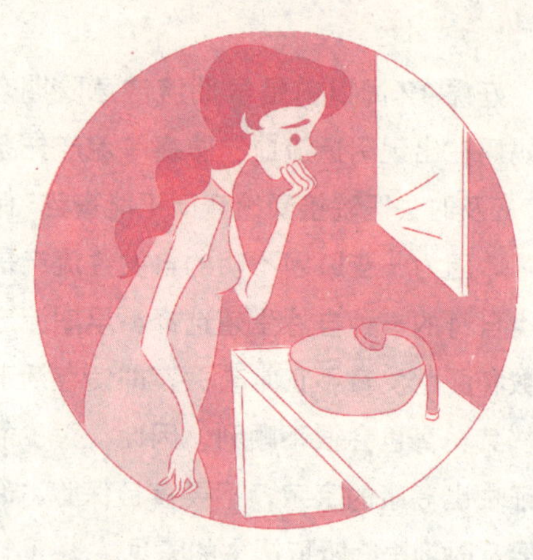

每日胎教

和小宝宝一起做个小手工吧！DIY胎教不仅能促进胎儿情感发育，还能促进大脑的发育，因为手指使用频率越高，神经就越多地刺激大脑。因此，孕妈妈们不妨在空闲时间做做编织、拼布等小手工，但在时间上要适度，每天最好不要超过1小时。

细节备忘录

孕早期不宜做B超检查，不过特殊情况除外，例如对怀孕早期阴道流血者，需做B超检查以确定胚胎是否存活、能否继续妊娠、有无异常妊娠等。

第40天 孕期看电视的小原则

优生百宝箱

电视机显像管会释放出大量的正离子，正离子能吸收空气中带负电的尘埃，荧光屏周围就会飘浮着含大量微生物的灰尘，这些微生物、灰尘飞附在人的皮肤上，使得人体健康所需的电离环境改变，容易产生头痛、胸闷等不适感。这虽然对普通人没什么明显危害，但对孕妈妈有明显的干扰。有研究表明，每天收看电视2.8小时以上，孕妈妈就可能出现眩晕、疲倦、乏力、食欲减退、心情烦躁、焦虑不安及妊娠高血压综合征。所以，孕妈妈要少看电视，并在看电视时遵循以下原则：看电视时坐姿要端正，人与电视的距离要超过2米；每天不超过2小时，中间要起身活动一下；不要边看电视边吃零食，这样非常容易长胖；不要看容易影响情绪的节目，如恐怖、悲伤等刺激性的电视节目，这些节目会使孕妈妈情绪紧张，血液中出现一种特殊物质，通过胎盘传递给胎儿，使胎儿不安。

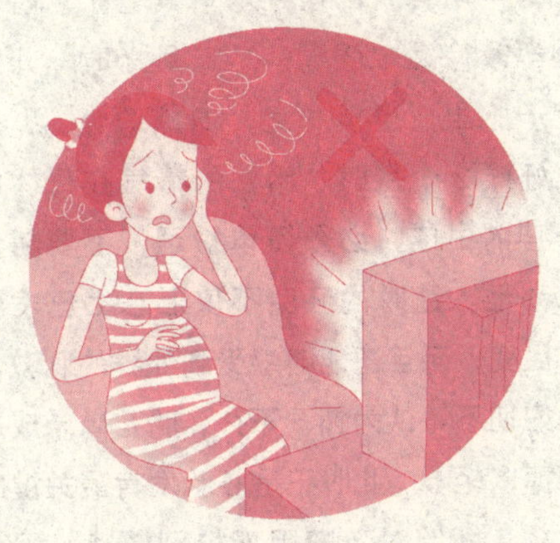

孕期营养滋味

有些孕妈妈饮食毫无规律，有时不加节制，大吃特吃；有时由于妊娠反应的干扰，不愿吃饭。一次吃得过多，会造成肠胃不舒服，人体大量的血液就会集中到胃里，造成胎儿供血不足；而不愿吃饭又会使身体不能及时得到营养的供应，对胎儿生长发育不利。孕妈妈一定要做到定时定量、正常用餐，以保证自身和胎儿营养的及时补充和均衡吸收。

每日胎教

很多孕妈妈在怀孕期间容易犯懒，也不爱动脑，实际上，经常不动脑对胎儿的智力发育是不利的。孕妈妈应该在适当的时候做一些能开发智力的数字游戏，从而有利于胎宝宝的智力发育。

第41天 留神易于癌变的葡萄胎

优生百宝箱

葡萄胎妊娠属于滋养叶细胞病，是一种常见的妇产科疾病，其中有15%左右可发生癌变。葡萄胎妊娠可发生在正常妊娠、宫外孕、自然流产或人工流产，恶性者可出现远处转移，其中75%可转移至肺脏。葡萄胎妊娠时，胚胎不能正常发育，其他组织大量增生，形成异常的胎盘组织。临床表现为：妊娠早期的3个月有不规则性阴道出血；子宫迅速增大，超过正常月份大小；胃肠反应明显，主要表现为恶心、呕吐等。

对葡萄胎妊娠，绒毛膜活检是一种新的检测方法，它安全有效，通常在妊娠第9周～11周进行。通过对绒毛膜标本的测定，可以较早地了解到胚胎的遗传性缺陷，对确诊恶性葡萄胎妊娠也有一定的帮助。在诊断上，由于异常胎盘组织生成大量的绒毛膜促性腺素（HCG），因此，可以通过检测HCG水平加以确诊。妇科B超也可以显示出不典型的胚胎图像。葡萄胎妊娠一旦确诊，应立即进行治疗。

孕期营养滋味

由于妊娠反应，许多孕妈妈会很倦怠，活动量减少，再加上饮食习惯上的改变，极易引起便秘。有很多食疗方法可以预防和缓解便秘。日常饮食中注意多吃一些香蕉、蜂蜜、芝麻等有润肠作用的食品，也可以增加红薯、玉米、芹菜等富含膳食纤维的食品。

推荐食谱：三鲜玉米羹

原料：鲜贝50克，火腿50克，熟鸡肉100克，嫩玉米粒50克。

制作方法：

1. 鲜贝、火腿、熟鸡肉均切小丁，备用。

2. 将嫩玉米粒蒸煮熟烂，再放入鸡汤中与鲜贝丁、火腿肉丁和鸡丁共煮5分钟，用淀粉水勾芡，即可。

每日胎教

小生命长到2个月时，大自然赋予人的一切素质都已经基本具备了。古代医学家徐之才强调：“二月之时，儿精成于胞里，当慎护之，勿惊动也。”是说妊娠2个月时，胎儿的精气在母体的子宫内生成，必须谨慎护理，不要随便惊动他。这时的胚胎不仅形态上已发生了巨变，而且还能够感受到外界的刺激，孕妇切不可认为怀孕不久，胎儿尚未成形而掉以轻心。此时正是胚胎发育最关键的时刻，胚胎对致畸因素特别敏感，因此要慎之再慎，绝不可滥用某些化学药品，或接触对胎儿有不良影响的事物。

第42天 孕妈妈饮水要与“众”不同

优生百宝箱

随着尿频的出现和内分泌的增加，孕妈妈需要的水分要比平时多，但是，千万别以为水是随便喝的，喝不对、喝不好等于白喝。孕妈妈一定要掌握正确的饮水原则，才能既及时补充水分，又可避免不良水质的潜在危害。孕妈妈最好在每天清晨起床后就喝一大杯温白开水，平时也最好喝温白开水而不是凉白开水，避免子宫“着凉”。还要注意不用果汁等代替白开水；不喝反复煮沸的开水。

应适时饮水。如果等渴了再喝水，就说明体内已经缺水。应以既不缺水，又不过多饮水为宜。

吸收充足的水分很重要。孕妈妈除了在晨间要饮1杯水外，平时也要养成喝温开水的习惯，还可用水果、汤、牛奶、淡茶、酸梅汤、柠檬汁等来补充，但禁止喝含有酒精的饮料，不喝浓咖啡、浓茶、可乐等。

不要因为怕水肿而不敢喝水，否则对胎儿的新陈代谢不利，对孕妈妈的皮肤护理、保养也不利。

孕期营养滋味

清晨起床后喝1杯新鲜的温开水是一个好习惯。日本的一项研究表明，白开水对人体有“内洗涤”的作用。另有研究表明，早饭前30分钟喝200毫升25℃～30℃的新鲜开水，可以温润胃肠，使消化液得到足够的分泌，以促进食欲，刺激肠蠕动，有利于定时排便，防止痔疮便秘。早晨空腹饮水，水能很快被胃肠道吸收进入血液，使血液稀释，血管扩张，从而加快血液循环，为细胞补充在夜间丢失的水分。

每日胎教

胎儿的耳朵从孕6周起就开始发育了，此时，他已经能感觉到类似于孕妈妈心跳的振动，但还不能完全听到外部的声音，所以孕妈妈们在选择胎教音乐上还是以能促使自己心情舒畅的为主。

由于听觉器官是胎儿最早发育的器官，所以音乐能被胎儿接受。胎儿在子宫内首先感受到的是韵律，而音乐中的韵律是最和谐的。由于人类与生俱来就拥有音乐的天赋，因此，每个孩子都能够发展这种才能，每个妈妈都可以享受这种智慧。音乐是促进胎儿身心发育的好方法。优美健康的音乐能使孕妈妈体内产生有益身心健康的激素，这些物质随血液进入胎盘，起到调节血液流量和兴奋细胞的作用，使胎儿健康地发育成长。

第43天 合理的居住环境保护早期胎宝宝

优生百宝箱

室内环境对孕妈妈能否安度妊娠期是有一定影响的，室内的布局要与孕妇的身体变化相适宜。居室中最好保持一定的温度，即20℃~22℃。温度太高，使人头昏脑涨，精神不振，昏昏欲睡，或烦躁不安；温度太低，使人身体发冷，容易感冒。空气湿度应为35%~55%。

要把孕妈妈的日常用品、衣服、书籍放在随手可得之处，不需孕妈妈爬高爬低。家中的设施安置要便于孕妈妈从事家务劳动，如厨具、熨衣具、晾衣具、开关等的高度要适当，以孕妈妈站立操作时不弯腰、不屈膝、不踮脚为宜。另外，过于寂静会使孕妇感到孤独、寂寞，使胎儿失去听觉刺激，因此，家中可以经常播放一些有益的胎教音乐。

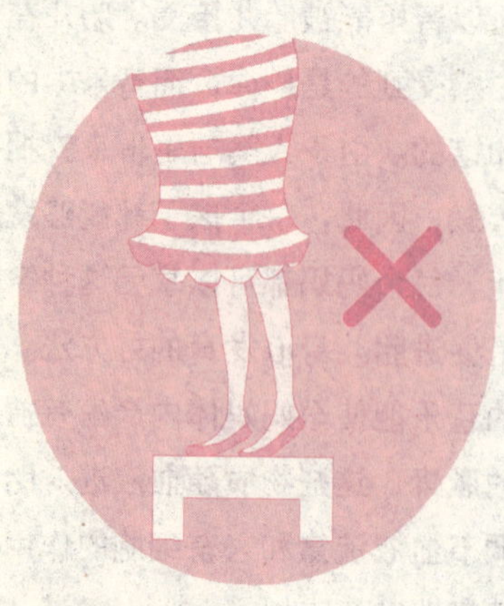

孕期营养滋味

很多女性谈“脂肪”色变，其实，脂肪是人体不可或缺的营养。孕妈妈要适量摄入脂肪，以达到营养均衡。各种油类富含脂肪，如花生油、豆油、菜油、麻油、猪油等。奶类、肉类、鸡蛋、鸭蛋等含脂肪也很多，此外，花生、核桃、果仁、芝麻、蛋糕中也含有很多脂肪。孕妈妈可适量进食上述食物。

每日胎教

母亲的修养、兴趣、爱好、职业，以及母亲与父亲的融洽关系，都是影响胎儿生存的外环境。高尚的情操、豁达的心胸、成功的事业、丰富的生活、幸福的爱情，都会使胎儿的外环境稳定，在未出世时就能感到未来的幸福。了解了胎教与环境的关系，孕妈妈就会更加注意安排好孕期的生活，调整好夫妻之间的关系，在适当的时候对胎儿进行良好的胎教。

细节备忘录

有研究报告指出，怀孕早期的妇女如果每周在电脑前工作20个小时以上，其流产率增高，畸形胎儿的出生率也会提高。专家提议，应让孕前女性及孕妇暂时离开电脑、电视等视屏岗位，至少在怀孕的头3个月，即胎儿器官形成期，暂离此类工作环境。仍在这一工作岗位的，必须穿着特殊防护服装。长期在电磁辐射环境下工作的孕妇即使顺利产下婴儿，婴儿的智力和体质可能已受到损伤。

第44天 对抗早孕反应

优生百宝箱

在怀孕早期，孕妈妈会出现食欲不振、厌食、轻度恶心、呕吐、头晕、倦怠，甚至低热等早孕反应，这是孕妇特有的正常生理反应。早孕反应一般在妊娠第6周出现，以后逐渐明显，在第9周~第11周最重，一般在停经12周前自行缓解、消失。大多数孕妇能够耐受，对生活和工作影响不大，无须特殊治疗。

孕妇不宜擅自利用药物抑制孕吐。产生孕吐状况的时候，就是最易形成流产的时刻，也是胎儿器官形成的重要时期，在此期间的胎儿若是受到X光的照射、某种药物的刺激，或是受到病原体的感染，都易产生畸形。抑制孕吐的镇吐剂中，尤以抗组胺最具药效，因此经常用来治疗孕吐，但是服用此种药剂会使胎儿畸形。

在孕早期，孕妇应保持身心平衡，注意饮食，吃些清淡和有助于缓解呕吐的食物，必要时可接受医师的指导。

孕期营养滋味

人们一直认为菠菜含有丰富的铁质，具有补血功能，所以把菠菜当做孕期预防贫血的佳蔬。其实，菠菜中含铁量并不高，而且含有大量草酸，草酸会影响锌、钙的吸收。孕妇过多食用菠菜会使体内钙、锌的含量减少，影响胎儿的生长发育。

每日胎教

科学研究表明，胎儿比较喜欢听与子宫内胎音合拍的音乐，比如莫扎特或者巴赫的乐曲，犹如河水潺潺流动似的声音，对胎儿的听觉神经非常有利。孕妈妈经常听莫扎特的音乐，可以使胎儿直接感受到音乐的律动和节奏，还可以让孕妈妈心情放松，心跳规律、安稳，血流速度、血管收缩功能正常，以便提供充分的养分、水分，让胎儿健康地成长。推荐莫扎特的《小星星变奏曲》和《A大调钢琴奏鸣曲》（作品331号）。这两首曲子旋律都非常简单，有利于胎儿的耳朵消化吸收，而且非常动听。

细节备忘录

孕妈妈忌做X射线透视，这会对母体和胎儿造成损害。X射线属于一种电磁波，正常人偶尔拍一次片或X射线透视（放射治疗除外），对身体健康并无大碍。然而，育龄期女性，特别是孕妇，其卵子、胚胎或胎儿对放射线高度敏感，即使是明显低于正常人可以耐受的放射剂量，也会对母体和胎儿造成损害。孕妇怀孕头3个月内接触放射线，可能引起胎儿脑积水、小头畸形或造血系统缺陷、颅骨缺损等严重恶果。所以，孕妇应该避免进行放射线检查。

第45天 早期流产成因及危害

优生百宝箱

妊娠28周前，胎儿体重低于1000克，不能独立存活，未使用人工方法而自母体自然分离者，称为自然流产。一般情况下，引起流产的原因大致和胚胎发育异常有关。据研究资料显示，50%~60%的自然流产属于胚胎染色体异常，即精子、卵子或受精卵本身的某些缺陷使受精卵发育异常，从而导致流产。这种流产所“流出”的病态胚胎很难成活，即使少数能发育为成熟胎儿和正常分娩，也将是畸形儿、低能儿或有其他遗传病患儿。因此，尽管对孕妇的身体有损害，但在这种情况下，流产并不是一件坏事，而是一种自然选择，是人类的自然淘汰法。另外，母体健康状况低下、体质较差或患有严重疾病，如严重贫血、营养不良、急性传染病、精神创伤等也可引起流产。母体内分泌功能失调、生殖系统发育不良等，可导致孕激素不足，影响受精卵的种植发育，引起流产。当然，外界环境因素，如放射线、病毒、有毒化学物质、酗酒、性生活频繁、外部撞伤、过度疲劳等，也是造成流产的重要原因。

孕期营养滋味

进入孕期后，是否必须额外补充营养品？应该怎么吃，才能吃得健康呢？市面上销售的各种营养补充品，包括综合维生素片、钙片、鱼油等，是用来补充饮食不足的产品。也就是说，从食物中摄取营养才是根本，所以提醒孕妈妈不要本末倒置。另一方面，在目前营养普遍过剩的情况下，怀孕的你或许也开始怀疑补充营养品的必要性。孕妈妈体内孕育着一个新生命，需要的营养素的确比一般成年女性多。现在很多人虽营养过剩，却未必摄取到了均衡且必要的营养素，所以，为了胎儿及母体的健康，孕妈妈要从日常饮食中摄取足够且均衡的营养。在饮食补充不足的情况下，可适当选用营养补充品。

每日胎教

准爸爸，不要以为胎教与你无关，除了对准妈妈的关爱，你也要经常和你的宝宝“沟通”，最好的方式就是将双手放在妻子腹部，然后慢慢地触摸。当然，孕早期和胎儿的对话胎教可能会有点不自然，不妨从清晨的一句“宝宝，睡得怎么样”、临睡前的“晚安宝宝”开始。

细节备忘录

孕妈妈为了更好地保护胎儿，从孕早期就要减少做比较劳累的家务事，但偶尔洗洗碗、擦擦桌子还是可以的。

早期流产的预防和处理

优生百宝箱

如果孕期发生阴道流血或腹痛，应该立即找医生确诊是否为流产以及是哪一种流产。流产如果处理不当，很容易引发不育和其他疾病，切不可掉以轻心。

如果是先兆流产，要按照医嘱绝对卧床休息，禁止性生活，防止过度疲劳，适当服用药物。如果是难免流产，可以在门诊做清宫术，尽早清除死亡的胚胎和胎盘组织。如果是过期流产和不完全流产，通常需要住院接受严格的检查和治疗。只有完全流产不需要做特殊处理，因为此种流产很少留下后遗症。

如果是习惯性流产，应到医院进行详细的体格检查，丈夫也应该认真接受检查，以明确流产原因，并进行针对性治疗。

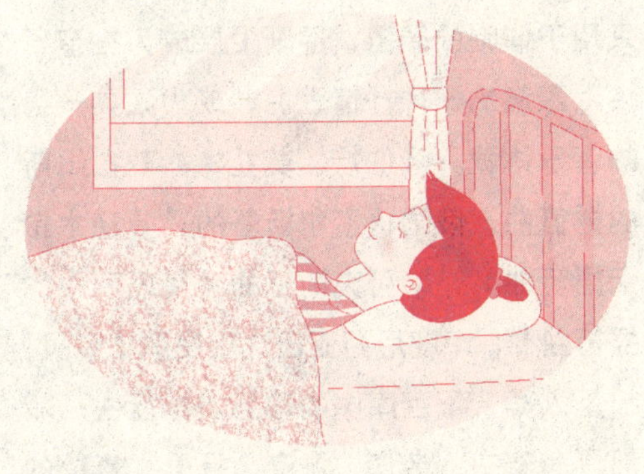

孕期营养滋味

补充能量小助手：陈皮牛肉

材料：瘦牛肉 500 克。

调料：盐、油、酱油、陈皮、葱、姜、糖各适量。

做法：

1. 把陈皮用水稍微泡软，葱洗净切断。
2. 牛肉洗净切成薄片，加酱油拌匀，用盐腌 10 分钟。
3. 将腌好的牛肉一片一片地放到热油里，油炸至稍干；把陈皮、葱、姜先爆香，然后加入酱油、糖、水稍炒一下做成卤料；把牛肉取出，放入拌好的卤料即可食用。

每日胎教

对于职场孕妈妈们，工作环境中的人际关系也会影响到胎儿的身心健康。再加上孕早期容易流产，孕妈妈们一定要努力创造和谐的工作氛围，不要因为办公室里的琐碎事情影响到胎儿。

细节备忘录

流产后补养的程度、持续的时间，应视流产者的体质、失血多少全面衡量而定。补养的时间以半月为宜。平时身体虚弱、体质差、失血多者，可酌情适当延长补养时间。

第47天 自然流产与准爸爸的关系

优生百宝箱

习惯上认为，女性怀孕后流产都是女方因素所致。但是研究发现，有许多流产尤其是习惯性流产，与男方也有着密切关系。

染色体因素：染色体异常的精子因质量欠佳，即使能受精怀孕，也往往以流产告终。

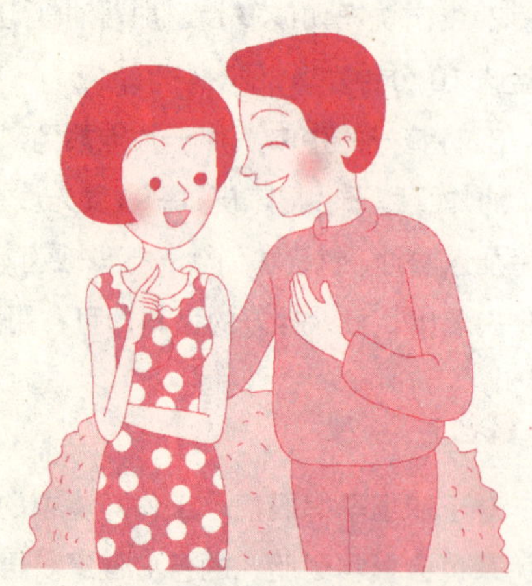

免疫因素：胚胎对母体来讲也是异物，因此会收到母体的免疫排斥。胚胎的抗原一半来自母亲，一半来自父亲，当免疫反应严重时，即可排斥父亲的抗原而发生流产。

精子因素：质量不好的、畸形的精子也有可能怀孕，但怀孕后易流产。

此外，怀孕早期的性交对子宫的机械刺激及精液中前列腺素的刺激，都可以诱发子宫收缩而发生流产。

孕期营养滋味

准爸爸在饮食方面应该尽量均衡膳食，多吃维生素C和抗氧化剂，因为它们能减少精子受损的危险，提高精子的运动性。每天至少摄取60毫克维生素C。如果准爸爸吸烟，那么就应该摄取更多维生素C，每天至少100毫克。1杯橙汁含有124毫克维生素C。建议准爸爸每天喝1杯橙汁，以保证足量的维生素C的摄入。

每日胎教

如果孕妈妈偶尔失眠了，不妨听一听摇篮曲，不但可以催眠，还有利于胎儿健康。摇篮曲又称催眠曲，原是母亲为使幼儿安静入眠而唱的一种歌曲。在各国、各民族、各地区的民间音乐中，都有很多悦耳动听的摇篮曲。后来摇篮曲突破了原来只用于催眠的局限，逐渐发展成为在音乐会上表演的一种抒情歌曲，成为独具一格的音乐体裁。舒伯特、莫扎特、勃拉姆斯的摇篮曲，俄国穆索尔斯基的《叶辽木希卡摇篮曲》，柴可夫斯基的《暴风雨中的摇篮曲》，印度尼西亚巴达族民歌《宝贝》都是人类音乐宝库中的珍品。摇篮曲一般都具有安宁、亲切、温存、抚爱、真挚的特点；曲调抒情、优美，旋律比较平稳。建议孕妈妈多听一些摇篮曲。

第48天 妊娠关键期，远离危险物质

优生百宝箱

有些工作环境中含有较高浓度的化学物质，影响女性的生殖机能，进而影响胎儿的健康发育，因此，有些职业岗位的女性应在计划受孕时暂时调换工作岗位。

经常接触铅、镉、汞等金属，会增加妊娠妇女流产和死胎的可能性。甲基汞可致畸胎，铅可引起婴儿智力低下；二硫化碳、二甲苯、汽油等有机物，可使流产率增高；氯乙烯可使婴儿先天痴呆率增高。

高温作业、振动作业和噪音过大的工作环境温度过高，或振动甚剧，或噪音过大，均可对胎儿的生长发育造成不良影响。电离辐射可严重损害胎儿，甚至会造成畸胎、先天愚型和死胎。

医务工作者，尤其是某些科室的临床医生、护士，这类人员在传染病流行期间，经常与患各种病毒感染的病人密切接触，而这些病毒（主要是风疹病毒、流感病毒、巨细胞病毒等）会对胎儿造成严重危害。因此，临床医务人员在计划受孕或早孕阶段若正值病毒性传染病流行期间，最好加强自我保健，严防病毒危害。

许多农药已证实可危害妇女及胎儿健康，引起流产、早产、胎儿畸形、弱智。因此，农村妇女应从准备受孕起就远离农药。

孕期营养滋味

这个月是胎儿器官形成的关键期，脑部开始发育，倘若营养供给不足，容易对胎儿造成不良影响。由于呕吐反应，很多孕妈妈担心会影响腹中宝宝的营养摄取，其实，如果你在孕前身体状况和营养状况良好，就不必担心。你的宝宝可以从母体血液中优先获得自己所需的营养。

每日胎教

研究发现，随着胎儿周数的增长，胎儿不仅能听、能看，甚至还能思考。越来越多的父母相信，胎教有助于孕育出高智商、高情商的优质宝宝，天才儿童的诞生绝非偶然。

胎儿是能够感知母亲思想的。如果怀孕的母亲既不思考也不学习，胎儿也会深受感染，变得懒惰起来。倘若母亲始终保持着旺盛的求知欲，则可使胎儿不断接受良性刺激，促进大脑神经和细胞的发育。

细节备忘录

孕妈妈们一旦确定自己怀孕，就要对自己的居室进行全方位的“大搜查”，尽快清理所有含有危险成分的东西。

第49天 从孕早期就杜绝高跟鞋

优生百宝箱

众所周知，高跟鞋是每个女人的所爱，平常人穿高度适中的高跟鞋不但不会感到累，还有助于矫正平底足。然而对于怀着宝宝的孕妈妈来说，穿高跟鞋只能加重身体的不平衡。别以为只有当胎儿很大的时候才开始不穿高跟鞋，其实，孕早期是流产的危险阶段，穿高跟鞋很容易使孕妈妈发生下肢水肿、子宫下坠，也不利于胎儿的血液供应，影响其发育。并且一旦重心不稳摔倒，就会有流产的危险，所以，孕妈妈从这个时候起就要谨慎选择鞋子了。

除了不穿高跟鞋，鞋底的防滑也很重要。例如选择橡胶底，不但防滑，弹性好，而且能够为足底提供很好的支撑。

鞋面的材料也很重要。因为孕期有可能会腿脚水肿，所以鞋面要弹性好，并且透气性极佳。例如牛皮面料、棉布面料等。

鞋垫应选用具有抗菌保护作用的材料，因为孕期是最经不起任何外来细菌侵袭的。

孕期营养滋味

很多孕妈妈在怀孕期间不想吃东西，嘴里没有味，就想吃方便面，但即使是新鲜的方便面，如果长期用来替代主食，而不吃其他食品，也是很容易导致人体营养缺乏的，对健康极为不利。孕妈妈更需要均衡摄入蛋白质、脂肪、碳水化合物、矿物质、维生素和水。缺乏其中一种营养素，时间长了，就会患病。即使正常状态的人也不宜多吃方便面，孕妈妈们更不要吃这种食物或禁止吃。

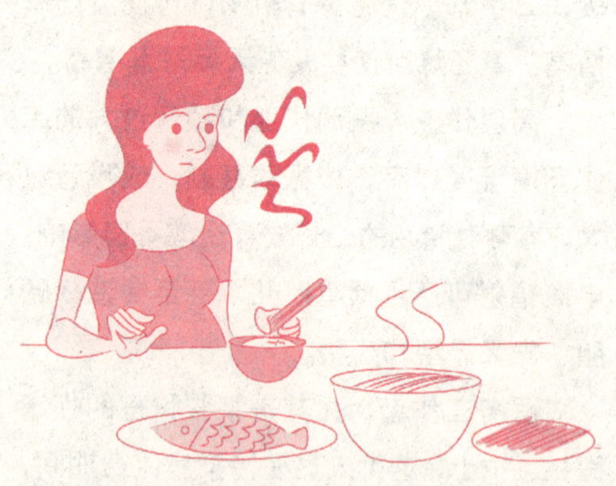

每日胎教

最近这几周是胎儿发育的关键时期，各器官正在进一步地生长，所以，孕妈妈在这期间的营养胎教上要记得早餐以谷物食品为主，搭配一些蔬菜水果；午餐尽量营养全面；晚餐要以植物蛋白为主，口味要清淡。

第50天 新婚初孕防流产

优生百宝箱

经验告诉人们，新婚怀孕的女子如不注意保健，极易造成流产，如果发生3次以上流产，就可能患习惯性流产，进而导致不孕症。造成新婚初孕流产的原因有以下几个方面：

先兆流产与旅游结婚关系密切。对200对旅游结婚受孕的新婚夫妇调查，有20%发生先兆流产，10%继发不孕，5%患其他疾病。究其原因，主要是旅游结婚时生活紧张，无规律，饮食不周，卫生差，睡眠不足，休息差，跋山涉水或乘坐车船所致的过度劳累，对刚发育的胚胎组织产生不良刺激而造成流产。

新婚夫妇性生活频繁，也易发生先兆流产。新婚夫妇性欲强烈，性交次数相应较多，孕妇子宫经常强烈收缩，容易导致流产。

新婚女性体内孕激素分泌不足，易诱发先兆流产。特别是新婚女性，性兴奋较为强烈，体内雌激素分泌增多，孕激素分泌相应减少，也可诱发先兆流产。

为了防止初孕后流产，新婚夫妇应讲究卫生保健，旅游结婚时应坚持避孕一段时间，待精神、体力恢复正常后，再选择时机受孕。一旦妻子受孕，就要节制性生活，以利于新胚胎组织在母体内巩固和生长。

孕期营养滋味

由于内分泌的变化，孕妈妈变得容易出汗，头发长得比原来快多了，指甲长得也快，但容易折断和龟裂。牙龈也变得特别容易浮肿和出血。所以在饮食上一定注意少吃或者不吃刺激性的食物，多补充钙质。

从这个时期起，孕妈妈的食品不仅质要求高，而且量也逐渐要增多。充足而合理的营养是保证胎儿健康成长的重要因素，也是积极开展胎教的基本条件。这个时期，如果孕妇胃口好转，可适当加重饭菜的滋味，但仍以清淡、营养的食物为主。

每日胎教

此时期胎儿的精气已经形成，能够感觉到外界的刺激，所以孕妈妈们要注意环境胎教上的细节。如果你一天下来总在忙碌中度过，就连闲暇时间也在看电视或煲电话粥，怎能感受到释然与平静？每天抽些时间什么都不要想，什么都不要做，让宝宝和你一起享受最放松的时光。

细节备忘录

随着子宫的增长，孕妈妈可能会感到下腹部疼痛，有的还能感到子宫收缩。宫缩在整个妊娠期都存在。如果孕妈妈感受不到这一点，也不必担心。但是，当宫缩伴有阴道流血时，就要考虑是否为流产。

第51天 小细节帮你减轻孕吐

优生百宝箱

孕吐虽然不是所有孕妈妈都会经历的，却是让很多孕妈妈头疼的问题。尽管目前还没有方法从根本上阻止孕吐，但是在饮食结构和生活习惯上做一点儿调整会起到一定的改善作用。将一日三餐改为每天吃上5次~6次，每次少吃一点儿。或者每隔2个小时~3个小时就吃点东西。在床边放一些小零食，如饼干、糖果等，每天在睡前以及起床前都吃一点儿。不要错过任何就餐时刻，避免空腹。不要在进餐的同时喝饮料。有些孕妈妈唾液分泌较多，这也会刺激呕吐，酸性饮料有助于减少唾液分泌，甜的碳酸饮料及柠檬有助于平息反胃的情况。要多喝水，吸收足够的水分才能避免因呕吐造成的脱水。

虽然孕吐暂时令你无法保持对营养的均衡吸收，但无须过多担心胎儿的健康。想吃什么就吃什么吧！如果烹调时味道太强烈，就要改善厨房的通风状况，打开窗户或排风扇。利用微波炉烹调，会减少油烟等气味的产生，但要当心微波辐射。

孕期营养滋味

研究发现，生姜可以帮助缓解孕吐症状。可以自己试试制作姜茶（一定要事先征询医生的意见）：切两片硬币大小的生姜，然后用开水浸泡5分钟~10分钟。取出生姜，加入红糖、蜂蜜和柠檬就可以了。

每日胎教

今天给宝宝来点“苦味”胎教吧。尽管胎儿不喜欢吃苦，但一些苦味蔬菜对宝宝的身体发育很有利，比如苦瓜，它具有清凉解热、滋养强壮等功效。科学家已经在苦瓜中提纯并证实的成分有苦瓜凝集素、苦瓜素、核糖体失活蛋白、莆瓜素苷、胡萝卜素、甾醇、MAP 30蛋白、P蛋白等。但是要注意不要吃药，要知道，妈妈吃下去的东西，宝宝也会在几分钟之后尝到，这种有刺激性的苦对宝宝的发育很不利。所以，孕妈妈们不妨从孕期就让胎宝宝适应这个“苦”营养吧。

细节备忘录

虽然孕吐一般情况下不会影响身体健康，但也有约1%的情况十分严重，导致脱水，体重下降。一旦出现脱水（没有小便，或小便是黑黄色）、晕眩、心跳加速或呕吐次数频繁、不能进食、呕吐物中夹有血丝，必须马上去医院。

第52天 科学地亲近"酸"

优生百宝箱

由于酸味能刺激胃分泌胃液，有利于食物的消化与吸收，所以多数孕妇都爱吃酸味食物。怀孕2～3个月后，胎儿骨骼开始形成。构成骨骼的主要成分是钙，要使游离钙形成钙盐在骨骼中沉积下来，必须有酸性物质参加。此外，孕妇多吃酸性食物有利于铁的吸收，促进血红蛋白的生成。

如果怀孕胃酸过多的话，可以采取以下措施试一试：1. 饭后一小时内不要躺卧或弯腰；2. 饭前一小时不要喝白开水以外的饮料；3. 饭后不宜平卧在床上，也不要躺得太低，尽量少弯腰以减轻胃部反酸；4. 保持大便通畅。

孕期营养滋味

人工腌制的酸菜、腌制品虽然有一定的酸味，但维生素、蛋白质、矿物质、糖分等多种营养几乎丧失殆尽，而且腌菜中的致癌物质——亚硝酸盐含量较高，过多食用对母体、胎儿健康无益。所以，喜吃酸味食物的孕妇，最好选择既有酸味又营养丰富的西红柿、樱桃、杨梅、石榴、橘子、酸枣、葡萄、青苹果等新鲜水果，这样既能改善胃肠不适症状，也可增进食欲，加强营养，有利于胎儿的生长，一举多得。

每日胎教

孕妈妈是胎教的主体。一方面，孕妈妈的身体为胎宝宝的生长发育提供了一切必要的条件，孕妈妈的身体素质和营养状况直接关系到胎宝宝的身体状况；另一方面，孕妈妈的文化修养、心理健康情况又不可避免地影响到胎宝宝幼小的心灵，对胎宝宝出生后的精神世界产生巨大的影响。

一般情况下，从发现自己怀孕的时候起，多数孕妈妈便意识到要保护和培养这一幼小生命，自然而然地开始了和小生命的"对话"，进行着亲切而又温暖的交流。当然，由于每一位孕妈妈的家庭环境、文化素养、道德修养等方面的差异，造成了胎教的不同效果。

因此，每一位孕妈妈都应充分认识自己所肩负的责任，很好地进入"主角"的角色，做好胎宝宝人生最早的一次教育。

细节备忘录

你的精神状况会影响早孕反应的症状。因此，一定要让自己尽量高兴起来。变换一下室内的摆设，在室内挂一些喜欢的图画、风景或者可爱宝宝的图片，做一些自己喜欢的手工，为宝宝编织毛衣，将自己的注意力转移到一件需要专注的事情上，从而减轻身体的不适和烦躁。

第53天 小心食物过敏

优生百宝箱

食物过敏就是进食某种食物后造成的不良反应，如皮肤瘙痒，肠道、呼吸道感染等，有时还会影响循环系统、神经系统。严重的食物过敏会引起急性哮喘发作、过敏性休克等，如果没有及时进行有效抢救，就有可能死亡。据美国学者研究发现，约有50%的食物对人体有致敏作用，只不过有隐性和显性之分。过敏体质的孕妈妈食用过敏食物后，可能直接危害到胎儿的生长发育，或直接损害某些器官，如肺及其支气管。对某些食物过敏的孕妈妈，从怀孕期到哺乳期，都要注意避免食用过敏食物，以预防或推迟宝宝食物过敏的发生。同时，不要吃从未吃过的食物或霉变食物。食用蛋类、奶类、鱼类应烧熟煮透。

常见的过敏性食物有：鸡蛋、牛奶、坚果、花生、海产鱼、虾、蟹、贝壳类食物及辛辣刺激性食物。

孕期营养滋味

维生素C是孕妇和胎儿所必需的营养物质，对胎儿细胞基质的形成、结缔组织的生成、心血管的生长发育、造血系统的健全都有着重要的作用。维生素C还可增强母体的抵抗力，促进孕妈妈对铁质的吸收。富含维生素C的食物大多数呈酸性。因此，孕妇吃些酸味食物可以为自身和胎儿提供较多的维生素C。

每日胎教

直觉胎教可以通过视听等多种感官促进影响胎儿直接触及事物的本质。在孕早期，孕妈妈可以为胎儿做一些培养直觉能力的小游戏，比如随着音乐拍节奏。或者抽时间画画，因为绘画就像接受心理治疗一样，可以达到释放内心情绪的目的。这种能够缓解压力的活动所起到的胎教效果比鉴赏画好出数倍。不管怎么样，强迫自己作画是毫无意义的，所以请孕妈妈们带着愉快、自愿的心情参与这些活动吧。

另外，孕妈妈可以通过勤动脑、多思考等方式来培养宝宝的直觉思维能力。如做做数字小游戏，猜猜谜语等，都是不错的方法。

细节备忘录

孕妈妈在食用某些食物后，如曾出现过全身发痒、荨麻疹、心慌、气喘、腹痛、腹泻等现象，应注意不再食用这些食物。

第54天 怀孕对眼睛造成的影响

优生百宝箱

都说眼睛是女人最美的地方，可是一旦怀孕，这最美丽的“窗户”也要面临各种考验。由于怀孕会影响泪液膜的质与量，在怀孕末期约有80%的孕妇泪液分泌量是减少的（主要是水液层分泌不足），且结膜杯状细胞受怀孕期间荷尔蒙的影响而减少，导致黏液素层分泌减少，使得泪液膜的均匀分布受破坏。怀孕期间眼睑的水肿会导致眼睑易发炎，破坏油脂层的分泌，使得泪液膜中的水液层更易蒸发。所以泪液膜量的减少及质的不稳定，容易造成孕妈妈“干眼”的症状。

孕期营养滋味

孕妈妈在孕初期要多吃豆类、绿叶菜类、野菜和藻类，如蚕豆芽、毛豆、豌豆苗、乌塌菜、芹菜、黑木耳、紫菜、发菜、刺儿菜等，还要多吃黄花菜、胡萝卜等富含铁和胡萝卜素的蔬菜。孕妈妈每日蔬菜的大致食用量为：绿色或黄色蔬菜2碟，淡绿色蔬菜2碟，薯类2个（像鸡蛋一般大），再加上水果就足够了。

每日胎教

闭上双眼，听听《春江花月夜》吧，冥想月夜下令人陶醉的景致，假想自己正吹着江南水乡的暖风。此刻，你的美好感受正在传递给可爱的胎儿。

《春江花月夜》赏析：

此曲通过描写春江花月夜的奇丽景色，展示了大自然的美，抒写了相思离别之情，表现了对青春年华的珍惜和对美好生活的向往。诗篇起笔便用景语勾勒出一幅春江月夜的美妙图画，然后以江月为中心，用浓淡相宜的笔触，描绘出一幅幅春江、花林、江月的画卷，诗人即景生情，从江月美景中托出客子离愁的情怀，融情于景。春江花月夜的良辰美景衬出离愁之苦，而离愁又将美景染上了感情色彩。那徘徊在明月楼的月光，成了知人意、通人情的有情体。那月夜扁舟中的游子，楼上镜台前的思妇，月光中飞去的鸿雁，江流里跃水的鱼龙，是景？是情？难以区分。全诗成功地融情于景，摄情入诗，相偕相融，构成了完美的艺术境界。

细节备忘录

建议孕妈妈最好不要随意使用任何药物，尤其是在孕早期，最好在告知医生自己已怀孕的前提下，由医生指导用药。

第55天 孕妈妈牙龈炎的拯救措施

优生百宝箱

孕妈妈怀孕早期，若出现牙床红肿、牙龈出血、牙齿疼痛、口臭，这便是妊娠期牙龈炎的症状。牙龈炎看起来和腹中胎儿发育的关系不大，其实不然。长期的牙床红肿、牙龈出血、口臭，不但影响孕妈妈的精神状况，也影响孕妈妈的食欲，而孕妈妈精神、饮食状况的好坏，直接影响胎儿的发育。多数进入孕早期的孕妈妈都被恼人的牙龈炎打扰过，通常情况下，妊娠牙龈炎会随着妊娠进展日益严重直到胎儿出生后，因此，孕妈妈一定要注意保护牙齿，保持口腔健康。

孕期护牙小细节

1. 不要用药物。治疗牙齿的病症，孕妈妈应避免深度麻醉。止痛药、镇静剂、抗生素等药物应该在医生指导下使用。

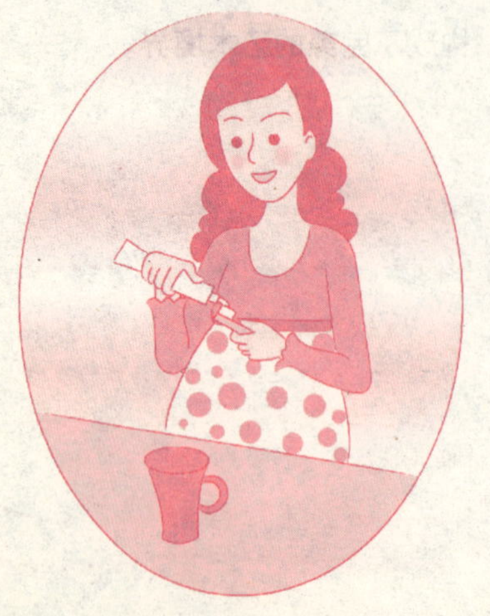

2. 要用软毛牙刷。使用刷毛较软、顶端圆润的保健牙刷。

孕期营养滋味

从这段时期开始，饮食最好以低盐为主。孕期的肾脏功能减退，排钠量相对减少，易产生水肿；而盐中含有大量钠，过量食盐会加重水肿且使血压升高，甚至引起心力衰竭等疾病。

现在是胎儿的脑发育时期，需要摄取大量的维生素C和铁。玉米中的维生素C含量丰富，即便是煮熟后的含量也超过苹果和桃。铁则大量存在于南瓜、海带、裙带菜和紫菜中。孕妈妈一定要多吃上述食物，为胎儿的大脑发育提供充足的营养。

每日胎教

这个时期的胎儿不仅有了人样，内在精神也开始产生。要知道，这种内在精神对于胎儿是否能正常地生长发育非常关键，这与孕妈妈的情绪息息相关。因此，孕妈妈一定要避免心情经历“坏天气”，尽量让自己保持平稳、乐观、温和的心境，这是良好的启蒙胎教。要记住，孕妈妈所有的直接和间接刺激都会对胎儿的生理、心理发育产生影响，只有自己身心愉悦，胎儿才能健康发育。

第56天 轻松缓解孕早期“两大疼痛”

优生百宝箱

乳房胀痛。很多时候，当孕妈妈还没有发觉自己怀孕时，就能发现乳房增大，乳晕变深，充血明显，因此，孕妈妈会经常感觉乳房发胀、刺痛。

应对方法。一般在怀孕初期胀痛感比较明显，以后随着孕周的增加，症状会慢慢减轻。由于怀孕后乳房的尺寸和孕前会有很大的变化，所以孕妈妈要选配适当的胸罩，不但有助于减轻胀痛的感觉，对以后顺利进行母乳喂养也有促进作用。

头痛。孕妈妈在怀孕初期，有时会感到头昏和头痛，就像感冒的症状。这是因为怀孕时体内分泌激素量增加，引起脑血管扩张，影响到大脑血液循环。另外，疲劳、紧张也可能是头痛的原因。

应对方法。很多时候，疲劳是诱发孕妈妈头痛和头晕的导火线。在怀孕初期保持充足的睡眠可以减少头痛的发生。另外，在头上敷一块热毛巾，能有效缓解头痛。如果头痛严重，不能缓解的，还是要到医院排除高血压等疾病。

孕期营养滋味

锌在牡蛎中含量十分丰富，其次是鲜鱼、牛肉、羊肉、贝壳类海产品。经过发酵的食品含锌量增多，如面筋、烤麸、麦芽都含锌。豆类食品中的黄豆、绿豆、蚕豆等，硬壳果类中的花生、核桃、栗子等，均富含锌，孕妈妈可选择食用。

每日胎教

怀孕满2个月了，孕妈妈们适应孕吐反应了吗？如果还没有，不妨找个安逸的午后，和你的小宝宝一起分享照片，无论是快乐的旅途纪念，还是准爸爸小时候的模样，都可以令这个午后格外的安逸美好。也可以联想一些美好的景象。先闭上眼睛，放松身体，然后停止一切杂碎的思考，想象自己置身于一个非常舒服的环境。比如，你可以想象自己正在一片幽蓝平静的湖上泛舟，周围高山耸立，绿树荫荫。你一边划着桨，一边听着水波拍舟的声音。小鸟为你歌唱，阳光柔和地照在你身上。想象自己置身于蓝色的环境中有助于精神放松，对孕妈妈和胎儿都大有裨益。

细节备忘录

如果身体感觉疼痛严重，孕妈妈们可就要立即去医院了，千万不要擅自用药，以免带来危险。

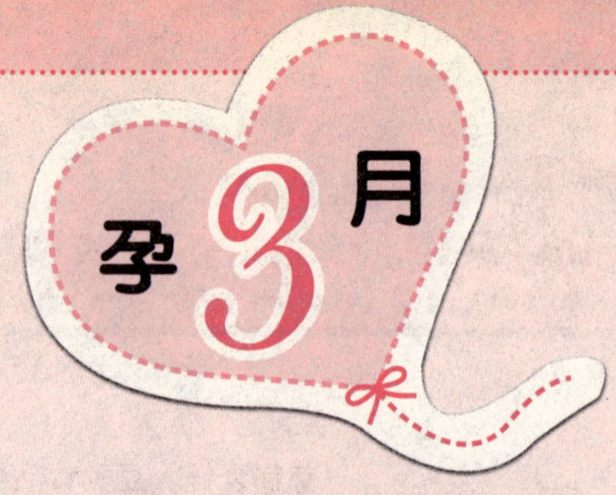

这个月还是很容易发生流产的时期，因为绒毛和子宫内膜尚未完全结合。害喜的情况也渐渐变得严重。这时，胎儿在孕妈妈肚子里的基础工程已经完工，但还不是很稳定，所以孕妈妈为了自己和腹中的胎儿，一定要多多休息。

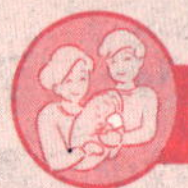

孕妈妈的变化

★子宫像拳头一样大

怀孕3个月了，孕妈妈的下腹部已有些微微的隆起，但这样细微的变化可能从外表上还看不出来。

★分泌物增加

怀孕时受激素的影响，新陈代谢会变得比较快，分泌物也跟着增加，呈乳白色黏稠状，不会有异味，也不会觉得痒。阴道和外阴部血液供给量增加，使得外阴部颜色加深，呈深青紫色。

★真正的害喜现在开始了

害喜是因人而异的一种怀孕现象，有人严重到连喝水都会觉得恶心想吐，有人却胃口好得很，一点儿异常的症状也没有。另外，还有人饮食口味改变，以前喜欢的食物现在觉得恶心，而原本不喜欢的食物却爱不释口。

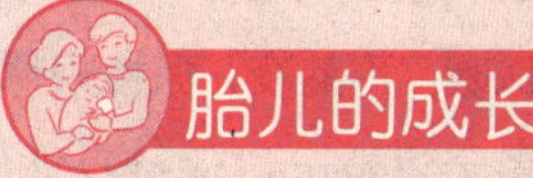

胎儿的成长

★胎儿多大了

满 3 个月时，身长 6 厘米～ 7 厘米，重 20 克～ 30 克。

★大部分脑细胞发育完成

从怀孕的第 2 个月开始，脑细胞快速发育，到了怀孕第 3 个月结束时，脑细胞发育已大致完成。此时可以明显看到胎儿四肢已经有人的雏形了。从现在开始，可以称为胎儿了。

★出现指纹了

在四肢发育方面，已经长出手指及脚趾，手指也已有了指纹。胳膊肘和膝盖已发育完成，可以弯曲及伸展。手会握拳再打开。脖子及身体会有颤抖、抽筋的现象，会利用脖子的力量低头再抬头。

★皮肤已经产生触觉

这个时期的胎儿手脚还无法自由活动，大部分都是利用身体的力量在羊水中自由自在地游着。若是有东西碰触，皮肤已有感觉，但是不敏感。

★宝宝会游泳了

胎儿通过脐带来吸收养分，肾脏形成后将尿液排到羊水中。胎儿现在可以在羊水中游动了，尽管还不太灵活。

本月孕期检查

如果孕妈妈在上个月没有去医院进行全面检查并建档，那在这个月就一定要去了。

孕早期（1 个月～ 3 个月）1 次全面检查并建档，孕中期（4 个月～ 7 个月）每月检查 1 次。8 个月～ 9 个月每半个月检查 1 次，9 个月以后每星期检查 1 次。一旦发现异常，要及时就诊。

第57天 流产过渡期，健康细节要注意

优生百宝箱

这段时间属于流产过渡期，有一些健康细节是孕妈妈一定要注意的。要保证充足的休息与睡眠；避免负重与长途出行；少去人多拥挤的地方；上下楼梯要平稳，尤其应注意腹部不要受到压迫；不宜独自长时间旅行；避免从事可能会使身体受到震动和冲击的工作。上班时，应保持愉快

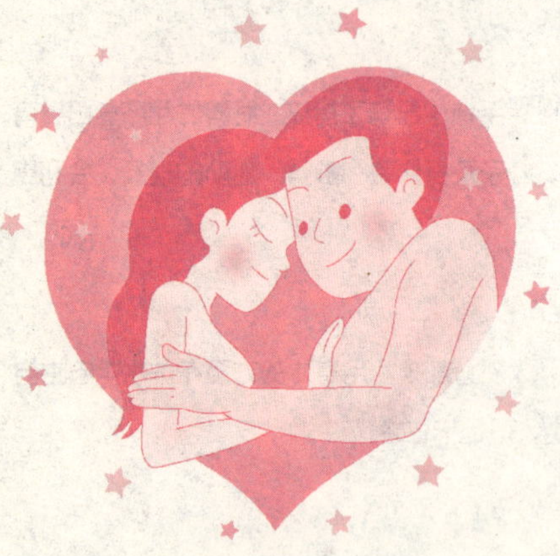

的工作情绪，以免因心理负担过重、压力太大而影响胎儿的发育。多和同事聊聊天，取得理解和帮助，工作上千万不要勉强。平常如有做运动的习惯，仍可保持，但必须选择轻松且不费力的运动，如舒展筋骨的柔软体操或散步等，避免剧烈运动。在这个阶段，夫妻最好不要“亲密接触”，至少也需要节制，且避免压迫腹部，时间则越短越好。为预防便秘，最好养成每日定时上厕所的习惯；下腹不可受寒，注意时时保暖；不熬夜，保持规律的生活习惯；应该每天淋浴，以保持身体清洁。如果小便次数增加，不要不好意思，孕期随时排净小便很重要。如果感觉下腹疼痛或少量出血，有可能是流产的征兆，应立刻到医院就诊。

孕期营养滋味

这个阶段由于妊娠反应，许多孕妈妈会很倦怠，活动量减少，再加上饮食习惯上的改变极易引起便秘。有很多食疗方法可以预防和缓解便秘。如上文提到的，日常饮食中注意多吃一些香蕉、蜂蜜、芝麻等有润肠作用的食品，也可以增加红薯、玉米、芹菜等富含膳食纤维的食品。

每日胎教

这个月的胎宝宝开始活动啦！踢腿、吮手指，受到刺激后会作出各种反应。因此，这个时候孕妈妈不仅可以与其沟通信息、交流感情，还应当抚摸胎儿，帮助胎儿做“体操”。

孕妈妈应该采取各种办法来降低自己的压力。最好能把那些令人生气的、不愉快的事情连同其他烦恼一起全部忘掉，尽最大的努力来保持自己的心态平静。

第58天 孕9周，胎儿的成长

优生百宝箱

孕9周，胎宝宝长2.2厘米~3.2厘米，许多部位发生了变化。头越来越直了，颈部也明显了。眼睛能睁开，外耳很明显且发育完好。手部在手腕处有弯曲，两脚开始摆脱蹼状的外表，可以看到脚踝。手臂更加长了，臂弯处肘部已经形成。虽然此时的雌、雄生殖器看起来很相似，还不能通过B超辨认胎儿的性别，但是胎儿的生殖器官已经在生长了。胎儿现在开始移动身体了，但孕妈妈还无法感觉到，只有通过超声波才可以观察到这种运动。胚胎期的小尾巴在这时候消失，现在所有的神经、肌肉、器官都开始工作了。从第9周开始胚胎已经可以称为胎儿了。

孕期营养滋味

在妊娠初期，饮食宜清淡，素菜多些，随着妊娠时间的增加要荤素结合，蔬菜与肉、蛋合烹，并多吃一些放有绿叶菜、萝卜、胡萝卜的排骨汤、蛋汤、紫菜汤、鸡汤、鱼汤等。要少吃辣椒等刺激性食物，要少吃生冷蔬菜。

每日胎教

居住的空间。孕妈妈居住的空间不一定很大，但可以通过科学合理的设计，把家装饰得温馨舒适，让生活在其中的孕妈妈天天有个好心情。

居室的温度。大部分孕妇对寒冷的抵抗能力远远超过普通女性，因为体内的宝宝大大加快了新陈代谢，会产生很多的热量。因此，孕妇应针对天气变化，随时调整自己的服装，并且使室温保持在一个相对恒定的水平，以利于自身身体健康和胎儿的健康发育。

居室的色彩。居室的色彩应温柔清新，可采用乳白色、淡蓝色、淡紫色、淡绿色等色调。孕妇从忙碌的办公室回到宁静优美的家中，内心的烦闷、紧张的工作状态便会很快消除，神经可以得到松弛，体力也可以得到恢复，有利于胎儿大脑与情绪的发育。

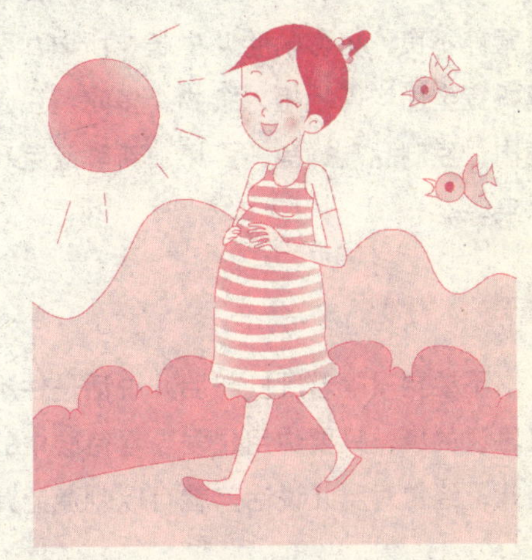

第59天 孕妈妈孕3月身体变化

优生百宝箱

孕3月，多数孕妈妈体重会增加，孕妈妈自身体重的增长是衡量腹中胎儿健康与否的重要方式。尽管孕妈妈的体重增长得可能很少，但其身体时时在变化，尤其是与妊娠相关的各个部位。下腹部有闷胀感和绷紧感。前几周出现的尿频、白带增加、乳头增大等现象仍在继续着。乳房明显增大，摸起来发硬、发疼，同时还能摸到一些肿块，这是妊娠激素分泌的结果，不必担心。另外，由于妊娠激素分泌旺盛，有些人会出现皮肤干燥症状，也有人面部会出现黑斑、色斑等。

孕期营养滋味

孕妇偏食一般是指偏爱某一种或某几种食品。孕妈妈若长期挑食、偏食，会造成营养不良，将影响胎儿生长。所以，孕妈妈宜全面均衡地摄入食物，多吃鸡蛋、瘦肉、豆制品、鲜鱼、坚果、新鲜蔬菜和水果等。

每日胎教

不要觉得隔着肚皮与胎儿说话是件不可思议的事，只要你用“爱”看待腹中的胎儿，经常对胎儿说话，就可以刺激胎儿脑部发育，有助于胎儿的成长。另外，准爸爸是不是又忘记跟胎儿说说话了？研究表明，胎儿对准爸爸低沉的声音很喜欢呢。准爸爸千万别忘记一边抚摸胎宝宝，一边唱唱自己喜欢的抒情歌。

妊娠3个月的孕妈妈可以试着做做胎儿体操，早晚平躺在床上，腹部放松，手指轻按腹部后拿起，每次5分钟~10分钟即可。

细节备忘录

不要长途出行，以免发生流产。不可长时间骑单车，尤其是在不平坦的道路上，这样易使盆腔充血而导致流产。如果要骑车，一定要选择平坦路面，但时间不宜过长。

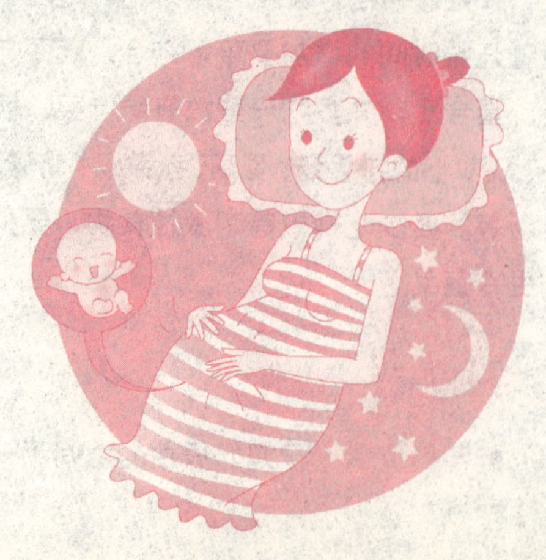

第60天 孕妈妈如何选择孕妇奶粉

优生百宝箱

和普通奶粉相比，孕妇奶粉几乎包含了孕妈妈所需的各种维生素和矿物质，仅钙的含量就是普通牛奶的3.5倍，能为孕妈妈和胎儿提供丰富的营养。尽管如此，由于每位孕妈妈身体素质和饮食结构各有不同，对营养的需求量也不尽相同，孕妈妈最好能在医生的建议下饮用孕妇奶粉，以防营养过剩。现在市场上的孕妇奶粉很多，孕妈妈除了根据医生的建议来选择奶粉品种外，还要注意奶粉的质量。在选择时，尽量选品牌创立时间久的，因为这样的产品生产条件成熟，信誉也较好，质量相对有保障。选择时，注意观察奶粉的色泽，优质奶粉的颜色一般为乳白色或乳黄色，颗粒均匀，无杂质，无结块。当把奶粉放入杯中用温开水冲调时，优质奶粉能较快与水溶在一起，没有沉淀物。

孕期营养滋味

由于胎儿尚小，所需的营养不在于量的多少，重要的是质的好坏，尤其需要含蛋白质、糖和维生素较多的食物。这个时期，如果孕妈妈胃口好转，可适当加重饭菜滋味，但仍需忌辛辣、过咸、过冷的食物，以清淡、营养的食物为主。要注意多喝水，及时补充体内水分。尽管孕妈妈很想吃冷饮，比如冰激凌等，但为了自己和孩子的健康，还是少吃为妙。

每日胎教

这是至关重要的胎教时期。胎儿的血液、细胞以及制造生物体能源的心包经在这一时期形成。

这一时期对话胎教无须采取特别的姿势，孕妈妈感到舒适即可。孕妈妈应当饱含感情地和孩子说话，如“腹中的宝宝啊，你能听到吗”。爸爸在说话时应当尽量贴近孕妇的腹部，如果离得太远，音量便会减弱。这种问候形式的胎教，爸爸妈妈应当至少持续1个星期，一旦熟练，它将成为孕期胎教的重要组成部分。

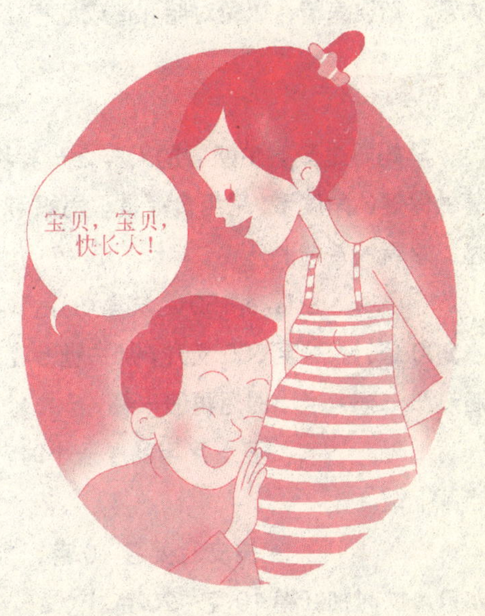

第61天 孕9周，感冒须“特殊”对待

优生百宝箱

怀孕时感冒了，但不发热，或发热时体温不超过38℃，可增加饮水，补充维生素C，充分休息，感冒症状就可得到缓解。如果有咳嗽等症状，可在医生指导下服用一些不会对胎儿有影响的药。如果孕妈妈体温达到39℃以上，就要根据具体情况请医生诊治。如果孕妈妈在怀孕3周~8周之后患上感冒，并伴有高热，会对胎儿的影响较大。病毒可通过胎盘屏障进入胎儿体内，有可能造成胎儿先天性心脏病、兔唇、脑积水、无脑和小头畸形等。同时，感冒造成的高热和代谢紊乱产生的毒素会刺激子宫收缩，容易造成流产。因此，孕妈妈一旦感冒就要谨慎对待，切不可粗心大意，贻误病情，以免对胎儿造成危害。

孕期营养滋味

孕妈妈是最害怕感冒的人群之一。从养生保健的角度看，采用食疗是孕妈妈“对付”感冒的首选。

萝卜汤：白萝卜150克洗净切片，加水900毫升，煎至600毫升，加白糖5克，趁热服一杯，半小时后再服一杯。

米醋萝卜菜：萝卜片用醋浸一小时，当菜下饭。

橘皮姜片茶：橘皮、姜各10克，加水煎，饮时加红糖10克~20克。

姜葱饮：姜片15克，葱白3段，加水50克煮沸后加红糖。

每日胎教

胎儿的耳朵虽然大约要到第24周时才能完全发育，但现在他（她）可以通过皮肤的震动感受器来“听到”音乐。胎教音乐推荐音色优美悦耳、节奏平和柔缓、令人想象无边的乐曲。

适合怀孕初期的胎教音乐：佛列《梦醒之后》，巴赫《G弦上的咏叹调》，马斯卡尼《乡间骑士》，迈尔斯《卡瓦蒂娜》，维瓦尔第小提琴协奏曲《四季》之《冬》。

优美音乐并非都适合做胎教音乐。如理查德·克莱德曼的一些钢琴曲虽然好听，但不适宜做胎教音乐。因为胎教音乐要求在频率、节奏、力度和频响范围等方面尽可能与宫内胎音合拍。频率过高会损害胎儿内耳螺旋器基底膜；节奏过强、力度过大的音乐会导致胎儿听力下降。

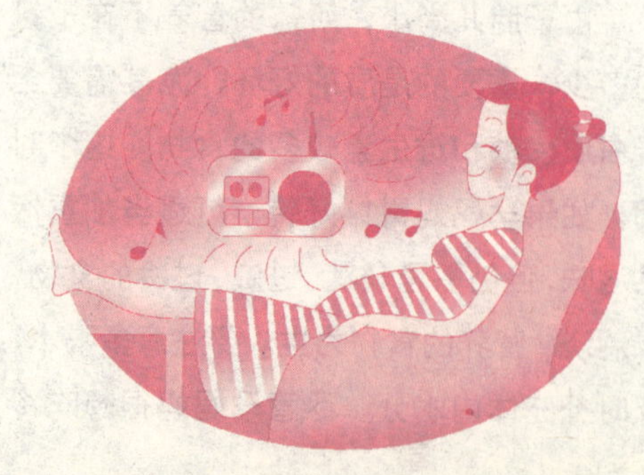

第62天 攻破阴道炎堡垒

优生百宝箱

孕妈妈若患有阴道炎且没有得到及时的治疗，严重的话会引起盆腔感染，容易发生胎膜早破、宫内感染等，甚至导致流产、早产、死胎等。对于孕期阴道炎，孕妈妈应积极配合医生进行治疗。医生往往会针对不同类型的阴道炎来选择外洗药物和局部用药。同时，准爸爸也应该在医生指导下同时用药，一般多使用外洗药物，同时切记患病期间夫妻应严格禁止性生活。一般来说，治疗阴道炎的一个疗程为7天~10天，一个月后到医院复查白带，以决定是否继续用药，以及下一步如何用药。

在妊娠期，由于阴道酸碱度的改变，使得孕妈妈很容易就会患上阴道炎，那么，怎样预防阴道炎呢?

1. 尽量不要使用公共游泳池、浴池、浴盆、坐厕及衣物等，以减少间接传染。

2. 在怀孕前要进行妇科病普查，如发现滴虫应该积极治疗。

3. 在怀孕期间要控制饮食，加强锻炼，保持正常的血糖水平。

细节备忘录

孕妈妈千万不可自己擅自用药，以免对胎儿产生不利影响。阴道炎的治疗一定要彻底，否则很容易复发，而前功尽弃。

孕期营养滋味

狼吞虎咽的饮食习惯会使食物不经过充分咀嚼就进入胃肠道，其弊端是即使消化液分泌较少，又不能使食物与消化液充分接触，从而影响食物中营养成分的充分吸收，降低食物的营养价值，还易使孕妈妈患肠胃病。

每日胎教

今天推荐一首适合孕早期的胎教音乐——《梅花三弄》。

明清琴曲《梅花三弄》多以梅花凌霜傲寒，高洁不屈的节操与气质为表现内容，以泛声演奏主调。曲的前半部以泛音曲调在不同的徽位上重复三次，用来描绘梅花的清雅高洁，并因此而称为“三弄”；乐曲的后半部则用稍快的曲调再加上音色的变化，来表达梅花在寒风中迎风摇曳的坚毅不屈的形态。情趣高雅的《梅花三弄》，具有鲜明的音乐形象和特有的艺术魅力，特别适合孕妈妈和胎儿聆听。

第63天 尿频和尿失禁

优生百宝箱

在怀孕初期，孕激素会引起孕妈妈盆腔充血，使得子宫压迫了紧靠在后面的膀胱而引起尿频。这种尿频症状一般会在孕中期有所缓解，这些都是正常的生理现象。孕妈妈千万不要憋着，有尿意应立即去卫生间。此外，部分孕妈妈不但排尿次数会增多，甚至还会因发育中的胎儿压迫膀胱而出现压力性尿失禁。发生尿失禁的孕妈妈，一般都存在骨盆底肌肉发育不良或锻炼不足的情况，或存在受过外伤、承托功能差的状况。压力性尿失禁也是妊娠期一个正常且常见的生理现象，孕妈妈在大笑、咳嗽或打喷嚏时很可能会发生压力性尿失禁。孕妈妈可使用卫生巾或卫生护垫来避免压力性尿失禁带来的尴尬。

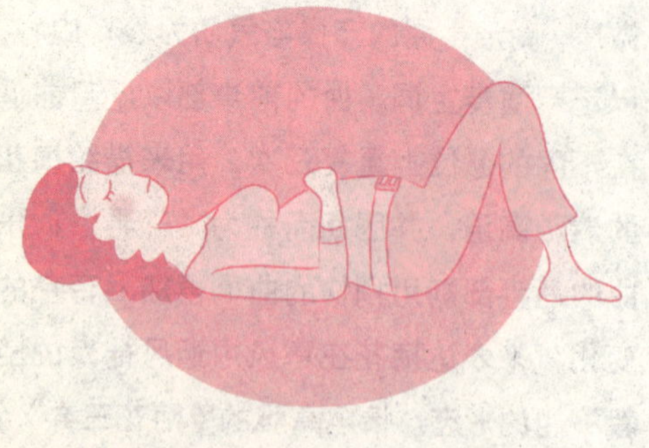

孕期营养滋味

为了不使频繁去卫生间影响睡眠，孕妈妈可以在白天多喝点水，但不要过量或大量喝水；在睡前1~2小时内少喝水，以减少夜间上厕所的次数；睡觉时尽量多左侧卧；少吃利尿的食物，如西瓜、冬瓜、红豆等，这些食物平常人多吃都会频繁地上厕所，本来就尿频的孕妇吃了会使尿频加重。

每日胎教

胎儿听音乐，除了直接感受旋律外，更重要的是通过母亲的声音、律动对音乐进行感知，同时会受母亲心情较大的影响。所以，要倡导快乐式胎教。孕妈妈给胎儿唱歌、吟诵，这对胎儿来说是最好的熏陶。

快乐式胎教最大的特点是以音乐为主线，寓教于乐，让孕妈妈在轻松愉快的音乐与游戏中感受孕育生命的幸福，并把这种感受直接传递给胎儿。快乐胎教法能够开发孩子早期的音乐智能，能够令胎儿通过孕妈妈带来的直接的音乐熏陶，使大脑得到充分、有效的刺激，使这种对音乐与韵律的感知成为一种类似于天赋的能力。这种能力还很容易拓展到其他领域，在出生后，孩子的能力会在时间与空间推理、注意力、想象力与创造力等方面有显著优势。

第64天 谨防写字楼“杀手”

优生百宝箱

现代化写字楼存在着各种各样的污染源。怀孕后继续在写字楼里工作的孕妈妈应更加注意一些潜在的危险因素。

复印机。复印机的静电作用在空气中会产生臭氧，使人头痛和晕眩。另外，复印机启动时，还会释放有毒的气体。过敏体质的人会因此发生咳嗽、哮喘。因此，复印机应放在一个空气流通比较好并避免日光直接照射的地方。怀孕女性要尽量减少使用复印机，并多吃含维生素E的食物。

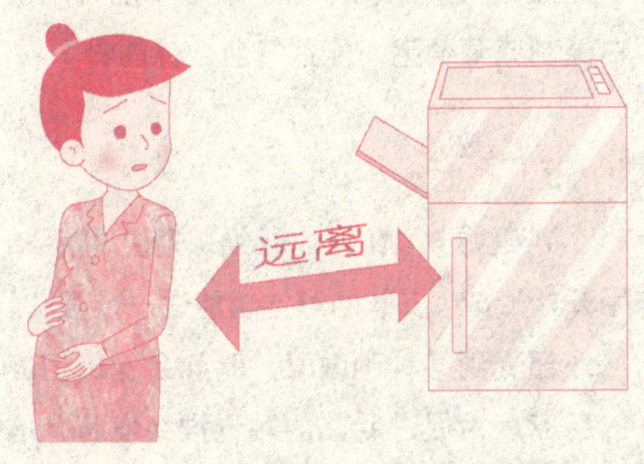

电话。电话是最容易在写字楼里传播疾病的办公用品。电话听筒上2/3的细菌可以传给下一个拿电话的人，是传播感冒和腹泻的重要途径。当疾病在办公室里蔓延起来时，很可能殃及孕妈妈。所以怀孕的女性最好使用一部独立的电话机，或经常用酒精擦拭听筒和拨号盘。

孕期营养滋味

蛋白质是构造人的内脏、肌肉以及脑部的基本营养素，与胎儿的发育关系极大，孕妇万万不可缺乏蛋白质。

蛋白质不足会影响胎儿的发育和母亲的健康。如果孕妈妈体内蛋白质不足，不但会导致胎儿发育迟缓，而且容易引起流产或者胎儿发育不良，造成先天性疾病和畸形，同时母体产后也不容易恢复。有的女性就是因为孕期蛋白质不足，分娩后身体一直虚弱，还引起多种并发症，给身体带来极大的损害，对喂养婴儿也不利。实验结果表明，如果孕妈妈孕期缺乏蛋白质，新生儿体重、身长、肝脏和肾脏重量就会降低，有的肾小球发育不良，结缔组织增多，肾功能受损。

每日胎教

冥想胎教可以帮助孕妈妈保持身心的平静，并有助于缓解疲劳和释放压力，对预防失眠和强化注意力也很有效。

早晨是进行冥想的最佳时间，在舒适的氛围中，安静地冥想5分钟~10分钟即可。进入冥想状态前一定要全身放松。呼吸不当有时会引起头痛，应当通过经常的练习，从而实现自然、深缓的呼吸。

第65天 职场孕妈妈看过来

优生百宝箱

对于怀孕后还要坚持工作的孕妈妈来说，学会利用工作的间隙休息是非常重要的。在怀孕初期，孕妈妈容易疲倦，在某个时间特别想睡觉，不要硬撑着，和上司说明情况，到会议室小憩一下，毕竟劳逸结合才能更好地工作。

尽量让自己坐得舒适，也是工作中要注意的问题之一。把办公室的椅子调到舒适的高度，在腰、背后放上舒服、颜色又鲜艳的靠垫，不要弯腰驼背。头和身体要与电脑屏幕保持一定的距离，不要离太近了，保持正确的坐姿，眼睛也就不那么容易觉得累了。

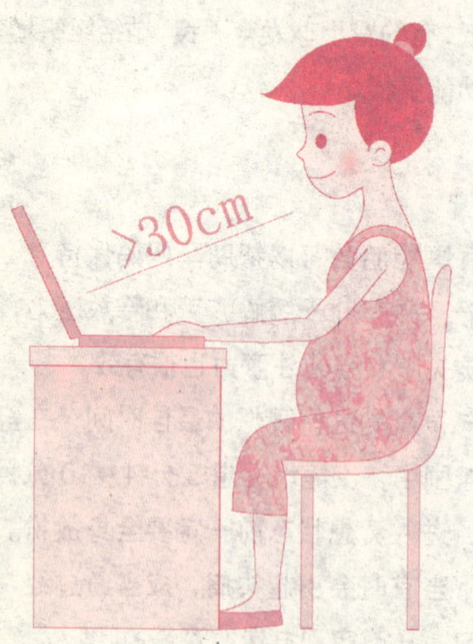

孕期营养滋味

葡萄干是止吐、安胎的佳品。葡萄干含有大量葡萄糖，对心肌有营养作用；由于富含钙、磷、铁，并有多种维生素和氨基酸，是孕期的滋补佳品，可补气血、暖肾，对贫血、血小板减少有较好疗效，对神经衰弱和过度疲劳有较好的缓解作用。葡萄干加大枣加水煎服，可治胎动不安；葡萄干加生姜皮加水煎服，可治营养不良性水肿；葡萄干加南瓜蒂加水煎服，可治胎气上逆引起的呕吐；葡萄干加去皮和芯的莲子熬煮，可治胎动不安；葡萄干加糯米、白糖制成葡萄粥，能益气血、强筋骨。

每日胎教

到妊娠第10周的时候，胎儿的手指甲开始形成。皮肤的触觉功能进一步强化，从外部受到某种刺激时，胎儿会作出相应的反应。为促进胎儿的触觉神经发育，准爸爸可以安排一些更感性的胎教内容，如选择自己与妻子都比较喜欢的音乐或童话故事对胎儿进行胎教。

第66天 多胎妊娠的成因及影响

优生百宝箱

一般情况下，造成孕妈妈多胎妊娠与几个方面的因素有关。遗传因素：多胎妊娠有家庭性倾向，凡夫妇一方家庭中有分娩多胎者，多胎的发生率增加。单卵双胎与遗传无关，双卵双胎有明显遗传史。若妇女本身为双卵双胎之一，分娩双胎的概率比丈夫为双卵双胎之一者更高，提示母亲的基因影响较父亲大。内源性促性腺激素：自发性双卵双胎的发生与体内促卵泡激素（FSH）水平较高有关。Mastin 等（1984）发现分娩双胎的妇女，其卵泡期早期血 FSH 水平明显高于分娩单胎者。妇女停服避孕药后 1 个月受孕，发生双卵双胎的比率升高，可能是脑垂体分泌促性腺激素增加，导致多个始基卵泡发育成熟的结果。促排卵药物的应用：多胎妊娠是药物诱发排卵的主要并发症，与个体反应差异、剂量过大有关，应用人类绝经期促性腺激素（HMG）治疗过程中易发生卵巢过度刺激，以致多发性排卵发生双胎的机会将增加 20%~40% 。

一般来说，多胎妊娠的孕妈妈血容量比单胎妊娠者明显增多，铁的需求量也增大，往往在早期就出现贫血，以后有可能发生妊娠高血压综合征。而且由于胎儿较多，导致子宫过度膨大，往往难以维持到足月而提前分娩。

孕期营养滋味

为了预防贫血，除加强营养，食用新鲜的瘦肉、蛋、奶、鱼、动物肝脏及蔬菜、水果外，还应每日补充铁剂、叶酸等。可以在医生指导下，每日口服硫酸亚铁 1 片 ~2 片（300 毫克 ~600 毫克），维生素 C 300 毫克。

每日胎教

到了孕 10 周时，孕妈妈们可以给胎儿读读书，或者给胎儿唱唱歌，这些行为都可以提高孕妈妈的感性心境。另外，跟胎儿说话时，要记得慢慢地说，因为较快的语速使声音较难传递到胎内。

细节备忘录

这个时期，由于子宫的不断发育，你会有越来越明显的下腹压迫感，要注意多喝水，不要空腹。如果你发现白带增多，要及时治疗。

第67天 远离香水的“黑色”气息

优生百宝箱

几乎每位女性都是香水的傀儡，然而一旦做了孕妈妈，就必须远离那些令人神往的魅惑之水了。尤其是处在孕早期的孕妈妈们要格外留神，因为此时期的你们身体很敏感，最容易受到香水中人工芳香剂的刺激而引起过敏，比如瘙痒、头晕甚至咳嗽。另外，香水中所含的沉香醇成分还可引发沮丧、抑郁，长期使用浓烈的香水还会对胎宝宝造成伤害。每种香水的化学成分多达600多种，在这些化学成分中，做过毒性试验的不到20%，结果都含有毒性，被不少国家列为危险品。其他未测成分是否有毒，尚未可知。为了孕妈妈和胎儿的健康，最好和香水暂时告别，远离香水的“黑色”气息。.

孕期营养滋味

不少孕妇爱喝骨头汤，而且认为熬汤的时间越长越好，不但味道更好，对滋补身体也更为有效。其实这是错误的看法。动物骨骼中所含的钙质是不易分解的，不论多高的温度，也不能将骨骼内的钙质溶化，反而会破坏骨头中的蛋白质。肉类脂肪含量高，而骨头上总会带点肉，熬的时间长了，汤中脂肪含量也会很高。因此，熬骨头汤的时间过长，不但无益，反而有害。

熬骨头汤的正确方法是用压力锅熬至骨头酥软即可。这样，熬的时间不太长，汤中的维生素等营养成分损失不大，骨髓中所含磷等矿物质也可以被人体吸收。

每日胎教

给胎儿讲讲四季的变化吧！比如念念有关四季气候的儿歌，阅读时要注意饱含感情，并尽量做到发音标准。如果能够保持平静、柔和的声音，胎儿就不会产生拒绝感。

在一年四季中，每个季节都有自己独特的优点，四季在我们眼前变幻出丰富的色彩。绿色的春天，洋溢着春雨，象征着春天温柔的到来；火红的盛夏，洋溢着蝉的鸣叫，显得这个世界更加有趣；金色的秋天，洋溢着丰收的喜悦，孕育了快乐的希望；雪白的隆冬，蕴藏着希望，给人们带来了一片快乐。

细节备忘录

孕妈妈除了自己不使用香水，还要远离别人身上的香气，如同不吸“二手烟”一样，要避免间接吸入香气。

第68天 纠正凹陷乳头

优生百宝箱

乳头凹陷是孕期常见的状况之一。为了预防乳头内陷，避免产后哺乳困难，孕妈妈要经常对自己的“乳房”进行适当的护理，可以用手指牵拉乳头或者上下挤压乳头。

伸展乳头法：将两拇指相对地放在乳头左右两侧，缓缓下压并由乳头向两侧拉开，牵拉乳晕皮肤及其皮下组织，使乳头向外突出，重复多次。随后将两拇指分别在乳头上下侧，将乳头向上而下纵形拉开。每日 2 次，每次 5 分钟。

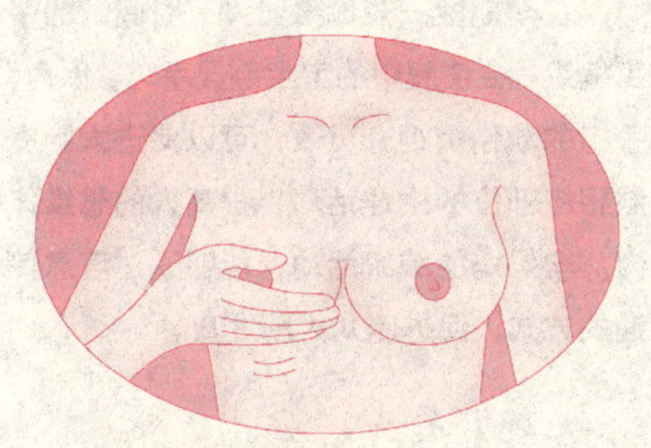

孕期营养滋味

本周是胎儿全面快速发育的时期，在以后 3 周里，身长将再增长两倍。此时，均衡饮食是首要原则，以保证充足的蛋白质、维生素、钙、铁等营养素的供给。此外，由于胎儿骨骼的迅速生长，孕妈妈身体对钙的需求大大增加。尤其是早孕反应严重的女性，更要加强钙和维生素 D 的补充，每天钙的补充量应在 800 毫克左右。平时可以多喝牛奶，它富含钙质，不仅对胎儿骨骼的发育有益，还可以促使尿液中钠的排泄，以消除水肿并预防妊娠期高血压。

每日胎教

此时，胎盘已经日趋完善，并开始逐步工作，它由超细血管组成，吸在子宫壁上，将氧气、养分、水供给胎儿，然后排出废物。所以孕妈妈们在营养胎教上绝不可掉以轻心。为了帮助胎儿的细胞分裂，多吃含有丰富叶酸的菠菜、生菜、茼蒿、动物肝脏、大豆和红豆是大有益处的。还可以通过食用植物油来摄取不饱和脂肪酸，以此帮助胎儿的内分泌系统发育，并促进其细胞的生成。为了促进胎儿的脑部发育，还应当摄入一些蛋白质和铁元素含量充足的食物，包括动物肝脏、海螺、牡蛎、蛤蜊、荞麦、茼蒿、芹菜、菠菜、牛奶、核桃和松子等。

细节备忘录

孕妈妈要及时清洁乳头，防止乳头感染病菌。另外，用手指牵拉乳头时不要过于用力。

第69天 芬芳花草潜伏小危险

优生百宝箱

清香怡人的花花草草真是人见人爱，保养美容少不了它；清新空气少不了它；给浪漫加分更是不能没有它。可是，即便是好处一箩筐的花花草草，对孕期的孕妈妈来说，竟然也存在着不少的小威胁呢！比如最常见的兰花和百合花的香气会令孕妈妈过度兴奋而失眠；玉丁香、接骨木的气味会令孕妈妈感到心烦意乱，恶心呕吐，头晕目眩。再比如天竺葵会引发瘙痒，给本来就处在敏感期的孕妈妈雪上加霜。另外，郁金香、水仙、仙人掌、含羞草等植物本身的毒素，也会影响孕妈妈的健康。

春季空气中花粉含量增高，敏感体质的孕妈妈在做户外运动时应避免去人多拥挤的地方。如出现过敏反应需及时就医。

细节备忘录

如果孕妈妈想要保持室内空气清新，建议每天开窗换气而不是过多地摆放花花草草，更不要没事就做个花草DIY面膜。

孕期营养滋味

孕期是否需要吃营养品的问题，专业人士对这个问题尚无定论。如果你的健康状况良好并且饮食一向均衡，那么从饮食中获得的营养就已经足够，并不需要特别补充什么营养品。如果平日饮食不均衡，“害喜”严重，患病，怀多胞胎，为确保肚子里的胎儿能吸收到充足的营养，孕妈妈就需要针对某种特定营养素做一定补充了。

每日胎教

因为手指与大脑有着紧密的联系，所以孕妈妈们要勤动手指。勤动手指的意思不是多做家务，而是做做类似于翻绳或者手影游戏的手指运动，以此锻炼大脑。

在孕期做一些你平时没有时间做的手工编织，会使腹中的宝宝心灵手巧。因为，手指的动作精细、灵敏，可以促进大脑皮层相应部位的生理活动，提高人的思维能力。孕妈妈的编织活动，能够通过信息传递的方式，促进胎儿大脑发育。

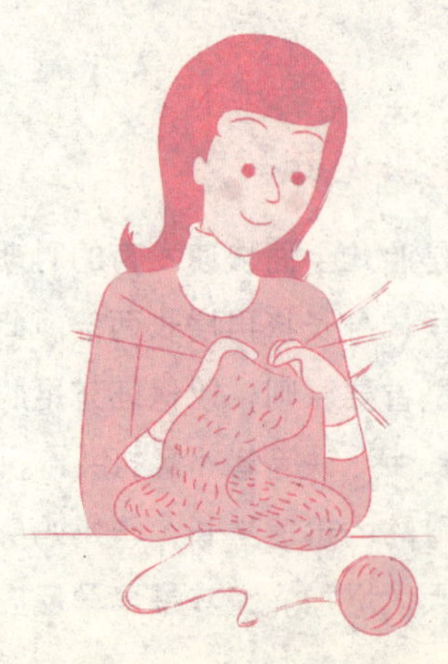

第70天 孕妈妈慎用精油

优生百宝箱

近年来，美容界盛刮“精油风”，很多爱美的女性成为精油的忠实粉丝。但处在孕期的孕妈妈们，一定要理智地看待精油。据了解，纯度过高的精油一般都具有微毒性，这种微毒性对于一般人并无伤害，但对身体敏感的你与胎儿有一定的危险。此外，胎儿身体机能未发育完全，吸收高浓度的精油对生长发育不利。为了安全起见，专家建议，在孕早期最好不要使用任何精油含量多的产品。

孕期绝对不能用的精油：罗勒、牛膝草、茉莉、杜松、樟树、茴香、马郁兰、没药、雪松、玫瑰、迷迭香、百里香、艾草、山金车、白桦、快乐鼠尾草、丝柏、冬青以及其他有毒的精油。

孕早期后可以慎重选用的精油：柠檬、天竺、薄荷、柑橘、檀香木。

需要注意的是，精油的挥发性很强，一旦接触空气就会很快挥发，基于这个原因，精油必须用密封的瓶子储存，开瓶使用后要尽快盖回盖子。

孕期营养滋味

此时仍处在妊娠初期的3个月内，孕妈妈的饮食以高蛋白质、少油腻、易消化为原则，每日应保证摄取优质的蛋白质、充足的碳水化合物和维生素，可以多吃水果、蔬菜，并保持心情愉快。最好不吃油炸、辛辣等不易消化和有刺激性的食物，以预防便秘和流产的发生。

每日胎教

今天推荐一首适合孕早期的胎教音乐——海顿交响曲《四季》。

海顿的音乐之所以适合做胎教音乐，因为它面向现实，面向人生，气息清新，朝气蓬勃，令人受到鼓舞。

《四季》是一部世俗清唱剧，脚本是根据英国诗人J. 汤姆逊的同名诗改编的，象征春夏秋冬的四个乐章表现了农民的劳动和欢乐，抒发了他们天真质朴的情感。聆听这首曲子可以使孕妈妈心情舒畅，有利于胎儿的生长发育。

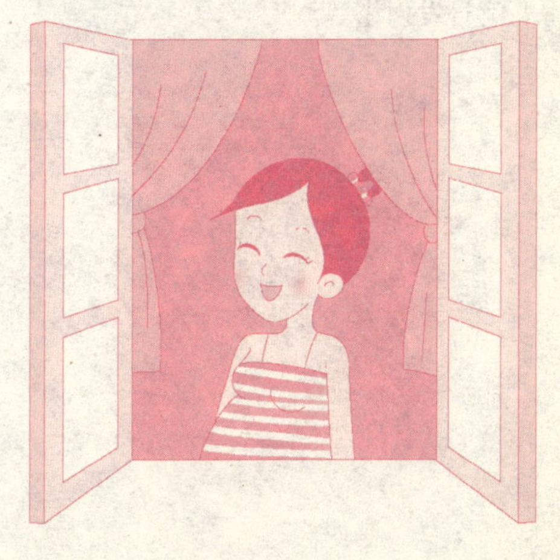

第71天 胎儿发育关键期，有害环境要远离

优生百宝箱

噪声、高温、电磁波、放射线，堪称孕期四大高危环境，尤其对于孕早期的孕妈妈来说，这些因素是非常危险的，轻则容易导致孕妈妈精神不佳、中暑等，严重的甚至会生出畸形胎儿，所以，无论是职场孕妈妈还是居家孕妈妈，都要尽可能远离这些环境，尤其在胎儿各个器官开始发育的阶段。

常见的辐射源

家用电器：电视、电冰箱、空调、微波炉、吸尘器等。

办公设备：手机、电脑、复印机、电子仪器、医疗设备等。

家庭装饰：大理石、复合地板、墙壁纸、涂料等。

周边环境：高压线、变电站、电视（广播）信号发射塔等。

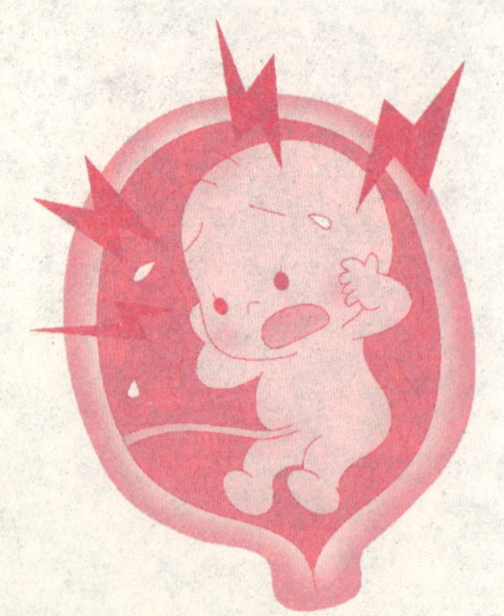

孕期营养滋味

研究表明，一个人在饮食上的喜好与其母亲在怀孕及哺乳期间所进食物有着异常密切的关联。

对于一位怀孕或哺乳的母亲来说，她每天摄取的食物可能会直接影响到自己的胎儿，使他们间接地受到母亲的遗传，从而对某些食物产生强烈的偏好。怀孕或哺乳期间的母亲每餐所摄取的食物大多是安全的，胎儿便也通过某种特殊渠道开始认同相应食物的口味。这可能就是人们在食物口味偏好选择方面的最初根源。调查表明，大多数人都喜欢或认同母亲特别喜好的食物。

如果女性在怀孕或哺乳期间能够尽量保持食物荤素搭配和营养均衡，多进食一些时令蔬菜及新鲜水果，其胎儿在长大后也会更容易接受蔬菜和水果，从而避免孩子平日进餐时出现严重性偏食现象。

每日胎教

当外界有很强的噪声又不能躲避时，孕妈妈们应当用传声器给胎儿听一些轻柔的曲子，用音乐抵御噪声对胎儿的影响，使胎儿听觉注意到美妙的音乐旋律，减少对噪声的无意注意，从而减弱噪声的不良影响。

第72天 孕10周，胎儿的成长

优生百宝箱

进入孕10周，胎盘已经很成熟。此时的胎儿头臀长约3.1厘米~4.2厘米，体重约8克。手腕和脚踝发育完成并清晰可见。手臂更加长，肘部更加弯曲，脚部发育完全。胎儿的面部逐渐形成，眼皮黏合在一起。从这个时期开始，胎儿生殖器官逐渐形成，但超声波还不能检测出胎儿性别。

孕期营养滋味

怀孕后，孕妈妈的体温会相应增高，肠道也较干燥。而热性香料性大热且具有刺激性，很容易消耗肠道水分，使胃肠腺体分泌减少，造成肠道干燥、便秘或粪石梗阻。肠道发生秘结后，孕妈妈必然用力屏气解便，这样就引起腹压增大，压迫子宫内的胎儿，易造成胎动不安、羊水早破、自然流产、早产等不良后果。所以，孕妈妈不宜多吃热性香料烹制的香辛食物，尤其是经常便秘的孕妈妈。常见的热性香料有：八角茴香、小茴香、花椒、胡椒、桂皮、五香粉、辣椒等。

DHA是一种天然存在的不饱和脂肪酸，能优化胎儿大脑锥体细胞膜磷脂的构成成分，与胎儿脑和视网膜的神经细胞的增长和成熟有直接关系。虽然孕妈妈可以通过食用植物来源的亚麻酸来转化DHA，但近年来的研究和临床观察发现，人体摄入的亚麻酸仅有3%能够转化为DHA。因此，直接来源于动物性食物的DHA应当是孕妈妈补充DHA的最佳途径。

每日胎教

建议孕妈妈做一些简单的拼图游戏，和胎儿一起玩拼图游戏有助于他的智力发育。你可以一手拿着拼块，一边和胎宝宝聊天。

如果家里养了绿植，孕妈妈们可以在浇水时，告诉胎儿这是什么植物。当然，他是记不住名字的，但这么做的意义在于，让胎儿更进一步地贴近大自然。

细节备忘录

今天的你是不是打算熬夜赶工作或者看电影？千万不要这样做，因为如果夜半时才入睡，容易使体内的生物钟节律被打乱，导致生长激素分泌减少，影响胎儿的生长发育。同时，孕妈妈也容易出现头痛、失眠、烦躁等不适，使早孕反应更为严重。

第73天 孕10周，孕妈妈的身体变化

优生百宝箱

孕妈妈在这时候会发现自己的乳房胀大，腹部紧绷，腰围也增大，随之在体形上也出现了轻微的变化，但还不是很明显。子宫随着胎儿长大继续增大至拳头大小。尿频、便秘等现象继续存在，白带增多，恶心呕吐等妊娠反应仍在发生。在本周，孕妈妈的情绪波动会很大，这主要是受孕激素作用的结果。由于阴部和阴道的供血量快速增加，外阴部的颜色变深，阴道分泌物增多。妊娠前3个月是流产的高发期，如果出现阴道出血的情况，应立即去医院检查。

孕期营养滋味

某些年轻的孕妈妈怕怀孕发胖，影响自身体型，或怕胎儿太胖，生育困难，常常节制饮食，尽量少吃。这种做法是十分有害的。不仅孕妇需要营养，胎儿也需要营养，因此，孕妇节食有害无益。女性在怀孕期要比孕前增重11千克左右，这需要摄入很多营养物质，所以孕妈妈体重增加、身体发胖都是必然和必要的，不必担心和控制。

推荐食谱：红烧肉

材料：带皮猪肉400克，花生油30克，酱油、精盐、料酒、白糖、大料、葱、姜各适量。

做法：

1. 将带皮肉去毛，洗净，切块；葱切段，姜拍破。将切好的肉用酱油稍腌，再用油炸至肉皮呈棕红色，捞出。

2. 肉放入锅中，加水、葱、姜、大料、酱油、精盐、料酒、白糖；大火烧开后去浮沫，再用文火焖至肉熟烂，呈酱油色时即成。

每日胎教

孕妈妈通过阅读书籍，可以产生敏捷的思维和丰富的联想，这种思维和联想可以传递给胎儿，尽管不能短时间内令宝宝变聪明，但可以令他的智力往好的方面发展。

细节备忘录

怀孕早期是自然流产的高发时期，孕妈妈们要尽量避免单独一个人出门旅行。不得已出门在外，先去征求医生的意见。当然，一定不能在旅游旺季去人多拥挤的地方。

第74天 孕妈妈的美容保养

优生百宝箱

由于孕期体内激素水平的变化，有些孕妈妈的皮肤会变得细腻、光滑；也有些孕妈妈的皮肤变得非常敏感、粗糙。怀孕期间的皮肤保养非常重要，这将直接影响到分娩后皮肤的恢复。孕妈妈可以使用纯天然的保湿乳液，也可以喝大量的水，来应付怀孕时常见的皮肤干涩现象。室内环境干燥时，建议使用加湿器。孕期皮肤黑色素本来就比较活跃，孕妈妈应尽量避免长时间暴露在紫外线下。要做日光浴也要选择阳光不太强烈的时间去。另外，孕妈妈在选择护肤产品时一定要慎重，孕期选择的护肤品一定不要含有激素和对胎儿有害的化学成分，最好选择性质温和的纯植物产品。

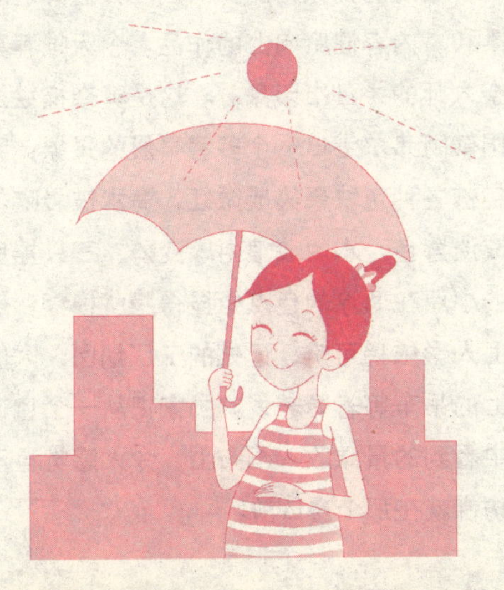

细节备忘录

孕期应选择含纯天然成分的护肤品，含铅、汞、中药成分以及气味浓烈的产品都可能会有一定的危害。妆容不宜过重，特别是口红和粉底。即使在秋冬季节也要涂抹无刺激性的防晒霜，夏季出门最好用遮阳伞。

孕期营养滋味

孕妈妈因为各种生理变化，容易便秘、血糖升高、肥胖，更应注意纤维素的摄入。平时可以多吃一些全麦面包、麦麸饼干、红薯、菠萝片、消化饼等，可以补充纤维素，防治便秘和痔疮。

每日胎教

孕妈妈们，今天来学习一些环境胎教的小知识吧！居室是孕妈妈们经常待的地方，那么室内的温度和摆设也要有所讲究才能有利于孕妈妈们的身心健康。一般情况下，居室中的温度最好保持在20℃~22℃，太高容易引起精神不振，过低则容易感冒。在摆设方面，最好不要放置尖锐的物品和视觉冲击力过强的装饰，以免引起身体上的创伤和精神上的“刺激”。

第75天 孕妈妈对抗失眠

优生百宝箱

由于体内激素水平的改变，孕妈妈身体和精神都处于敏感状态，常会忧郁或者失眠，再加上逐渐增大的子宫导致的尿频，睡眠质量大大降低，真是非常郁闷。虽然失眠不是马上就能消除的，但若能善于调节自己的情绪，避免刺激性饮食，少喝咖啡和茶，调整睡姿，注意下肢的保暖，睡眠状况会有所改善。

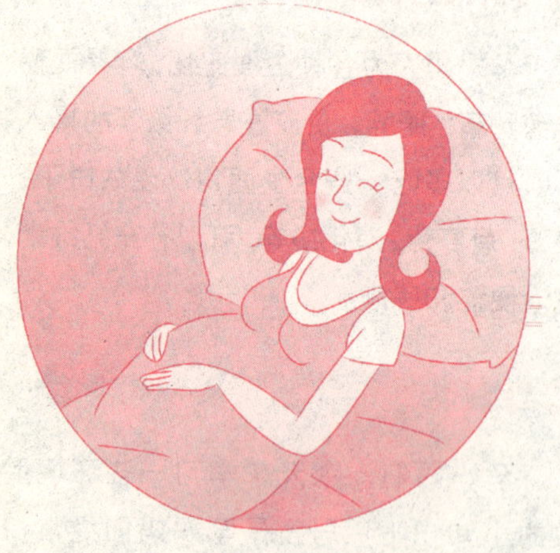

孕期失眠小对策

1. 闭目入静法。上床之后，先合上双眼，然后把眼睛微微张开一条缝，保持与外界有些接触，由此渐渐进入睡意蒙眬状态。

2. 鸣天鼓法。上床后，仰卧闭目，左掌掩左耳，右掌掩右耳，用指头弹击后脑勺，使之听到呼呼的响声。弹击的次数到自觉微累为止。停止弹击后，头慢慢靠近睡枕，两手自然安放于身之两侧，便会很快入睡了。

3. 睡眠诱导法。聆听平淡而有节律的音响，例如，火车运行声、蟋蟀叫、滴水声以及春雨淅淅沥沥声音的磁带等。

孕期营养滋味

在失眠时期，孕妈妈在入睡前2小时一定要吃点东西，最好再泡个脚以促进睡眠。另外，平时要少吃精淀粉（白米饭、甜食、白面包），以尽量避免血液酸碱度不平衡。

每日胎教

孕妈妈在进行胎教时，最好不要选择难以理解的抽象作品，而是应该选择色彩柔和、内容健康向上的作品。今天推荐莫奈大师的《日出印象》。这是莫奈描绘法国勒阿弗尔港口一个多雾早晨的景象：天空被各种色块晕染成微红，海水被晨曦染成淡紫色，水的波浪由厚变薄、三只摇曳的小船在薄涂的色点中显得朦胧模糊，船上人影依稀可辨，远处的工厂烟囱、大船上的吊车等若隐若现。画家把从一个窗口中看到的景象收入画布上，令人感觉自己仿佛就在那个窗口前。

第76天 为了宝宝，不要亲近宠物

优生百宝箱

可爱的小狗和温驯的猫咪有多讨喜不必多加形容，可它们身上的“隐形埋伏”也不容忽视。这个“隐行埋伏”就是可怕的弓形虫，它们通过可爱宠物的唾液和粪便等途径传染给人类，普通人一旦感染还会有发烧等症状，更何况是体质敏感的孕妈妈！一旦孕妈妈被弓形虫“纠缠”，就可通过血液、羊水、阴道、胎盘等感染给胎儿，引起孕早期的流产或者死胎等严重后果。孕中期多引起死胎、早产或严重的脑、眼等部位疾患；孕后期胎宝宝已发育成熟，90% 为隐性感染，即出生时表现出无异常，但有可能出生数月或数年后出现心脏畸形、智力低下、耳聋及小头等畸形。

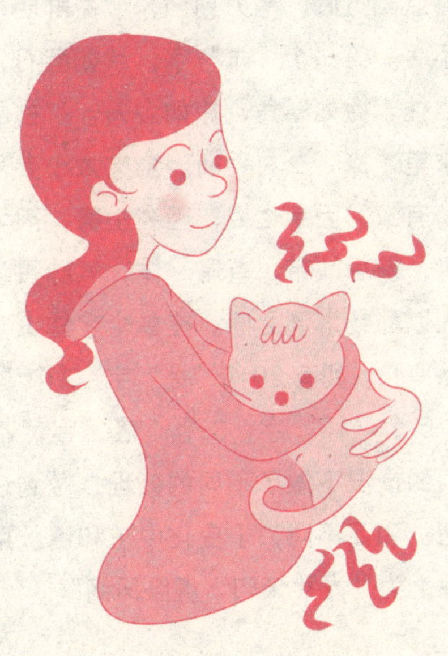

弓形虫对胎儿有这么多的危害，准备怀孕的女性应高度重视。孕妈妈感染弓形虫后一般无症状，难以识别。因此，在怀孕前就应到医院进行咨询，特别是有不良孕产史、免疫功能低下、家中喂养了宠物、喜欢吃半熟肉类食物或生蔬菜的女性，一定要抽血检查一下体内弓形虫抗体是否为阳性。

孕期营养滋味

这个时期，胎儿对营养素的需求量大增，孕妈妈要少吃罐头食品，还是吃天然食物增加营养素摄入效果更好。罐头鱼，如金枪鱼等深海鱼类尤其要少吃，因为这类罐头鱼的水银含量可能会比较高，对胎宝宝健康不利。食用的分量应以每月一次为限。

每日胎教

不管孕妈妈是否喜欢书法，在孕期最好也要欣赏一下书法。书法看似都是字，但它的美感源于生活，孕妈妈欣赏书法时，一定要认真感受它的美好，然后闭上眼回味你的感受。

第77天 孕妈妈要远离甲醛

优生百宝箱

甲醛是一种无色易溶的具有强烈刺激性的气体，其水溶液“福尔马林”可经呼吸道吸收。当室内浓度为0.1毫克/米^{3}时，人体就有不适感；达到0.6毫克/米^{3}以上时能引起咽喉不适或疼痛、恶心、呕吐、咳嗽、胸闷、气喘甚至肺气肿；达到30.1毫克/米^{3}时可当即导致死亡。长期接触较高浓度的甲醛会出现急性精神抑郁症，长期接触低剂量的甲醛可以引起慢性呼吸道疾病、女性月经紊乱、妊娠综合征；会引起新生儿体质降低、染色体异常，甚至鼻咽癌。同时，通过研究发现，甲醛可诱发口腔、鼻腔、咽喉、皮肤和消化系统的癌症。

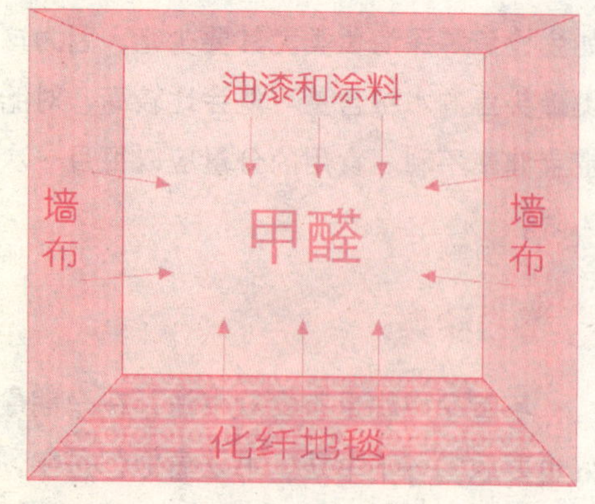

孕期营养滋味

1. 进食时，最好将固体食物与液体食物分开食用，正餐完毕后隔一段时间再喝水或汤。

2. 白天尽量不要空腹。空腹时心情往往不好，易恶心、呕吐，所以要常备些点心。

3. 呕吐易使体内液体流失而疲倦，所以需要及时补充水分。呕吐严重的孕妈妈，要及时去医院就诊，通过输液补充营养。

每日胎教

今天推荐著名的书法作品——《兰亭序》。《兰亭序》是王羲之于酒酣之际乘兴而书。通篇字字精妙，飘逸，充分体现出行书起伏多变、节奏感强、形态多姿、点画相应等特点。

《兰亭序》总计324个字，共有28行，整帖点画方圆，笔力劲健，节奏鲜明，不急不缓。第一个“永”字，点如坠石，竖如立柱，撇如犀角，捺如金刀，“挑画”与末笔“捺”左右平衡。全文大小参差，错落有致，因字生姿，因姿生势，因势而利导，前后映带，首尾一体，气脉贯注，给人以酣畅淋漓之感。在单个字体上，也极尽变化，如有20个“之”字，7个“不”字，5个“怀”字，3个“盛”字，都在不同的情况下做了不同的处理，做到违而不犯，和而不同，于变化中求和谐。梁武帝评之为“龙跳天门，虎卧凤阁”。

第78天 孕12周，胎儿的成长

优生百宝箱

怀孕第12周的时候，胎儿头臀长可达到6厘米，并且已经初具人形。胎儿的成长速度在本周越发惊人。多数胎儿的骨骼中出现骨化中心，手指和脚趾已可以分开，指（趾）甲继续生长。部分骨骼开始变得坚硬。胎儿维持生命的器官已经开始工作，如肝脏开始分泌胆汁，肾脏分泌尿液到膀胱。胎儿的外生殖器已经开始发育，但B超诊断仍不能判别出性别。头发在妊娠12周~14周出现，从表皮层中长出，发根位于真皮层。毛发首先出现在胎儿的上眼睑和眉部。从本周开始，通过超声波可以观察到胎儿的心跳。另外，胎儿的神经系统进一步发育，可以出现许多轻微反应。现在的胎儿在子宫内显得异常兴奋，局部刺激就可引起胎儿的张口和身体其他部位的活动。

孕期营养滋味

11周以后，由于胎儿迅速成长和发育，营养的需求量也日渐增多，尤其需要含蛋白质、碳水化合物和维生素较多的食物供给。

这一周，胎儿的脑在快速发育，孕妈妈应该补充大量有益于脑健康的食品，因为胎儿早期补脑很重要，这会直接关系到宝宝将来的智力发展，要给予足够的重视。

下面介绍几种补脑食品：粮谷类的小米、玉米、糙米等；干果类的核桃仁、芝麻、花生、莲子、瓜子、栗子等；蔬菜类的黄花菜、冬菇、竹笋、香菇等；水产品的鱼、海螺、牡蛎、虾、海带、紫菜等；家禽类的鸡肉、鸭肉、鹌鹑肉等。

脂肪是合成髓鞘的要素，不饱和脂肪酸是脑神经元发育及髓鞘形成过程中的必需品。脂肪可促进小脑的发育，是脑细胞的重要成分。孕妈妈也要适量摄入一些脂肪。

每日胎教

孕妈妈在生活中不仅要学会从普通的事物中发现美，还要想象如何用图画将这种美表现出来。其实，绘画也是很不错的胎教内容，即使孕妈妈不会画画，也可以在涂鸦中得到快乐，从而将这种特别的快乐传达给宝宝。

每周进行一次画画训练，每次画一页，发挥想象力将画面补充完整。用手抚摸胎儿，努力想象要画的画面，然后创作一幅画。画好以后讲述画面给胎儿听。这样做的目的是，通过绘画开发胎儿右脑图像思维能力，从而开发胎儿用右脑思考问题的能力。

第79天 孕12周，孕妈妈的身体变化

优生百宝箱

到了第12周末，孕妈妈的乳房会更加膨胀，乳头和乳晕的色素加深。子宫已占据盆腔相当大的空间，在下腹部耻骨联合处可以清楚地触及宫底。也许此时孕妈妈的面部会出现褐色的斑块，不必太担心，这些都是怀孕的特征，随着分娩的结束，斑块会逐渐变淡或消失。这一时期，阴道可能有乳白色的分泌物流出。恶心、呕吐的症状有所缓解，孕妈妈可能开始感觉比以前舒服多了。由于胎儿的发育很快，孕妈妈的体重在明显增加。在怀孕前3个月，孕妇的体重一般只增加1千克~2千克。激素的波动开始稳定，情绪不稳、感情脆弱的现象大大减少。身体消耗热量的速度大大加快，基础代谢率可能升高10%~25%。心跳呼吸次数增加，体内的血液流量也增加。这些变化会使你感到比平常热，汗量增多，所以要喝大量的水。此外，臀部骨盆等外韧带伸展拉开。

孕期营养滋味

如果孕妈妈已出现肿胀现象，就应该注意控制饮水量了，每天在1000毫升以内为宜，以免加重妊娠水肿，导致妊娠高血压等疾病。同时要注意饮食，多吃高蛋白的食物，适量限制食盐摄入，并保持大便通畅。

怀孕12周了，这时人体所需的钙大概在每天800毫克，除了从食物中摄取外，需要每天额外补充200毫克~300毫克的钙剂。孕妈妈补钙最迟不要晚过怀孕20周，因为这个阶段是胎儿骨骼形成、发育最旺盛的时期。

每日胎教

孕妈妈如果能在怀孕期间拥有良好的心态，并且能坚持对腹中的宝宝进行适当的胎教，那么宝宝出生后，无论生理和心理上都将更加健康。研究表明，女性对生活乐观与否，会直接影响到她怀孕的状况。不乐观的孕妇，较容易产出体重过轻的婴儿。因此，孕妈妈一定要保持乐观的心态，对自身和胎儿都是有益的。

细节备忘录

当身体不那么难受时，要记得在准爸爸的陪同下多出门呼吸新鲜空气，这样才会有益于身心。不要总是坐在家里。

第80天 3月末的孕期检查

优生百宝箱

孕妈妈们在这一周要到户口所在地或居住地的社区医院建立孕产妇保健卡，进行初查。产前检查是按照胎儿发育和母体生理变化特点制定的，其目的是为了查看胎儿发育和孕妇健康情况，以便早日发现问题，及早纠正和治疗，使孕妇和胎儿能顺利度过妊娠期。需要检查的项目要包括：量身高、体重、血压，测宫高与腹围，浮肿检查，血液检查，尿检，B超，心电图检查。

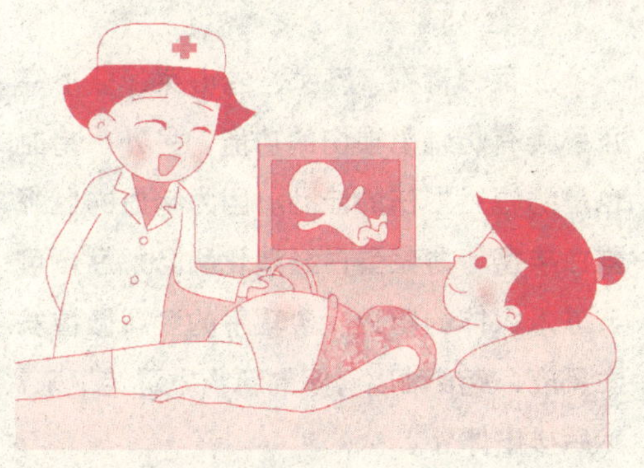

孕期营养滋味

对孕妈妈来说，多吃嫩玉米好处很多。因为嫩玉米粒中丰富的维生素E有助于安胎，可用来防治习惯性流产、胎儿发育不良等。另外，嫩玉米中所含的维生素B_1能增进孕妇食欲，促进胎儿发育，提高神经系统的功能。嫩玉米中还含有丰富的膳食纤维，能加速有毒物质的排出，并预防便秘。

细节备忘录

孕妈妈们在进行孕期体检前，最好要将平时生活中所有的不适都记录下来，以便在孕期检查时将身体不适的细节更全面地告诉给医生，避免遗漏一些可能引起疾病的问题。

每日胎教

母爱对于胎儿来说是至关重要的。我们知道，母亲以极大的爱，用自己的身体和血液孕育了胎儿。在280天的等待过程中，母亲感受着胎儿的蠕动，关注着胎儿的成长，祈求着胎儿的平安，并积极地把爱付诸行动，精心周到地疼爱、照料着腹中的生命，增加营养，锻炼身体，避免有害因素的刺激，创造良好的孕育环境，施行胎教，最后又在痛苦中把胎儿降生到了人世间。

在整个孕育过程中，母亲的情感逐步得到升华，产生一种对胎儿健康成长极为重要的母子亲情。正是这种感情，使意识萌发中的胎儿捕捉到爱的信息，并转入胎教机制，为形成胎儿热爱生活、乐观向上的优良性格打下基础。

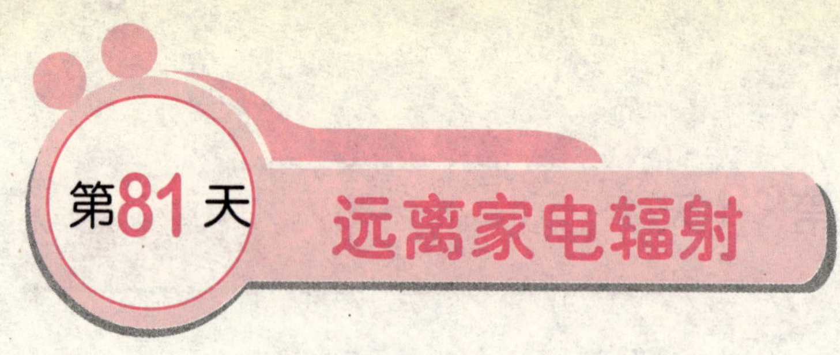

第81天 远离家电辐射

优生百宝箱

手机：使用手机时，应避免把手机贴近耳朵，这样就可以避免80%~90%的辐射。特别是怀孕初期的孕妈妈，更不应将手机挂在胸前。

电视机：电视机也有一定的辐射。但只要离屏幕远一点儿，辐射就会大大减少。建议孕妈妈看电视时，要离屏幕至少1米以上。最好是选用液晶电视机，辐射比较小。

空调：空调本身的辐射基本不会对孕妇产生影响，但由于打开空调后，房间门窗紧闭，室内空气质量会降低，孕妈妈长时间在空调房间停留可能会头痛、头晕、易感冒，因此特别是夏天，要慎用空调。

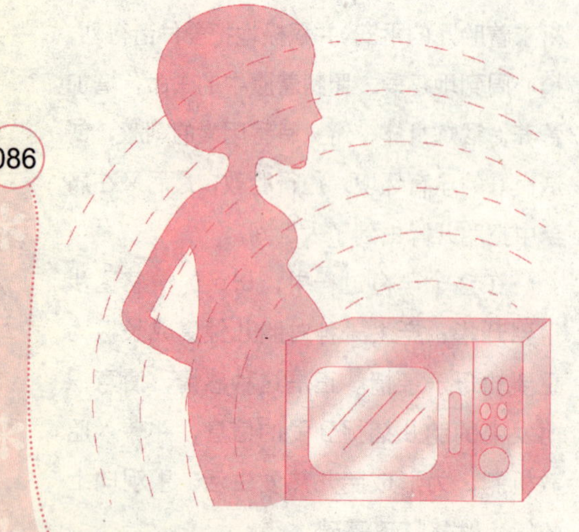

细节备忘录

睡觉时一定要将手机“请”出去。若孕妈妈一定要使用手机，记得长话短说。另外，卧室不要放置任何有辐射的家电。

微波炉：质量好的微波炉只有在门缝周围有少量的电磁辐射，30厘米以外就基本上检测不到了。但如果微波炉密封不好，辐射泄漏，就会对人体造成伤害。

孕期营养滋味

油菜、青菜、芥菜、卷心菜、萝卜等蔬菜具有防辐射损伤的功能。另外，猪血也是防辐射损伤的佳品。因为猪血的血浆蛋白丰富，血浆蛋白经消化酶分解后，可与进入人体的粉尘、含辐射的金属微粒发生反应，变成难以溶解的新物质沉淀下来，然后排出体外。

每日胎教

孕妈妈，让胎宝宝感受你的美丽吧！不要因为怀孕了就不怎么注意外表，要适当地打扮自己，穿一些颜色亮丽的裙子，既能令自己愉快不少，也能感染宝宝的心情。

第82天 职场孕妈妈的滋润工作日

优生百宝箱

孕早期，多数孕妈妈会有妊娠反应，这时孕妈妈可在办公桌和随身携带的小包里放几个塑料袋，以备突如其来的呕吐时使用。由于怀孕后体内激素分泌的改变，孕妈妈的小便次数会增多，此时切不可憋尿，否则容易引起尿路感染。所以，怀孕后不妨和坐在离洗手间最近位置上的那位同事暂时调换一下座位，这样既方便了自己，又不会因频繁跑洗手间而影响同事们的工作。孕妈妈上班时穿的鞋子，一定要轻便合脚，选择软帮的低跟鞋，以减少脚部压力，绝对不能穿高跟鞋。

有些季节性的工作会在某个时间段内特别忙，有些工作需要长期加班加点或熬夜，有的工作如流行病医生、律师、商人会突然面临巨大工作压力，孕妈妈如在这些行业工作，最好自己适当调整一下工作强度和压力，如不能避免，最好暂休而不要硬撑。

孕妈妈应注意补钙，还要加服适量的鱼肝油，但有些人因补钙心切而大量服鱼肝油，这样做是不妥当的。因为过多服用鱼肝油，会使胎儿骨骼发育异常，造成许多不良后果。此外，孕妈妈还要补充维生素D以促进钙的吸收。对于长期在室内工作，缺乏晒太阳机会的职场孕妈妈更是如此。

孕期营养滋味

怀孕期间，孕妈妈总会有饿的感觉，可以在办公桌抽屉里放些小点心、奶制品或水果等，在不影响工作的情况下，饿时吃一点儿，以补充营养。

每日胎教

今天来欣赏一下舒伯特的《小夜曲》吧，希望孕妈妈和胎宝宝都做个好梦！

小夜曲产生于十七八世纪的欧洲，原为男人夜晚向心上人求爱所唱的歌曲，常用吉他或曼陀林伴奏。这首钢琴曲低声部一连串和弦式的音乐进行，就是模拟吉他伴奏的音型，用以衬托幽静深情的歌声。当夜晚来临时，你不妨静静地聆听这一段曼妙悠然的乐章，闭上眼，随着音符的此起彼落，是不是仿佛能看到夜色下若隐若现的潺潺小溪，感受到带着浪漫气息的温暖小风？

细节备忘录

在之前的日子里，提醒了各位职场孕妈妈注意不要工作太劳累。随着孕期的推进，今天要提醒职场孕妈妈的是，尽量和你的上司沟通一下，将那些十分繁琐费脑的工作交给别人完成，自己做一些力所能及的事情吧。

第83天 请对冷美味说“不”

优生百宝箱

孕妈妈的胃肠对冷热的刺激极其敏感。多吃冷饮能使胃肠血管突然收缩，胃液分泌减少，消化功能下降，从而引起食欲不振、消化不良、腹泻，甚至引起胃部痉挛，出现剧烈腹痛现象。孕妇若大量贪食冷饮，血管突然收缩，血流减少，可以导致局部抵抗力下降，令潜伏在咽喉、气管、鼻腔、口腔里的细菌与病毒乘虚而入，引起嗓子痛哑、咳嗽、头痛等，严重时还能引起上呼吸道感染或者导致扁桃体炎等。同时，胎儿也会受到一定影响，有人发现，腹中胎儿对冷的刺激也很敏感。当孕妇喝冷水或者吃冷饮时，胎儿会在子宫内躁动不安，胎动会变得频繁。因此，孕妇吃冷饮一定要有节制，切不可因贪吃冷食，而影响自身的健康和引起胎儿的不安。此外，冷饮大多较甜，容易造成孕妈妈体重增加过多，甚至有患糖尿病的危险，所以，对于过于冰凉的“冷美味”，孕妈妈们最好少吃。

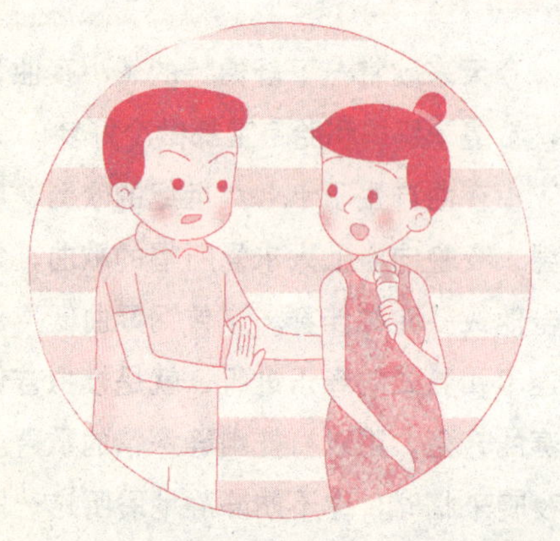

孕期营养滋味

在夏季，孕妈妈不是不能吃冷食，而是要有节制，可以常喝些不是特别凉的饮品，比如绿豆汤、各种鲜榨的果汁，既美味又消暑。

适合孕妈妈的果汁饮品

材料：奇异果2个，酸奶250克。

做法：

1. 奇异果削皮切块。

2. 将奇异果、酸奶放入果汁机中，搅拌均匀即可。

奇异果的糖含量稍微偏高，但奇异果含有丰富的维生素E和维生素C，果汁机打碎后与酸奶中的脂肪混合令果内的维生素E能更好地被吸收。

每日胎教

进入第12周末，可以说是已经到了较为安全的时期，不过仍需小心谨慎。尽量避免容易引起强烈震动或是幅度较大的运动。此时已经能够看出孕妈妈逐渐隆起的腹部，为了减轻以后胎儿体积继续变大带来的腰部疼痛，应该主要锻炼腹、背肌肉，培养保持平衡的能力。

第84天 请开始少食多餐

优生百宝箱

很多人认为孕妈妈每餐进食量越多营养就越高，其实不然，过度的进食会给消化系统带来一定的压力，再加上胎儿对孕妈妈肠胃系统的挤压，肯定会造成“营养堵塞”。合理安排孕妈妈膳食的最佳方式就是少食多餐，把各种营养按照时间合理地分配，这样才能令孕妈妈更好地吸收营养。法国的一项调查表明，进餐次数多的人能更好地吸收热量，而体重却不会因此而增加。相反，一个人如果减少进餐次数，28 天后体内的脂肪可增加 600 克。

孕期营养滋味

很多孕妈妈认为，多喝果汁可增加营养，不会发胖，生出的宝宝皮肤会细腻白嫩，因此以果汁代替水。其实这是完全不正确的。果汁中大约 95% 以上是水分，此外还含有果糖、葡萄糖和蔗糖。这些糖类很容易被消化吸收，一杯果汁大约能产生 418.6 千焦 ~837.2 千焦的热量，相当于一碗米饭。果糖和葡萄糖经代谢还可以转化为中性脂肪，不但会使体重迅速增加，而且易引起高脂血症。另外果汁进入体内，其成分的运载和代谢，也需水的参与，如果光喝果汁而没有额外补充白开水，反而会导致体内严重缺水而影响孕妈妈和胎儿的健康。所以一般主张孕妈妈每天饮用果汁量不超过 300 毫升 ~ 500 毫升，而且在饭后饮用才不至于影响食欲。如果能用新鲜的水果代替果汁，不喝也罢。

每日胎教

孕妈妈在生活中，一定要注意安全用药。有些药物可导致胎儿发育畸形，特别是孕早期，是胎儿发育最易受外界因素影响的时期，应特别注意。

孕早期的 3 个月用药更需慎重，非必要的治疗慢性病的药物，可暂时停用，决不可滥用药品。

选用的药物必须有明确指征，对治疗疾病有益，对胚胎无害。用药要在医生的指导下进行，严格掌握剂量，合理用药，及时停药。

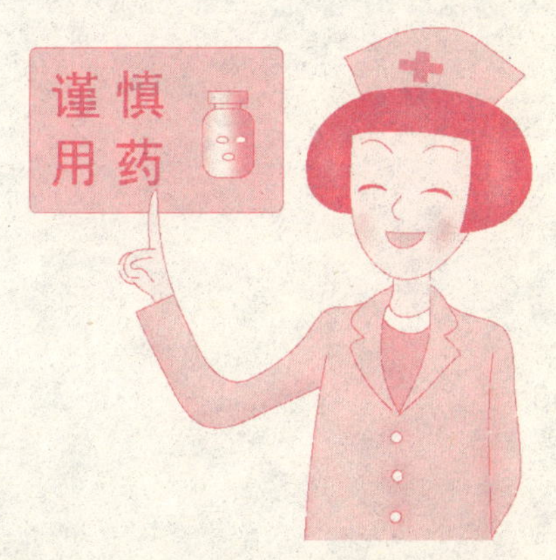

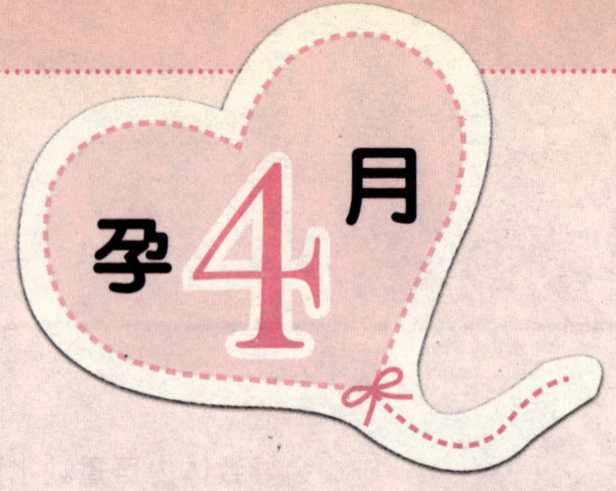

害喜现象逐渐消失，食欲变得较佳。胎儿的重要器官大部分形态已具备，胎盘大致完成发育。孕妈妈也度过了流产危险期，进入安定期。这时候胎儿看上去已经像个完整的人形了。

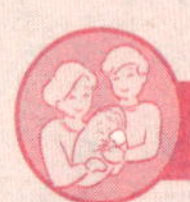

孕妈妈的变化

★害喜逐渐消失

怀孕第4个月的孕妈妈子宫会逐渐变大，从外表已经可以看出下腹部的突出。此时子宫上升到骨盆上方，对膀胱的压迫减少。不过，因为支撑子宫的韧带被拉长，孕妈妈会时常觉得腰酸。此阶段胃口开始变好，之前的胃肠不舒服、恶心等症状已经逐渐缓和。此时，孕妈妈要开始做好孕期的体重控制。另外，孕妈妈可能会出现贫血、牙龈出血的状况。

★保持阴道清洁，流产危险降低

孕妈妈的体温开始变高，而阴道内的酸度降低，容易感染细菌，要注意保持清洁。供给胎儿血液、氧气和营养素的胎盘已经发育完善，且孕妈妈与胎儿之间已有脐带连接，所以流产危险降低。

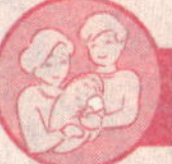

胎儿的成长

★胎儿多大了

满 4 个月时，身长约 12 厘米，重约 120 克。

★内脏和手脚等器官已经形成

在怀孕第 4 个月（13 周左右），胎儿的内脏和手脚等器官已经形成，头的大小类似乒乓球，面孔已出现胎毛，性器官在这阶段也开始明显。胎儿在这阶段已开始能在羊水中旋转，通过超声波能观察其手脚的活动状况。

★吸吮反射机能开始

胎儿从孕期第 4 个月开始，已具备吸吮的反射机能，通过超声波能看到胎儿吸手指的模样，非常可爱！

★胎儿开始打嗝

胎儿这时在子宫里已经开始打嗝了，这是呼吸的先兆。因为胎儿的气管充斥的不是空气，而是流动的液体。

★条件反射能力增强

这时如果孕妈妈用手轻轻在腹部碰触，胎儿就会蠕动起来，但是孕妈妈仍然感觉不到胎儿的动作。胎儿的神经元迅速地增多，神经突触形成，条件反射能力加强，手指开始与手掌握紧，脚趾与脚底也可以弯曲，眼睑仍然紧紧地闭合。

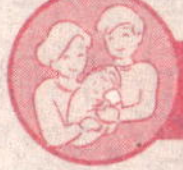

本月孕期检查

在妊娠中期，每月进行一次孕期检查。每次的检查除了一些常规的项目外，根据孕期的不同特点，有一些在检查目的或检查方法上区别于别次检查的项目。

妊娠 4 个月是能够分辨胎儿头部和身躯的时期，通过测量两耳之间的长度来判断胎儿成长的状态，也可以诊断出大脑和头盖骨没能及时发育的无脑症。有的医院也会把这次检查与超声波全面检查合并为一次进行。

第85天 孕13周，胎儿的成长

优生百宝箱

13周胎儿的脸看上去更像人形了，头臀长6.5厘米～7.5厘米，体重14克～20克。自本周起，胎儿头部的生长速度减慢，胎体生长速度加快，胎头长度在整个体长中所占比例逐步下降，13周时约为1/2，21周时约为1/3，出生时只有1/4。眼睛在头的额部更为突出，两眼之间的距离拉近了。另外，胎儿的神经元迅速增多，神经突触形成，条件反射能力也在加强，手指开始能与手掌握紧，脚趾与脚底也可以弯曲，眼睑仍然紧紧地闭合。这时如果孕妈妈用手轻轻在腹部碰触，肚子中的胎儿就会蠕动起来，但孕妈妈仍然感觉不到胎儿的动作。胎儿手指上出现了的指纹，外生殖器的形状已能看清楚。

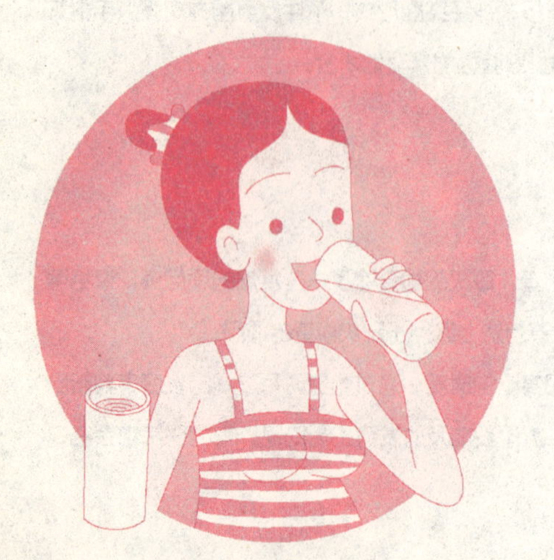

孕期营养滋味

这个时期孕吐的症状减轻了，随着孕妈妈的食欲增加和胎儿迅速长大，应注意增加饮食中蛋白质和维生素的摄取量。优质蛋白是胎儿大脑发育的最理想的“材料”，也是生长的物质基础。牛奶、鱼类、豆类都是优质蛋白质的最佳来源。孕妈妈最好每天喝1杯~2杯牛奶或豆浆，常吃豆类及豆制品。各种瘦肉也是很好的优质蛋白来源。

每日胎教

进行音乐胎教的好方法：

把胎宝宝喜爱的乐曲CD装入CD机，放在距孕妈妈腹壁旁2厘米处播放，音量不能太大，也不宜过小；时间由短到长逐渐增加，但不宜过长，以5分钟~10分钟为宜，每天定时播放几次。

在欣赏胎教音乐时，还需要加入孕妈妈丰富的感情色彩。诗情画意，浮想联翩，在脑海里形成各种生动感人的具体形象。例如，碧空万里的蓝天，连绵起伏的青山翠竹，清澈见底的小河流水，摇篮边年轻的母亲，摇篮内健美、聪明、逗人喜爱的小宝宝……胎教中的“音乐形象”将使孕妈妈和胎宝宝沉浸在无限美好的艺术享受之中。

第86天 孕13周，孕妈妈的身体变化

优生百宝箱

本周子宫又变得大了一些，子宫充满了骨盆并且开始不断向上生长进入腹腔，宫底在脐下10厘米耻骨联合处，子宫变得又软又滑。有些孕妇开始出现妊娠纹。乳腺开始发达，能够摸到肿块，偶尔还会感到疼痛，乳头分泌出黄色液体。到目前为止，孕妈妈的体重较孕前有所增加，但如果恶心比较严重并且食欲不振的话，体重或许会降低一些或者增加得不多。进入了孕中期，孕妈妈的腹部开始隆起，原来的衣服开始变得不合体。瘙痒（妊娠痛痒）是妊娠期间的一种常见症状，在皮肤上没有肉眼可见的肿块或损害，孕妈妈仅仅是感到瘙痒，几乎20%的妊娠女性有这种症状。

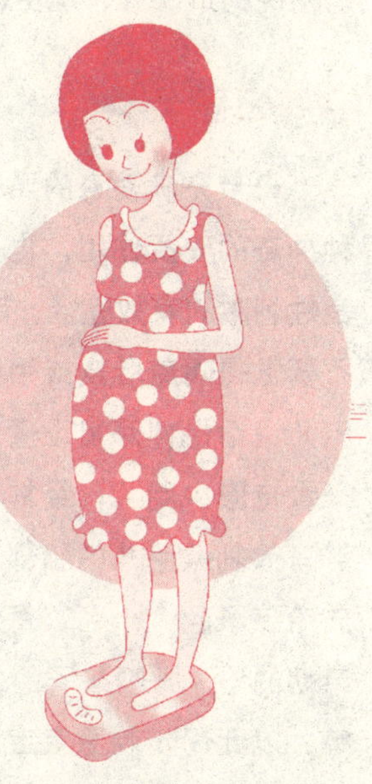

孕期营养滋味

这个时期，孕妈妈要多吃瘦肉、禽血（鸭血、猪血）及蛋类，每周至少吃50克动物肝脏，同时多吃新鲜蔬菜和水果，以促进铁的吸收。

推荐食谱：淡菜首乌排骨汤

材料：淡菜干40克，何首乌8克，排骨200克。

调料：盐1小匙，橄榄油1大匙。

做法：

1. 排骨洗净，汆烫捞起冲净备用。

2. 淡菜干洗净，与何首乌、排骨加6碗清水炖煮。炖约1小时，让排骨和淡菜的鲜味完全释出，加盐调味即成。

小贴士：淡菜干与何首乌可在干货店或中药店购买，二者皆具有增进循环及代谢的功能，可增补孕妈妈的气血，增长体力。

每日胎教

胎儿在子宫内如果感受到温暖、和谐、慈爱的气氛，其幼小的心灵将感到生活的美好和欢乐，是逐渐形成热爱生活、活泼外向等优良性格的基础。如果家庭人际关系紧张，甚至充满敌意和怨恨，或者做母亲的心里不喜欢这个孩子，时时感到厌烦，胎儿会感受到痛苦，以致影响将来性格的形成。

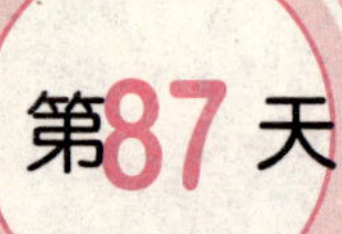

第87天 你的枕头该换了吗

优生百宝箱

怀孕女性出于对自己和胎儿的保护，更应注意及时更换枕头。有很多人多年不换一次枕头，其实枕头应该是每1~3年就更换一次。因为又旧又脏的枕头容易滋生霉菌、螨虫，引发过敏或者呼吸道疾病。选购的枕头应该方便清洗并可烘干，这样才可用得长久，睡眠健康也可获得保证。如果孕妈妈在没有其他身体疾病的情况下，晨起后常常觉得颈部麻木酸胀；枕头已失去弹性，需要拍打好一阵才能使其恢复一些弹性；好不容易调整完枕头之后，它又迅速回复扁平；枕头有结块、凹凸不平的现象，填充物有受潮的异味，这时就需要换枕头了。

孕期营养滋味

胎儿生长迅速，孕妈妈需要增加热能。热能主要从主食中摄取，如米和面，摄取不足就会出现肌肉酸痛、身体乏力等不适。孕妈妈不要整天进食大鱼大肉，而忽略主食的摄取。应选择标准米和标准面粉，少吃精米、精面。最好多吃面食，面食较大米含铁多，肠道吸收率也高。同时搭配一些小米、玉米面、燕麦等杂粮。五谷杂粮品种多样，每种所含的营养成分各不相同，食用时不要单独摄取一种，最好混合搭配着食用，便能起到取长补短的效果。也可以改变烹调方式，如做成粥状，除了可减弱稍硬的口感外，也更容易消化。

每日胎教

母亲充满爱意的声音对胎儿既具有一种神奇的安抚作用，也是对胎儿听觉发出良性刺激的有效途径，有利于胎儿的发育。不要觉得隔着肚皮或用心灵交流的方式与胎儿说话是件深奥难懂的事，只要你用爱来看待腹中胎儿，经常对胎儿说话，就能够有效刺激胎儿的脑部发育。准爸爸可以先给孩子起个小名，每天面对胎宝宝，用亲切的语调呼唤孩子的名字说“宝宝真乖”等，以此逐步刺激宝宝的听觉，并着手建立父子间的亲情。

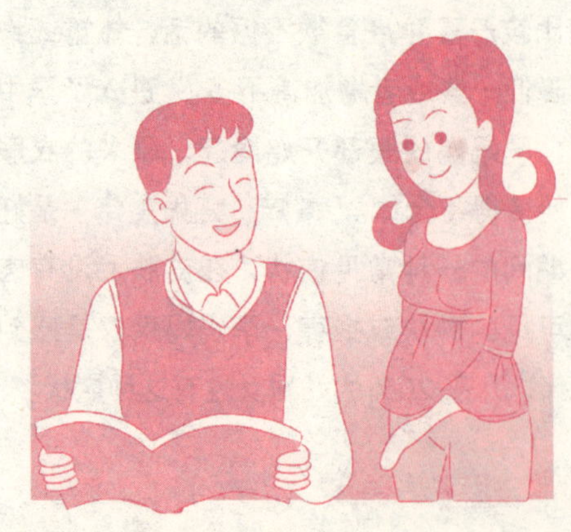

第88天 孕中期产前体检

优生百宝箱

常规检查。常规性检查包括记录体重、血压，有无浮肿，测量宫高、腹围，检查宝宝的胎位，用多普勒胎心仪为宝宝听胎心，血尿检以及其他相关的检查和化验程序。

唐氏综合征筛查。在孕14周～20周时，医生通常会在征得孕妇同意之后，安排一次唐氏综合征的血液筛查。唐氏综合征是最为常见的染色体异常之一，患儿智力低下，出生后死亡率较高，而且无法治疗。如果唐氏综合征筛查结果显示为高危，会安排一次羊膜腔穿刺术。

做妇科B超。在孕16周~20周，最好做一次妇科B超，以了解有无严重的胎儿畸形，如脑积水、无脑儿、脊柱裂、先天性心脏发育异常及其他内脏异常，以便对异常者及早终止妊娠，达到优生的目的。

监测血压与体重。在产前检查中，医生还要密切监测孕妇血压、体重的变化，如有无水肿、贫血、阴道流血等，以便及时发现怀孕并发症和怀孕前存在但不严重，而怀孕后变得明显的某些内外科疾患。一旦发现异常，及时转到高危妊娠门诊进行重点监护。

孕期营养滋味

小米中的蛋白质含量是谷类中较高的，其中含有丰富的亮氨酸和色氨酸，特别是色氨酸含量每100克小米高达202毫克，居所有粮食之冠。为弥补小米的其他营养成分含量低，在食用小米时，最好配合食用豆类或肉类食品，能大大提高小米的营养价值。

推荐菜谱：腊肉小米饭

材料：小米200克，腊肉（生）100克，油菜心100克，盐1小匙。

做法：将小米淘洗干净，去杂质，沥干水。油菜洗净，挤去水，切碎。腊肉切成小粒，放入盘中，备用。锅中倒入适量水，烧沸后放入小米、腊肉粒、油菜末、盐，再次烧沸后改用小火焖煮，煮熟后即可食用。

每日胎教

平躺，双手轻轻放在腹部，顺一个方向，用手指轻轻压抚以激发胎儿的运动积极性，同时使胎儿获得爱抚，一般每次5分钟，一天可进行数次。遇到胎宝宝“拳打脚踢”时，表示他（她）不高兴或不舒服，应停止锻炼。

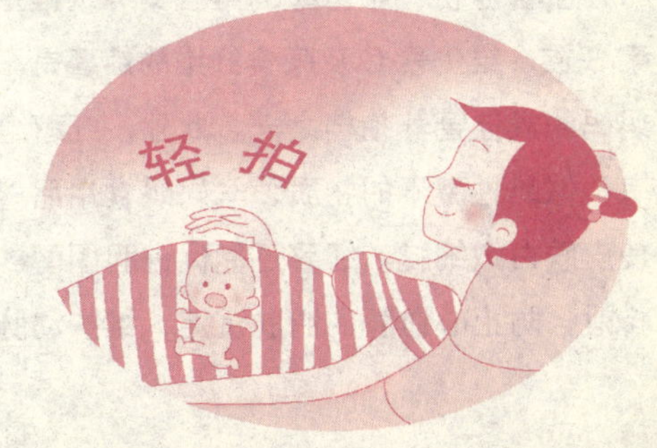

第89天 全方位了解孕4月的事

优生百宝箱

这个时期是胎盘发育完成的重要时期，孕妈妈最好保持身心的平静。孕吐及压迫感等不适症状消失，身心安定，但仍需小心。为了使胎儿发育良好，应摄取充足的营养，蛋白质、钙、铁、维生素等营养素要均衡摄取，不可偏食。此时有可能出现妊娠贫血症，因此对铁质的补充尤其重要。身体容易出汗，分泌物增多，容易受病菌感染，每天应该淋浴，并且勤换内裤。为使生产变得轻松，最好从现在开始做一些孕妇体操，但是要量力而行，千万不要过分勉强。再过一个月，平时的衣服就穿不下了，应趁着身体情况良好时先行准备。加肥、宽松的内衣裤也是必备的怀孕用品。去美容院理发时，可请理发师设计一个易梳理的发型，除让人看起来清爽外，自己心情也会变得愉快。

孕期营养滋味

富含淀粉、氨基酸、维生素 A、维生素 B 族、维生素 C 及膳食纤维的红薯是孕妈妈的最佳营养拍档之一。此外，红薯含有类似雌性激素的物质，孕妈妈食用后能使皮肤白嫩细腻。红薯还能促进胆固醇的排泄，防止心血管的脂肪沉淀，维护动脉血管的弹性，从而能有效地保护心脏，预防心血管疾病。因此，孕妈妈可经常食用红薯，以有利于身体健康。

每日胎教

每天进行两次听觉训练，每次 3 分钟 ~5 分钟。可以给胎儿听旋律轻盈明快、酣畅安详、让人心绪稳定的乐曲。也可以每天哼唱几首自己喜爱的抒情歌曲或优美而富有节奏的小调等给胎儿听。如《摇篮曲》，“睡吧，睡吧，我亲爱的宝贝，妈妈的双手轻轻摇着你，摇篮摇你快快入睡，夜已安静，被里多温暖。睡吧，睡吧，我亲爱的宝贝，妈妈的双臂永远保护你。世上一切幸福愿望，一切温暖全部属于你”。胎儿听着妈妈柔美的歌声，在母爱的包围下沉沉入睡，在音乐中体会母亲的情感。

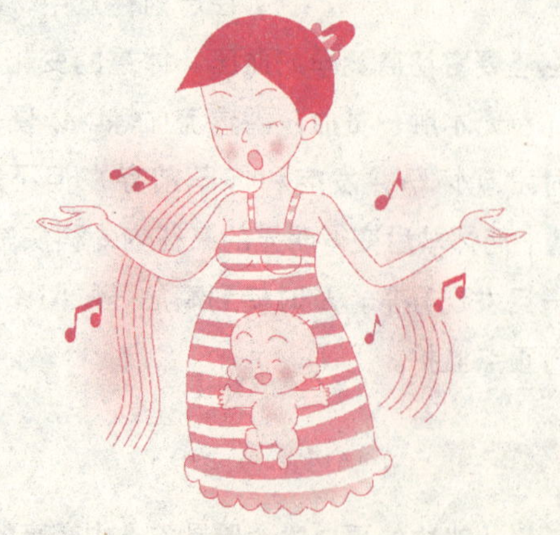

第90天 孕妈妈在孕中期运动的好处

优生百宝箱

孕中期适度地锻炼身体好处很多：怀孕期间，孕妈妈身体会发生很多变化，这时候如果运动一下，会使孕妈妈们更快适应身体的变化，以承受额外的负担；可以有效控制孕期体重，不至于使体重增加过多，使分娩更容易、更轻松；身体各方面的机能比不运动的孕妈妈明显强壮，免疫力的提高使患妊娠高血压的概率降低大约1/3；可以在释放心理压力的同时，积极缓解身体的疲倦，保持快乐的身心状态；能促进消化、吸收功能的加强，源源不断地给腹中的宝宝提供充足的营养；能刺激胎儿的大脑、感觉器官、平衡器官以及呼吸系统的发育；可以促进母体及胎儿的新陈代谢，使得孕妈妈不感冒，不便秘，这样既增强了孕妈妈的体质，又使胎儿的免疫力有所增强；能加速母体的血液循环，使充足的氧气进入胎儿血液，有助于胎儿的生长；还有按摩的作用，对胎儿是一种极大的安抚。

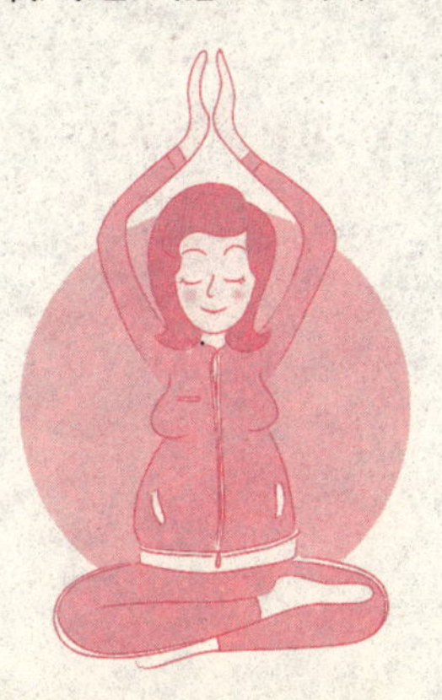

孕期营养滋味

随着食欲增加和胎儿迅速长大，孕妈妈应注意增加饮食中蛋白质和维生素的摄取量。牛奶、鱼类、豆类都是优质蛋白质的最佳来源。每天喝1杯~2杯牛奶或豆浆，常吃豆类及豆制品也可以很好地补充蛋白质。为了补充维生素，孕妈妈应多选择各种蔬菜和水果，如西红柿、茄子、白菜、葡萄、橙子等。

每日胎教

妊娠4个月~5个月，胎儿脑的结构已日趋完善，胎儿的各种感觉器官逐渐发挥作用。譬如，妊娠中期，胎儿对声音已相当敏感，这声音既包括母体内的声音，如大血管的搏动，其节律是与心脏相同的，子宫动脉和脐带血管的搏动以及肠蠕动等；另外，也包括母亲体外的声音，如外界的各种响动，胎儿都在听着。甚至孕妈妈的一次大声喷嚏，也会使胎儿为之一惊。这说明，母亲与胎儿已建立起一套信息传递系统，形成一个母子统一体。孕妈妈一定不要错过这个胎教的关键时期，多听一些优美的音乐，以有利于胎儿的发育成长。

第91天 春季预防病毒侵袭，孕妈妈时刻准备着

优生百宝箱

处在孕期里的孕妈妈在经历了冬天的寒冷之后都迫不及待地想要沉浸在春日和煦的阳光下，但春天对于孕妈妈来说，可是隐藏着小危机哦！春季空气中花粉含量增高，敏感体质的孕妈妈在做户外运动时应避免去人多拥挤的地方，如出现过敏反应需及时就医。春季气候多变，容易干扰人体固有的生理功能。如果孕妈妈自身适应能力差，可使机体内外失衡，导致心理混乱的状况。因此，孕妈妈在春季要注意调节情绪。另外，春季是肝炎的好发季节。戊肝以孕妇及中老年多发，主要经消化道传播。预防戊肝需要做好个人卫生，饭前便后洗手，避免不洁饮食，注意灭蝇灭蟑等。

孕期营养滋味

在这个时期，胎儿的嗅觉渐渐成熟，此时期食物营养的质和量对胎儿的生长影响都很大。孕妈妈的饮食对胎儿的脑部发育、认知表达、情绪反应、神经系统等功能都有很大影响，所以孕妇更应该注意保持均衡丰富的饮食。对于素食的孕妈妈，由于植物性蛋白质的必需氨基酸含量较少，应多吃豆腐、豆浆等黄豆食品，并与谷类、坚果类等食物互相搭配食用，才能获得较完全的蛋白质。怀孕中期，胎儿的骨骼正在快速发育，需要增加钙的摄取量。富含钙质的食物包括：牛奶及奶制品、小鱼干、虾米、杏仁、芝麻等。

每日胎教

在此时期，孕妈妈在营养胎教方面要注意摄取大量优质蛋白，这样有利于胎儿的肌肉、血液和骨骼的发育。除此之外还应多吃肉类、鱼类和豆制品，特别是要多吃含有充足铁的肝脏和对胎儿脑细胞发育有促进作用的鱼类。补充矿物质、维生素A、维生素C以及膳食纤维含量丰富的绿叶蔬菜、水果和薯类也是十分必要的。以上这些食物对消除便秘及维持自身的酸碱平衡都非常有好处。

细节备忘录

春季是各种病毒感染的易发季节，为了避免感染，孕妈妈应尽量避免接触病源，不要到人群密集的公共场所去。如果接触过病毒感染的病人，千万不要自己滥用药物，可以做血清免疫检测以作出明确诊断。

第92天 孕14周，胎儿的成长

优生百宝箱

14周胎儿头臀长有8厘米~10厘米，体重达到28克左右。这个时候的胎儿生长速度很快。脸部在继续生长，出现脸颊和鼻梁，耳朵和眼睛逐渐归位。皮肤上覆盖了一层细细的绒毛，这层绒毛可以起到保护皮肤的作用，在胎儿出生后会消失。此时，胎儿的头发也开始迅速生长，头发的密度和颜色在胎儿出生后会发生改变。胎儿在妈妈的肚子里已经可以做很多事情，如皱眉，做鬼脸，斜着眼睛，也会吸吮自己的手指等，科学证明这些动作可以促进大脑发育。胎儿的生殖器官已非常明显，可以区分出性别。男婴长出了前列腺；女婴的卵巢从腹部进入骨盆，卵巢里有200多万个卵原细胞，这些卵子的数量会逐渐减少，至出生时只剩下100万个左右。

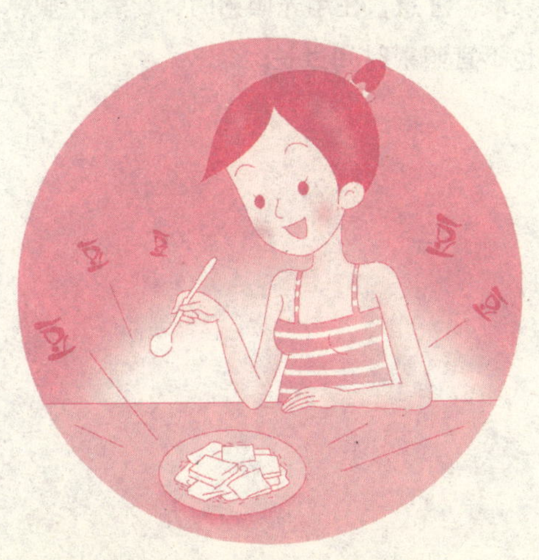

孕期营养滋味

孕妈妈不宜大量食用桂圆，因为怀孕后大多阴血偏虚，阴虚则滋生内热，因此往往有大便干燥、口干胎热、肝经郁热等症状，如果再食用热性的桂圆，非但不能产生补益作用，反而增加大热，容易发生动血动胎、漏红腹痛、腹胀等先兆流产症状，严重者可导致流产。

每日胎教

孕妈妈只要有时间，就可以哼唱几首儿歌或轻松欢快的曲子，让胎宝宝不断地听到宜人的歌声。这样既传递了爱的信息，又有意识地播下艺术的种子。哼歌时，声音不宜太大，以小声说话的音量为标准。

尽量选唱一些简单、轻快愉悦的歌曲，例如：

《小燕子》：边唱边联想燕子飞舞的动作，也可说唱结合，用童话般的语言，把春天的景象描述给胎宝宝听。

《小宝宝快睡觉》：一首催眠曲，妈妈和宝宝共同入梦乡。如果孕妈妈自己会演奏乐器，也不失为哼歌谐振的好办法。

胎宝宝不愿意听尖、细、高调的音乐，喜欢较低沉、委婉的声音。过强的音乐会导致胎宝宝的组织细胞损伤，孕妈妈不要唱这类的流行音乐。

第93天 孕14周，孕妈妈的身体变化

优生百宝箱

这个时期，大部分孕妈妈恶心、呕吐的现象都消失了，食欲开始旺盛起来，想吃的食物很多，除正餐外还要吃一些零食和水果。有的孕妈妈的乳头可以挤出乳汁来，看上去像刚分娩后分泌的初乳。进入了这一时期，胎盘和脐带已经发育完全，几乎不用再担心流产，而且妊娠反应也大大减轻。大部分孕妈妈会觉得乳房继续明显肿胀甚至痛痒，乳晕也开始变大变深，还有一些孕妈妈的脸部会出现黄褐斑，或者起痘痘，这都是怀孕期间的正常反应，所以不必惊慌，也最好不要轻易尝试具有特效作用的美容品，那样有可能会伤害到宝宝。也许还会有孕妈妈隐隐地感觉到有些腹痛，不过非常轻微。这样的隐隐疼痛不用紧张，这是由于怀孕中期随着子宫的增大，子宫周围的韧带由原来的松弛状态变为紧张状态而引起的。

孕期营养滋味

孕妈妈此期要经常吃一些核桃、松子、瓜子、杏仁、榛子、花生等脂类食物，这些食物富含胎儿大脑发育必需的脂肪酸。

每日胎教

孕4月时，胎宝宝对光线已经十分

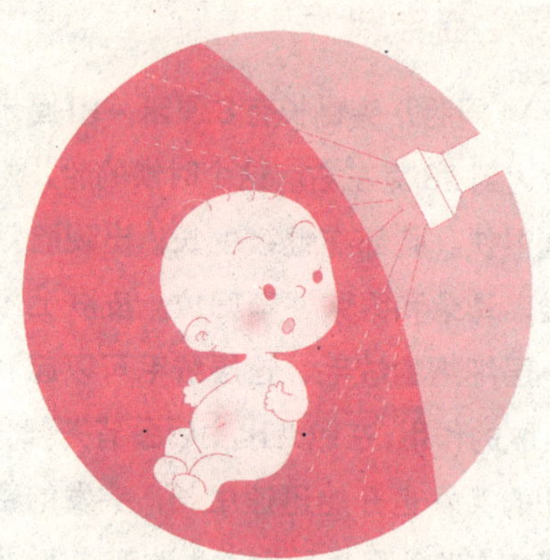

敏感了，孕妈妈可以适当地对他进行视力胎教训练，比如用柔和的手电筒光有节奏地照射腹壁。可用手电筒一闪一灭地直接放在腹部进行光线照射，每日3次，每次30秒钟，并记录胎儿的反应。进行视觉训练可促进视觉发育，扩大视觉范围，同时有助于强化胎儿的昼夜周期，即晚上睡觉，白天觉醒。还可促进胎儿动作行为的发展。注意，在用光照射时，切忌用强光，也不宜照射时间过长。

细节备忘录

随着孕妈妈们的食欲增加，肯定会大吃特吃补充能量，要提醒各位孕妈妈的是，不要因为胃口变好而过度饮食，要尽可能地避免煎炸食物和肥肉，以免引起脂肪过剩。

第94天 谁说孕妈妈不能游泳

优生百宝箱

游泳对孕妈妈来说是一种非常好的有氧运动，因为浮力可以减轻关节的负荷、消除淤血、增强心肺功能、减轻静脉曲张，还可以减轻孕妈妈的妊娠反应，对胎儿的神经系统也有一定的好处，所以，如果孕妈妈体质和身体状况都不错并且孕前一直定期游泳，那么从孕早期到中后期都可以继续在水里进行小小的享受。

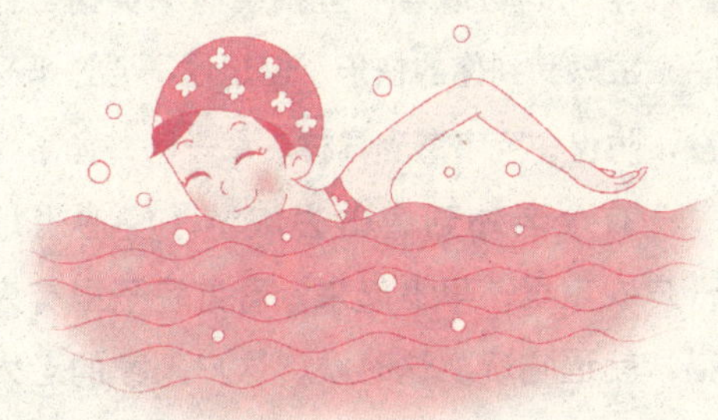

孕期营养滋味

功能性饮料的品种繁多，但其营养物质含量却很有限。即使是含乳饮料，其蛋白质含量也不过是1%，远不如牛奶的3.3%和鸡蛋的14.7%，因而孕妈妈不可能从饮料中获取足够的营养，充其量只是补水。有的饮料中还含有较多的咖啡因，咖啡因能迅速通过胎盘作用于胎儿，对孕妈妈和胎儿产生不良作用，出现中枢神经系统兴奋症状，并可诱发畸形。

每日胎教

胎教推荐音乐：

普罗科菲耶夫的《彼得与狼》——做个勇敢的宝宝。

德沃夏克的E小调第九交响曲《自新大陆》第二乐章——抚平焦躁的心情。

约纳森的《杜鹃圆舞曲》——特别适合在早晨睡醒后倾听。

罗伯特·舒曼的《梦幻曲》——感受清新与自然。

约翰·施特劳斯的《维也纳森林的故事》——感受春天早晨的气息。

贝多芬的F大调第六号交响曲《田园》——在细腻的乐曲中享受宁静。

老约翰·施特劳斯的《拉德斯基进行曲》——激情澎湃中感受无限活力。

勃拉姆斯的《摇篮曲》——妈妈无尽的爱，在乐曲声中与小宝宝说说话。

细节备忘录

尽管孕期游泳好处多多，但还是需要孕妈妈注意一些小细节。比如下水前一定要比平常人多补充一些能量并做热身；下水时要带上泳镜；远离人多的地方以防被踢到；休息的时候不要坐在泳池边以防细菌感染到阴道部位；一定要有人陪护；量力而行，时间不要过长。

第95天 宝贝初长成，害怕化学日用品

优生百宝箱

随着生活水平的不断提高，生活中的各类清洁用品可以说是种类繁多，对孕妈妈而言，在贪图方便的同时，也不能忽视“方便”背后的小威胁。当洗衣粉、洗涤灵、杀虫剂经过你的双手时，孕妈妈们有没有想到这些化学品对胎儿会造成什么危害呢？大部分清洁剂中都含有烃类物质，严重的可导致女性卵巢丧失功能。洗涤剂中的某些化学物质还有导致胎宝宝畸形的危险。因此孕妈妈要尽量少接触这些清洁剂，如实在无法避免，接触后一定要用清水将手冲洗干净。

孕期营养滋味

孕妈妈忌食咸鱼

腌制的咸鱼含有二甲基硝酸盐，该物质如果过量进入体内，能转化成致癌性很强的二甲基硝酸铵，鼻咽部是主要致癌部位。二甲基硝酸铵可通过胎盘作用于下一代。

孕妈妈忌食可能含水银鱼类

含水银的鱼类包括鲨鱼、鲸鱼、剑鱼、鲭鱼王、旗鱼、马鲛及方头鱼等，这些鱼类体内含有的水银有可能会损伤胎儿的神经系统，不利于胎儿神经系统的发育。如果孕妈妈吃过量含水银的鱼类，容易导致胎儿畸形。

细节备忘录

孕妈妈平时要尽量减少接触化学品，非要使用不可时，要带上塑料手套；用沐浴露后要反复冲洗干净。

每日胎教

孕妈妈可以看一些搞笑的小笑话，让胎宝宝感受到你的快乐，但记住不要过于兴奋，防止令宝宝感到异样。举一例，如下：

有个老外到唐山去旅游，住在当地一户农家里，早上起来，看见院子里有只猫，就逗猫玩。这时候，这户人家的老太太出来了，就说：鼓捣猫呢？老外还以为是问早上好，于是就回了一句“Good morning”。到了晚上，老太太又看见老外在洗衣服，就说：鼓捣衣服呢？老外赶紧又回答一句“Good evening”，心里直佩服中国人厉害。深夜，老外泡了一杯牛奶，准备喝完睡觉，又被老太太看见了，问老外：鼓捣奶呢？老外一听，连“Good night”都会说，彻底地佩服了。

第96天 孕妈妈，请摘掉隐形眼镜

优生百宝箱

在孕期经常佩戴隐形眼镜引发角膜炎和结膜炎的可能性将比平时增大，这是因为孕妈妈内分泌系统发生了很大的变化，角膜组织发生水肿导致角膜厚度增加，而隐形眼镜阻隔角膜接触空气从而导致角膜缺氧，这就会令角膜发生损伤而引起敏感度下降，导致视力减退等。

即使是适宜戴隐形眼镜的孕妈妈，如果患有感冒，也不宜在此时戴隐形眼镜，因为其手上往往带有大量病原体，它们很容易在取戴隐形眼镜时进入眼中引发炎症，而且许多感冒、止咳或止痛药物中都含有抑制眼泪的成分，泪液分泌量减少会使隐形眼镜过于干燥。还有，过敏症患者戴隐形眼镜易引起并发症。孕妈妈最好只在白天使用，且每周至少有一天暂停使用，如果出现炎症，应马上停用。

孕期营养滋味

鱼的蛋白质丰富，远远高于肉类，且属优质蛋白质，易消化。鱼还含有丰富的维生素A、维生素D，矿物质含量也较高。鱼肉不仅可以预防心血管病，而且有利于神经系统发育。因此，孕妈妈应多吃鱼。然而，不同种类的鱼体内会积聚着不同量的汞，这是一种对人体有害的天然元素。因此，美国食品和药物管理局提醒孕妇及计划怀孕的妇女，要避免吃鲨鱼、鲭鱼王、旗鱼及方头鱼，因为这四种鱼的汞含量非常高。

每日胎教

准爸爸和准妈妈通过动作和声音与腹中的胎儿对话，是一种积极有益的胎教手段。在对话过程中，胎儿能够通过听觉和触觉感受到来自父母爱的呼唤，对促进胎儿的身心发育具有十分有益的影响。对话可从怀孕3个月~4个月时开始，每天定时刺激胎儿，每次时间不宜过长，1分钟足够。对话的内容不限，可以聊天，可以讲故事，以简单、轻松、明快为原则。

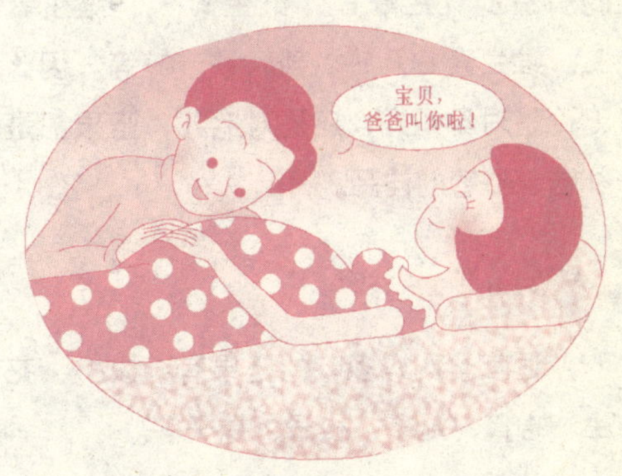

第97天 坚果族成就完美宝宝

优生百宝箱

怀孕中期，很多孕妈妈会因为坚果中含有大量的脂肪和蛋白质，害怕食用后发胖，而对它望而却步。其实恰恰是这两种营养成分，无论是孕妈妈自己的能量补充，还是腹中胎儿的成长都是不可或缺的。

在食物的分类中，坚果都被归为脂肪类食物。高热量高脂肪是它们的特性，但是坚果含有的油脂虽多，却多以不饱和脂肪酸为主。身体发育首先需要的营养成分当然是蛋白质。而大脑发育需要的第一营养成分却是脂类（不饱和脂肪酸）。据研究，脑细胞由60%的不饱和脂肪酸和35%的蛋白质构成。另外，坚果类食物中还含有15%~20%的优质蛋白质和十几种重要的氨基酸，这些氨基酸都是构成脑神经细胞的主要成分，同时还含有对大脑神经细胞有益的维生素B_1、维生素B_2、维生素B_6、维生素E及钙、磷、铁、锌等。因此无论是对孕妈妈，还是对胎儿，坚果都是补脑、益智的佳品。

孕期营养滋味

适宜孕妈妈多吃的坚果有：核桃、花生、杏仁、瓜子、松子、榛子等。

推荐食谱：核桃仁拌芹菜

材料：芹菜300克，核桃仁50克，盐、味精、香油各适量。

做法：将芹菜去杂洗净，切成丝，下沸水锅中焯两分钟后捞出。用凉水冲一下，沥干水放盘中，加盐、味精、香油拌匀，再放入核桃仁即可。

每日胎教

此时期正是胎儿发育的黄金时期，胎教的环节怎能缺少益智游戏？孕妈妈可以买一个魔方，和准爸爸一起一边动手一边动脑。

魔方玩法：把颜色已经搅乱了的各个面还原到每个面都是一种颜色，这也是魔方的基本玩法。

方法一：先解决上层，然后底层，最后是中间层。

方法二：先解决底层，然后中层，最后是顶层。

细节备忘录

孕妈妈在享受坚果的时候一定要注意，不要误食了坚果的壳，导致消化不了甚至窒息的危险。

第98天 卧室色调要讲究，床上用品要科学

优生百宝箱

相信孕妈妈们都有自己的颜色偏好，但由于色彩容易影响到孕妈妈的心情是否放松从而影响胎儿的发育，所以孕妈妈的卧室色彩应该以简洁、清淡、柔和为主，比如淡蓝色、乳白色、薰衣草色等。可爱的粉红色或活泼的橘红色也不错，这些颜色都对处在不适阶段的孕妈妈有赏心悦目和舒缓心情的作用。当心情长时间处于放松的状态时，自然有利于胎儿的发育。另外，床板不要过软，被褥要选择全棉的。

孕期营养滋味

妊娠4个月~6个月时，饮食要以助养胎气为主。因为此时胎儿成长迅速，孕妈妈的饮食要做到美味及多样化，也就是营养丰富，但不能吃得太饱；要多吃蔬果利通便。这时期，孕妈妈阴血常不足，易生内热，宜养阴补血。在食疗方面，孕妈妈可用黑豆100克和红枣10枚，煮排骨汤以养血；或党参30克、龙眼干10克和红枣10枚，煮水当茶饮，以滋养气血。

每日胎教

家是孕妈妈进行胎教的主要场所，因此在居室色彩上尤其要考虑慎重，色彩对孕妈妈的刺激会直接反射给胎宝宝。色彩是人的第一感觉，对人的视觉影响最大。现在人们已认识到色彩能影响人的精神和情绪。它作为一种外界的刺激，通过给人的视觉带来不同的感受，使人产生某种精神作用。精神上感到愉快还是忧郁，常与色彩的视力感觉有直接的关系。可以说，使人不舒服的色彩如同噪音一样，令人烦躁不安；而协调的色彩则是一种美的享受。孕期不宜多接触红、黑、灰等色，以免产生烦躁、恐惧及悲伤的心理，进而影响胎儿的健康成长。因此，为了胎儿的健康，在孕期接触色彩时应多加注意。一般说来，红色使人激动、兴奋，能鼓舞人们的斗志；黄色明快、灿烂，使人感到温暖；绿色清新、宁静，给人以希望；蓝色给人的印象是宁静、凉爽；白色使人感到干净、明快；粉红色和嫩绿色则象征着春天，使人充满活力。

细节备忘录

很多80后孕妈妈喜欢把卧室墙壁刷成视觉冲击力很强的个性图案或者涂鸦得很夸张，或者用一些好看但不科学的枕头，这些都不利于孕妈妈放松心情。

第99天 孕15周，胎儿的成长

优生百宝箱

15周的胎儿头臀长约9.3厘米~10厘米，身长约12厘米，体重达到50克左右。在接下来的几周中，胎儿的身长和体重可能会发生很大变化，体重和身长会增长一倍甚至更多。皮肤薄而透明，血管清晰可见。开始长出眉毛和头发。这时照超声波，可以清楚地看到胎儿的各种活动，随着肌肉的发达，胎儿紧握拳头，眼睛张开一条小缝，眉头紧皱，偶尔还会吸吮大拇指。在本周，胎儿发生的最大变化就是他（她）开始在妈妈的子宫中打嗝了，这是胎儿开始呼吸的前兆，遗憾的是孕妈妈无法听到这个声音。这时候胎儿的腿长超过了胳膊，手指甲完全形成，指部的关节也开始运动了。15周的时候可以通过B超分辨胎儿的性别。

孕期营养滋味

孕妈妈应选用标准米、面，搭配摄取些杂粮，如小米、玉米、燕麦片等；还要多吃动物性食品，它会为孕妈妈和胎儿提供足够的优质蛋白质。

在你感觉饿的时候，还可适当吃些有营养、健康的零食。

建议零食：杏仁干、香脆果粒酸奶、麦片制成的小饼干和麻花卷、全麦面包、全熟的白煮蛋、猕猴桃、葡萄、西红柿、新鲜的樱桃、蓝莓或者蓝莓干、芒果块、甜瓜片配上酸橙、低脂肪南瓜糕点、粗粮制成的可口蛋卷、烤出来的甜土豆片或苹果片配奶酪片。

有些零食最好少吃或不吃，如薯片、油炸里脊串、炸鸡等。

每日胎教

今天来和胎儿一起欣赏德沃夏克的E小调第九交响曲《自新大陆》第二乐章吧！这一乐章是整部交响曲中最为有名的乐章，其浓烈的乡愁之情，表达了德沃夏克对祖国无限眷恋之情。乐曲中那舒缓的旋律，表现出淡淡的相思，音境细腻，可以舒缓你焦躁的心情。

细节备忘录

此时期，孕妈妈洗澡的水温以34℃~36℃为好，注意外阴部和乳房卫生。乳头要多擦洗以加强韧性，浴后宜涂点油脂，以防产后哺乳发生乳头皲裂。提倡长期用冷水洗脸，可促进血液循环，起到预防感冒、鼻炎的作用，还可使皮肤变得更有光泽，更有弹性。

第100天 孕15周，孕妈妈的身体变化

优生百宝箱

妊娠15周时，胎盘终于完全形成。胎盘保护着胎儿，并供给胎儿所需的营养和氧气。随着子宫的变大，支撑子宫的韧带增长，孕妈妈会感到腹部和腹股沟疼痛，也会有腰酸、背痛的感觉。随着妊娠反应的消失，孕妈妈在情绪上多半感觉轻松了。乳房里形成了初乳，随着初乳的生成，乳头会分泌出灰白色的乳汁。

孕期营养滋味

孕妈妈禁忌食用的食物有：

咖啡和浓茶。因为这些饮料中含有咖啡因。这种物质不仅致使孕妈妈神经系统兴奋，心率增快，甚至还可通过胎盘刺激胎儿，影响胎儿发育。

加工食品和食物添加剂。食品调味剂、着色剂等化学制品等物质对孕妈妈和胎儿很不利，孕妈妈应尽可能少吃保存过久的加工过的食物。

盐和味精。味精的主要成分是谷氨酸钠，这种物质会阻止胎儿对锌的吸收；摄入盐过多会感到口渴，就要饮用大量的水，既可能引起液体驻留，也可能引起高血压，对身体不利。

糖和甜食。糖和甜食属于精制碳水化合物，吃多了会产生很多问题，如损害牙齿、影响正常血糖水平等。

同时，孕妈妈要尽量避免过分刺激的食物，如辣椒、大蒜、芥末等。

每日胎教

恭喜孕妈妈顺利迎接“孕百日”，今天的你可不要忘记告诉胎儿它已经在你肚子里“居住”100天的好消息呀！

临睡前和胎儿一起欣赏一下法国大师莫奈的《睡莲》吧，《睡莲》是莫奈晚年最重要的作品。在群青、湖蓝的水面上，睡莲的红花白蕊简洁、飘逸。几笔涡形的绿色勾画出水的波动，产生闪动的效果。画面上的蓝、白、红等色彩充分体现出来，视觉印象非常强烈，体现出一种精神自由状态中的梦幻感。它构思的奇特和笔触的灵动，都美妙无比。

第101天 孕中期乳房的保养

优生百宝箱

孕妈妈怀孕以后，由于体内孕激素水平增高，乳腺组织内的腺泡和腺管不断增生，乳房的皮下脂肪渐渐沉积，使乳房的外形有了很大的变化。孕妈妈从怀孕起就要呵护自己的乳房，以保证乳房的健美挺拔。根据乳房尺寸和形状的变化，选用合适的胸衣。经常做乳房保健按摩操，从乳房的四周向中心轻轻按摩，这有利于乳房的血液循环，使分娩后排乳通畅。经常用清水擦洗乳头，清洗完后在乳头部位涂一些冷霜膏或橄榄油等，并用拇指和食指按顺时针方向轻轻做按摩乳头及乳晕的动作，直到乳头突出来，这样会有助于产后哺乳。孕妈妈要避免挤压乳房。睡眠时，注意采取适宜睡姿，最好取侧卧位或仰卧位。俯卧位容易使乳房受到挤压，使血液循环不通畅。在怀孕28周～36周，初乳出现后，孕妈妈在沐浴之后，可挤出少量乳汁，涂在乳头周围皮肤上，干后形成薄膜，它的滋润效果比任何护肤品都好。

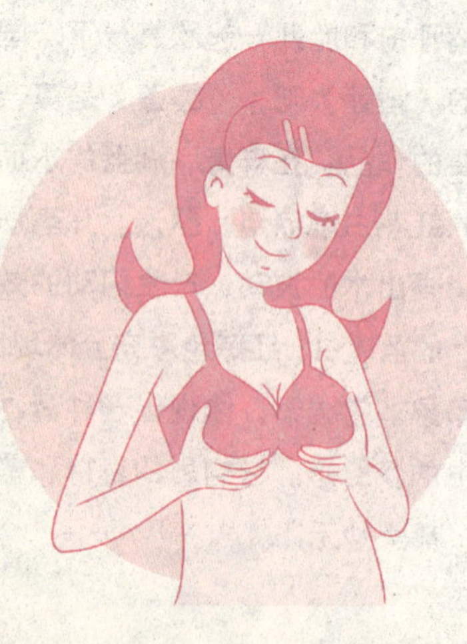

孕期营养滋味

研究显示，糙米的营养吸收率比精米高，而且，其中的膳食纤维能吸收水分，增大肠内容物量，引起适度的刺激，增加肠蠕动，加快肠内容物通过的速度，利于清理废物，解除便秘之苦。经常食用糙米可以消除疲劳、提高记忆力、消除焦躁症状。此外，经常食用糙米还能防治乳腺癌。

每日胎教

如果今天天气不错，不妨听一听挪威作曲家约纳森的《杜鹃圆舞曲》吧！

《杜鹃圆舞曲》在曲调和节奏上，具有挪威民间舞曲的风格。在简短的弱拍开始的、节奏自由的4小节引子过后，出现三度模仿杜鹃鸣叫的音调，第一段运用重复、模进、变奏等手法发展而成。它以轻快、活泼的节奏和清新、流畅的旋律，描绘了一幅生机盎然的景象，婉转的鸟鸣和轻松的三拍子节奏，形成了温和、迷人的气氛。

第102天 孕期腹胀大排除

优生百宝箱

孕妈妈们在孕期是否都有腹胀的感觉？由于孕激素的产生，会使胃肠道的平滑肌松弛、蠕动无力，容易让酸性的胃内容物反流至食管下方，再加上胃排空的时间延长，当食物滞留肠道的时间长，在细菌作用下腐败与发酵，此时就会产生大量气体，使孕妈妈产生饱胀感。解除的办法包括细嚼慢咽、少食多餐、放松心情以及适度的按摩。

孕期营养滋味

缺钙的危害。孕妇如果长期缺钙或缺钙程度严重，不仅可使母体血钙水平降低，诱发小腿抽筋或手足抽搐，还可导致孕妇骨质疏松，进而产生骨质软化症，胎儿亦可能产生先天性佝偻病和缺钙抽搐。

膳食补钙。成年妇女体内含钙约1000克，妊娠后期胎儿体内含钙约30克，胎盘含钙约1克，此外母体尚需储存部分钙，总计增加钙50克左右。这些储留的钙均需由妊娠期膳食予以补充。

富含钙质的食物。奶和奶制品含钙比较丰富，而且吸收率也高。鱼松（连骨粉）、小虾皮等也是钙的良好来源。此外，豆类及其制品也含有较丰富的钙质。核桃仁、榛子仁、南瓜子等也含有较多的钙质，孕妇可以适当增加食用量。孕妇还可以在医生指导下服一些钙片和维生素D，也有利于钙的吸收。

一般来说，孕妇在妊娠前期每日需钙量为800毫克，后期可增加到1100毫克，这并不需要特别补充，只要从日常的鱼、肉、蛋等食物中合理摄取就足够了。

每日胎教

怀孕中期的胎儿，感觉器官发达，嗅觉的发育使胎儿能够将闻到的气味传递到脑部。此时大脑也发育到了一定的程度，胎儿能够直接感受到妈妈所嗅到的香气。身体不适、情绪低落时，香气胎教能使孕妈妈和胎儿心情回归宁静。怀孕中期是胎儿的稳定期，离开住所，到近处郊游，呼吸大自然的新鲜空气，也是嗅觉刺激胎教的一种。花香、面包香等妈妈喜欢的味道都会刺激大脑分泌健康的激素，这些激素又会直接传递到胎儿的脑部，令胎儿感到惬意。

细节备忘录

孕妈妈在肚胀的时候要多喝温开水，平时要少吃产气的食物。另外，记得保持适当的运动。

第103天 你被唐氏综合征“骚扰”了吗

优生百宝箱

唐氏综合征是最常发生的染色体异常症，也是造成智障最主要的原因之一，发生的概率为平均每800个出生的新生儿中会有一个。唐氏综合征一般会有中重度的智力障碍，也可能合并其他疾病，例如，先天性心脏病、肠道阻塞等。

如何预防唐氏综合征的发生：

1. 避免辐射：尽量不要进行X射线检查，看电视也不要过长。

2. 避免大量用药：很多药物会导致先天愚型儿的产生。

3. 避免直接接触化学物质。

4. 注意个人卫生：孕妇每个星期至少要洗澡一次，每天要冲洗会阴部，保持个人良好的卫生习惯，同时在居住的环境中防止潮湿，保持干燥，注意通风。

5. 保持良好的生活习惯：在准备怀孕前夫妻双方最好不吸烟和不饮酒，或者少吸烟、少饮酒，保持良好的工作环境和生活环境。

6. 注意适量的体能锻炼：适当地进行体育锻炼，以增强机体的抵抗能力。

7. 及时了解妊娠状态：习惯性流产的孕妇不能一味地进行保胎，要及时了解妊娠状态，如果确诊为患儿，应及时终止妊娠。

孕期营养滋味

现在，孕妈妈进入妊娠稳定阶段，麦胚油、核桃、葵花子、玉米油、麦芽油、橄榄油、花生油、豆油等是这个时期脂肪酸的最佳营养源。另外，经常吃一些核桃仁、松子、葵花子、杏仁、榛子、花生等坚果类食物，这些食物富含胎儿大脑发育必需的脂肪酸。

每日胎教

教胎宝宝认识数字时，要把抽象的数字变成具体的形象，有利于取得更好的效果。

例如，教“1”这个数字时，先把它视觉化，再由“1”联想起来各种事物。如“竖起来的铅笔”“一根电线杆”等，让“1”这个数字变得具体又形象。在教“2”这个数字时，你可以想象“浮在水面上的天鹅的倩影”。在教“8”的时候，告诉胎宝宝“8”的形状看上去像两个圆粘在一起，上面的圆比下面的圆要稍微小一点。再从1数到8，扳着手指出声数数。当然，读音一定要清楚。

第104天 拒绝贫血，要最健康的宝宝

优生百宝箱

实验结果表明，怀孕期间补充铁，对孕妇和胎儿相当有益。如果孕期不注意补铁，将会导致贫血。如果不想你的宝宝在出生以后发生骨骼病变、生长迟缓、佝偻病等可怕疾病，就要了解如何“补血”。

一般采用以下膳食补铁的方法来进行补血：含铁丰富的食物如动物肝脏、肾脏、动物血，每周一到两次，每次一到二两；红肉中如牛肉、羊肉含铁也较高，怀孕中期每天二两，后期可以增加到二两半到三两；因为与维生素C同时吃可以促进吸收，平时多吃一些绿色蔬菜；红枣含铁和维生素C都比较高，每天坚持吃8粒~10粒。

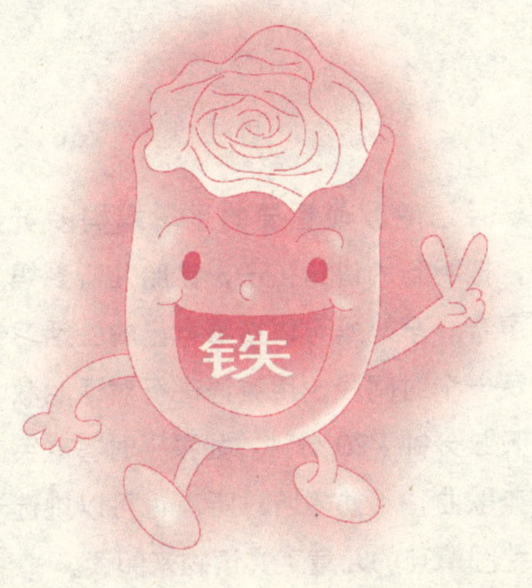

孕期营养滋味

孕妈妈在孕中期要和补铁好帮手们成为好朋友，包括动物血、动物内脏、干果、豆类、葡萄干以及绿色蔬菜。

预防贫血小帮手——阿胶红糖糯米粥

材料：阿胶30克，红糖、糯米各100克。

做法：

1. 糯米淘洗干净，放入煮锅内，大火煮沸。

2. 待粥将煮好时，放入捣碎的阿胶，边煮边搅匀，待粥黏稠时，加入红糖调味即可。

功效：滋阴补虚，养血止血，安神固胎。适于治疗功能失调性子宫出血及孕妇血虚胎动不安等病症。此粥每日1剂，分2次服完，3天为1疗程。

每日胎教

由于孕妈妈们性格不同，所以在选择胎教音乐时最好能根据自己的性格来选择，比如内向的孕妈妈可以选择舒缓的音乐，外向的孕妈妈选择较为轻快的音乐。

第105天 出汗多的预防和对策

优生百宝箱

孕妈妈们，你们是否感觉在孕期更容易出汗呢？正常的孕期出汗大部分是因为孕妈妈体内血液循环和新陈代谢都要比平常人旺盛。只要及时补充水分，保证足够的睡眠时间，减少活动量，防止大量出汗，就不会影响身体健康。卧室要注意空气流通；用电风扇吹风时，宜用近似自然风的一挡，并适可而止。为防便秘，应多喝水。但过度出汗则可能和汗腺疾病有关，需要及时去医院看看医生了，不可掉以轻心。

孕期营养滋味

孕妈妈应少吃刺激性食物。

有些女性怀孕后喜欢食用一些带点刺激口味的食品，如喜食辣味，爱吃川菜等。这些刺激性食物用于调味或做菜，可以起到促进食欲，促进血液循环和补充人体所需的维生素、微量元素（如锌、硒）等作用，非孕期的人吃了是有利的，但孕妈妈则不宜多吃。以少量的葱、姜、蒜等刺激性食物做作料调味，而且制熟后食用，其辛辣性大大减弱，因而对人体的刺激也会大大减轻。甜辣椒因没有辛辣之味，制熟食用无妨。但辣椒，生的葱、姜、蒜以及芥末、咖喱等辛辣味过重，孕妈妈不宜食用。

每日胎教

环境对学习语言起着决定性的影响。如果从胎儿期起为孩子创造熟悉英语的环境，孩子出生后将对英语感到亲切而且学习起来也会很轻松。当孕妈妈以喜悦之心，带着感激之情平静地与胎儿进行心灵交流时，胎教就会取得最佳效果，英语胎教也是如此。

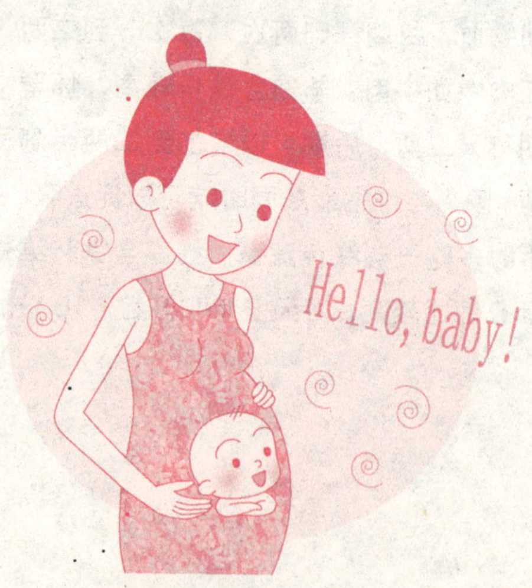

英语胎教最重要的是孕妈妈多听英语，把听到的讲给孩子，让胎儿听到妈妈的声音。孕妈妈可以按照自己的生活习惯确定一个时间段，用英语进行对话胎教，每天 5 分钟 ~20 分钟。如果平时喜欢英文经典歌曲，不妨多听一听。也可以挑选一些绘图精美的儿童英文读物来阅读。

第106天 孕16周，胎儿变得更“强大”

优生百宝箱

16周的胎儿头臀长度约12厘米，体重约为120克，看上去像一个梨。头部大概有鸡蛋大小，且不间断地运动着。可以不断地吸入和吐出羊水了。循环系统在这时也完全进入了正常的工作状态。胎儿在本周发生的最大变化就是他自己会在母亲的子宫中玩耍了，在子宫中最好的玩具就是脐带，他有时会拉它，用手抓它，将脐带拉紧到只能有少量空气进入。但是不必担心，16周的胎儿自己能掌握好分寸，他是不会让自己一点儿空气和养分都没有的。皮肤上开始长出皮下脂肪，身体的肌肉骨骼更加结实，神经细胞的数量和成人相差无几。

孕期营养滋味

孕妈妈们，胎宝宝的发育离不开海鱼，因为海鱼富含Ω-3脂肪酸，这种物质有防止早产的功效，也能有效增加胎儿出生时的体重。鱼肉的蛋白质丰富，远高于其他肉类，含有人类必需氨基酸，属于优质蛋白质，而且易于消化，其消化率高达85%~95%。鱼还含有丰富的维生素A、维生素D，此外，矿物质含量也很高，常见的钙、磷、铁、锌、碘、钾等均很多。同时，鱼的脂肪含量少，

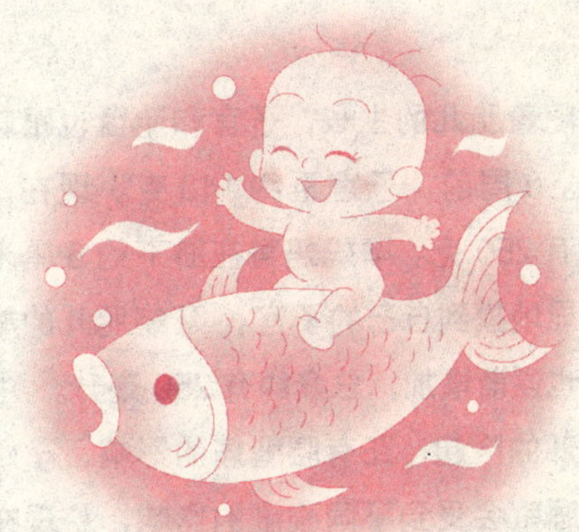

但质量高，鱼油多为不饱和脂肪酸，不仅可预防心血管病，而且有利于神经系统和脑细胞的发育。

推荐食谱：清蒸酸梅鱼

材料：鲈鱼500克，乌梅30克，红甜椒20克，姜、大葱、盐、料酒、植物油各适量。

做法：酸梅用3杯水熬成1杯水备用；将水煮沸再把鲈鱼放入蒸锅中蒸15分钟至熟；油入锅，将嫩姜丝、甜椒丝、葱丝爆香，淋入酒加入酸梅酱汁，再淋到鲈鱼上即可。

每日胎教

孕妈妈们，音乐不仅可以用来聆听，还可以借助它来和胎儿做音乐游戏。孕妈妈们可以坐在沙发上随着音乐节拍缓缓晃动手脚，和胎儿一起来个“慢摇”，但是要注意，动作要轻，时间要短。

第107天 保证充足睡眠

优生百宝箱

随着胎儿的生长，子宫和胎盘也跟着增长。6周前，子宫重约140克。现在，它约有250克。孕妈妈可在脐下约6厘米处明显地摸到自己的子宫。环绕胎儿的羊水量也逐渐增加，总量约有250毫升。由于腹部的隆起，还有腰背痛的影响，孕妈妈的睡眠会受到不同程度的影响，从现在开始要学着选择一种舒适而健康的睡姿。

采取合适的睡眠姿势是很重要的，由于仰卧位和右侧卧位都可造成下腔静脉受压，使心脏的回流血量减少，对孕妈妈自身和胎儿的生长发育都不利。所以孕妈妈最好采用左侧卧位的姿势，可以减轻上述症状。尽量避免饮用含咖啡因的饮料，如汽水、咖啡、茶，临睡前不要喝过多的水或汤；养成有规律的睡眠习惯，睡觉前不要做剧烈运动等，有可能的话，午间睡上30分钟～60分钟，以弥补晚上失眠所造成的睡眠不足。

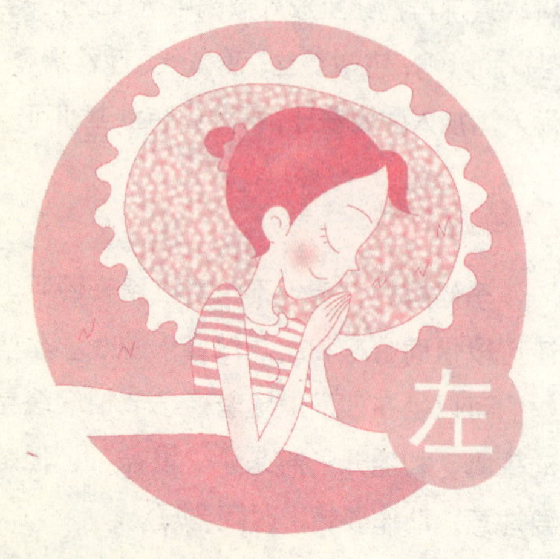

孕期营养滋味

孕妈妈应多吃西蓝花。女性怀孕期间每周吃3次西蓝花，每次200克就能对胎儿心脏起到很好的保护作用。西蓝花里面含有一种物质可以稳定孕妇的血压，缓解焦虑。其所含的维生素C能增强孕妇免疫力，保证胎儿不受病菌感染，同时还能促进铁质的吸收。西蓝花中丰富的叶酸可以保护胎儿免受脊髓分裂、脑积水、无脑等神经系统畸形之害，对胎儿的生长发育有着重要作用。

每日胎教

剪纸，也是一种艺术胎教。你可以先勾轮廓，而后细细剪，剪个“胖娃娃”“双喜临门”“喜鹊登梅”“小放牛”；或胎儿的属相，如猪、狗、猴、兔等；也可以剪一些生活中的花花草草，如牡丹花、太阳花、月季花、兰草等。

在剪纸的时候，向胎儿描述你剪的是什么，这种东西长什么样子，或告诉胎儿你是怎么剪的。这样在进行艺术胎教的同时，也进行了语言胎教。

第108天 孕期慎用抗生素

优生百宝箱

这个时期正处于胎儿脑部、神经管的发育时期，因此，药物使用更须谨慎。对于孕妈妈来说，究竟哪种抗生素是不必过于恐慌的，哪种是需要敬而远之的呢?

可用抗生素。如青霉素，对胎儿无损害或损害甚微。常用的有氨苄青霉素、羧苄青霉素、头孢菌素类(如先锋霉素等)。

慎用抗生素。氨基甙类药物包括链霉素、卡那霉素、庆大霉素、丁胺卡那霉素，因对胎儿肾功能及听力有损害，故慎用。如确需使用，应小剂量、短疗程作用。

禁用抗生素。如氯霉素、四环素、甲硝唑(又叫灭滴灵)、磺胺类药、灰黄霉素等，对胎儿损害严重，绝对不能使用。孕期用链霉素、阿米卡星等抗生素时，可导致胎儿先天性耳聋。

细节备忘录

孕期生病需要用药的，应在医生指导下正确使用，千万不要因为惧怕药物而有病不治，从而影响胎儿的健康发育和自己的健康。没有牌照的医师或一些药房所给予的用药，即使其表示对胎儿无害，也不可听信。

孕期营养滋味

世界卫生组织建议，孕妈妈每日要摄取优质蛋白质9克，相当于牛奶300毫升、鸡蛋两个或瘦肉50克。如果以植物性食品为主，则每日应增加蛋白质15克，相当于干黄豆40克、豆腐200克、豆腐干75克、主食200克。

每日胎教

由于胎儿绝大部分时间在睡眠中度过，因此为了不打搅宝宝的睡眠，胎教的实施要遵循胎儿生理和心理发展的规律，不能随意进行。胎教要适时适量。要观察了解胎儿的活动规律，一定要选择胎儿觉醒时进行胎教，且每次不超过20分钟。

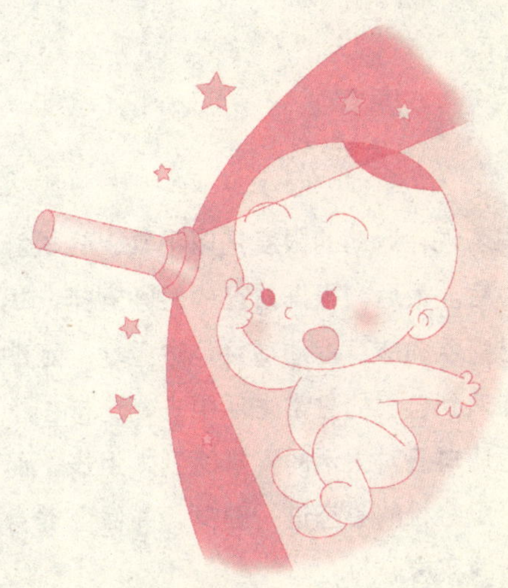

第109天 运动要科学合理

优生百宝箱

孕期的运动需要科学合理，所以，你一定要制订一个最合适于自己的运动方案。首先，要进行有规律的运动，然后循序渐进，逐渐增加运动量。在运动前，准备工作即热身活动一定要做足，运动前孕妈妈最好做些低强度的有氧运动，如散步或者轻柔的舒展运动，充分热身。其次，把握好运动的量。在运动期间不宜太疲惫，千万不能过度疲劳，也不要运动到身体过热，也就是说不宜做出汗的运动。对于孕

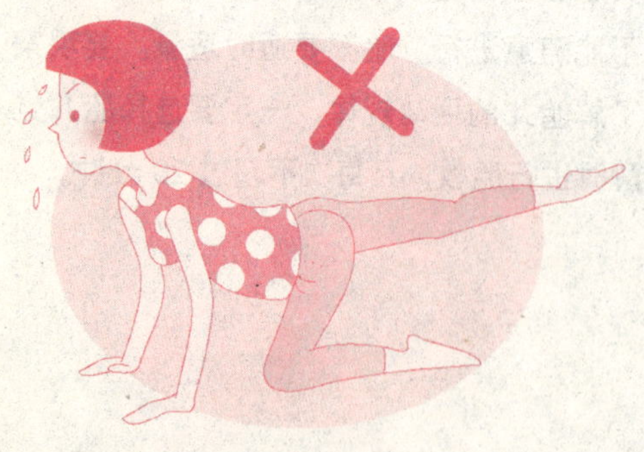

妈妈来说，运动的限度是以不累、轻松舒适为宜。最后，根据自己的时间安排，把自己喜欢的体育运动项目，适量地、定期地加入到自己的日常生活中去，这样才不至于让自己对生活的安排感到太沮丧，而是以更轻松的心态进行健身，并保证健身计划的实施。

孕期营养滋味

这是胎儿骨骼发育的阶段，对钙、磷等物质的需求量增加。如果供给不足，就会抢夺母亲体内储存的钙，使孕妈妈感到腰腿痛或骨关节痛甚至手足抽搐。严重缺乏时，胎儿也易得软骨病。因此，适当补充维生素D和钙质有利于胎儿的骨骼发育，也可预防下肢抽筋症状。

推荐食谱：酱烧排骨

材料：排骨600克

调料：

1. 淀粉、盐、酱油各适量。
2. 甜面酱2大匙，糖、酒各1小匙。

做法：

排骨洗净，加淀粉、盐、酱油腌拌，入油锅炸至金黄。热油锅爆香甜面酱，加适量水烧滚，加入糖、酒，放入排骨煮至入味即可。

每日胎教

优雅的古典曲目更能陶冶胎儿。今天推荐《梦幻曲》，作品音乐形象鲜明，音乐语言精练。引人入胜的表现力，给人们以美好希望，犹如一首倾情如水的抒情诗而长久流传。让听者感受优美柔和的旋律，在不知不觉中被引入轻盈缥缈的梦幻世间。

做最美丽的孕妈妈

优生百宝箱

选择质地柔软、透气性强、易吸汗的衣料，因为怀孕期间皮肤非常敏感，如果经常接触人造纤维的面料，容易引起过敏。天然面料包括棉、麻、真丝等，而以全棉最为常见。尤其是贴身的衣物，最好选择全棉的。选择方便穿脱的款式。建议孕妈妈选择上下身分开的衣服，易于穿脱，可以减少不便。上衣适宜选择开前襟的。有些品牌的孕妇装，产后依然可以穿着，比如有可伸缩的腰带、可脱卸的部分等，这样的孕妇装即使到了产后，也可以变成正常的服装继续穿着。最好准备件宽大的裙装，这样去医院做产检的时候，上下诊台和检查就很方便了。不管你选择怎样的孕妇装，都应以宽松为原则，尤其胸、腹部、袖口处要宽松，这样会感到舒适。

孕期营养滋味

孕中期的孕妈妈每天应摄入谷类主食350克~500克，如米、面、玉米、小米等；动物性食物100克~150克，如牛、羊、猪、鸡、鱼、蛋等；动物内脏50克，每周至少1次~2次；水果100克~200克；蔬菜500克~750克；奶及其制品250克~500克；豆及其制品50克，如豆腐、豆浆、红小豆、绿豆、黄豆等；油脂类25克，如烹调油等。

每日胎教

胎儿在母体内是可以感受到母亲的举动和言行的。孕妇在怀孕期间的所作所为都可以直接影响到胎儿出生后的性格、习惯、道德水平、智力等各个方面。

从目前的研究结果来看，许多研究均证实了我国古代胎教理论的科学性。孕妇应在学识、礼仪、审美、情操等各方面全面发展，以提高自己各方面的修养。由于这种教育使胎儿事先拥有了朦胧美的意识，出生后一般也较其他婴儿聪慧、活泼、可爱。孩子与母亲的关系会因此而备感亲密。

孕妈妈可以选择以下种类的图书阅读：伟大人物的传记，优美的诗歌、儿歌，令人神往的童话和神话，鼓励人向上的世界名著，著名的山水和名胜古迹的游记，精美的画册等。这些书看后使人精神振奋、情绪良好。阅读这类书籍对于孕妇及胎儿双方的身心健康都大有裨益。

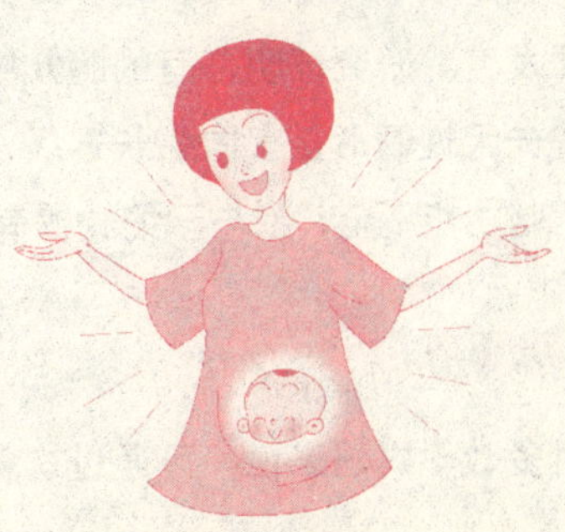

第111天 不忘补锌

优生百宝箱

众所周知，锌是人体必不可少的微量元素，没有锌，就没有生长发育。锌是酶的活化剂，参与人体内80多种酶的活动和代谢，它与核酸、蛋白质的合成，与碳水化合物、维生素的代谢，与胰腺、性腺、脑垂体的活动等关系十分密切，发挥着非常多、也非常重要的生理作用。所以，缺锌不能忽视。对正常人而言，一个成人每日摄入16毫克~20毫克的锌，基本上可以维持机体的需要。而孕妈妈因为担负着自身和胎儿两个人的需要，对锌的需要量则要高出一倍才行，达不到这个量，就属于缺锌了。缺锌会影响胎儿在宫内的生长，会使胎儿的脑、心脏、胰腺、甲状腺等重要器官发育不良，也导致婴儿出生后上述器官功能不全或者患病。对于孕妈妈自身来说，缺锌一方面会降低自身免疫能力，容易生病，从而殃及胎儿；另一方面，缺锌会造成孕妈妈味觉、嗅觉异常，食欲减退，消化和吸收功能不良，这样又势必影响胎儿发育。研究证明，有的胎儿中枢神经系统先天性畸形、宫内生长迟缓，以及出生后脑功能不全，都与孕妇缺锌有关。

孕期营养滋味

对多数孕妈妈来说，可通过饮食途径补锌。如经常吃些牡蛎、动物肝脏、肉、蛋、鱼以及粗粮、大豆等含锌丰富的食物，还可常吃一点儿核桃、瓜子等含锌较多的零食，也能起到较好的补锌作用。同时，专家们还劝告，孕妇要尽量少吃或不吃过于精细的米、面，因为小麦磨去了麦芽和麦麸，成为精面粉时，锌已大量损失掉了。另外，还可通过饮用含锌的奶粉来补锌。

每日胎教

适当的运动是必不可少的，然而运动胎教的重点还在于你与宝宝之间的沟通。在出门之前，告诉宝宝你们要去干什么，一定要说得生动而有意思。如条件许可，尽可能到花草茂盛、绿树成荫的地方，这些地方空气清新、氧气浓度高，尘土和噪声都较少，对母体和胎儿的身心健康大有裨益。另外，据有关资料统计表明，城市中下午4点到7点之间空气污染相对严重，孕妇要注意避开这段时间锻炼和外出，以利于母亲和胎儿的身体健康。

细节备忘录

尽管在孕期补充锌是非常必要的，但孕妈妈要记得不要过度，并且最好从食物中获取锌而不是单纯依赖锌片。

第112天 孕妈妈肚子隆起，快快矫正驼背姿势

优生百宝箱

矫正孕期的驼背姿势，可以缓解腹部负荷增大后带来的腰酸背痛，对以后的分娩也很有好处。

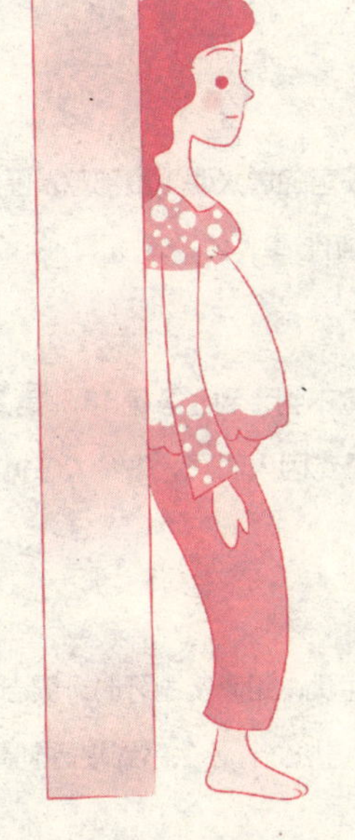

1. 背靠墙壁站立，将小腿、屁股、后背和后脑部均贴近墙壁，尽量减少腰部和墙壁之间的空隙。如果困难的话，可以将双脚前移至距离墙壁20厘米左右的地方。

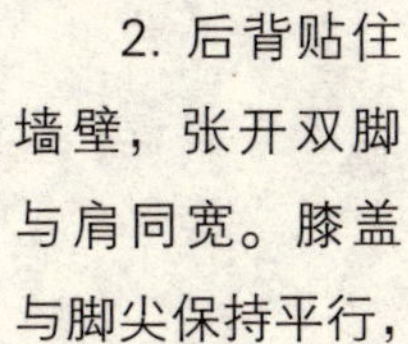

2. 后背贴住墙壁，张开双脚与肩同宽。膝盖与脚尖保持平行，收紧下颚，上体贴住墙壁，下蹲至膝盖半曲。然后慢慢恢复成原来的站姿。如此反复练习。

孕期营养滋味

孕妈妈在孕中期要注意粗细粮的搭配，精白米和精白面类精制的食品中缺乏B族维生素，而粗粮中含有丰富的B族维生素，二者可以相互弥补，使营养摄入更全面。

认识B族维生素：

维生素 B_1　能促进胎儿生长发育、维持正常的代谢。维生素 B_1 的需要量与肌体热能总摄入量成正比，孕期热量需求增加200千卡，因此，维生素 B_1 的供给量也增加为1.8毫克/天。

维生素 B_2　参与人体热能代谢，孕期维生素 B_2 的供给量相应增加为1.8毫克/天。孕期缺乏维生素 B_2 容易导致胎宝宝营养供应不足，生长发育迟缓。

维生素 B_{12}　是人体三大造血原料之一，是唯一含有金属元素钴的维生素，是一种水溶性维生素。

每日胎教

春天的早晨，在美丽的蓝色多瑙河畔，远处群山起伏，田野一望无际。晨曦的阳光透过大树茂密的叶子洒在挂满露珠的草地上，山边小溪波光粼粼。羊儿在草地上吃草，小鸟在林间婉转啼鸣，牧童吹着短笛，猎人吹响号角，构成一幅大自然美丽的图画。一曲《维也纳森林的故事》，一切宛如人间天堂。孕妈妈们，假日的清晨，在音乐中迎接这美丽的森林吧！

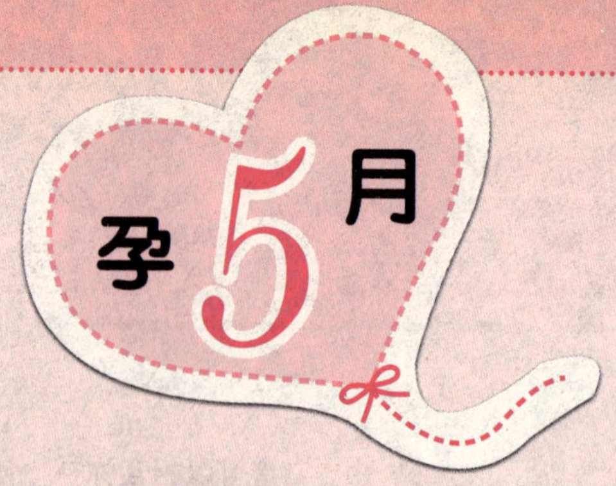

到了孕5月，胎儿的生长速度加快了，此时的他（她），头部已占全身长度的1/3，而且胎动已经十分明显了。伴随着十分美妙的胎动，孕妈妈已经能真切地感受到小生命的存在了。

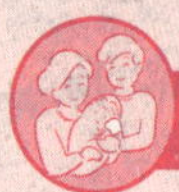

孕妈妈的变化

★外形有了很大变化

本月孕妈妈在外貌和体形上出现了较大的变化，子宫的增大使下腹部越发隆起，子宫底的高度与肚脐平齐，乳房、臀部增大丰满，皮下脂肪增厚，体重增加。

★开始感觉到胎动

其实胎儿很早就在子宫内活动，只不过孕妈妈感觉不到，到了孕第18～第20周，孕妈妈就可以明显地感觉到胎动了。不过由于胎动的感觉因人而异，每个人感觉到胎动的时间不同，所以你要耐心地等待它的到来。

★常出现一些不适症状

由于妊娠的缘故，孕妈妈的身体会出现一些不适症状，如清晨刷牙时牙龈出血，阴道局部充血，阴道分泌物继续增多。由于关节、韧带变得松弛，还会感到腰背酸痛。

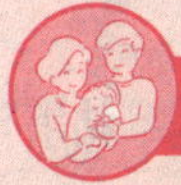

胎儿的成长

★胎儿多大了

满 5 个月时，身长约 16 厘米，体重约 250 克。

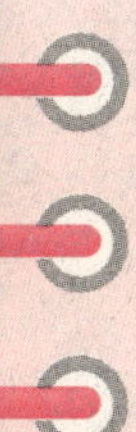

★神经系统进一步发育

进入第 18 周～第 19 周时，孕妈妈可以通过胎动来感受胎儿在子宫中悠游的行为。胎儿的神经系统在此阶段发育得更加完善，胎儿的活动也变得有意识了。

★胎儿外形发生变化

胎儿全身皮肤由透明的深红色变为不太透明的红色，从头、面部开始，全身逐渐被汗毛所覆盖，头上长出少量的头发，皮下开始储存脂肪。背部和四肢关节皮肤皱褶处形成一种白色油腻状的物质叫胎脂，它具有保护皮肤的作用。

★脑部发育的黄金期

胎儿的间脑已经发育，能及时产生与孕妈妈完全一致的喜怒哀乐等感受，大脑联合完成，脊髓髓鞘开始形成，大脑皮质具典型层次。此时期为胎宝宝脑部发育的黄金期。

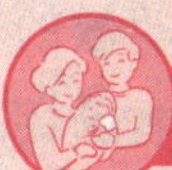

本月孕期检查

本月要进行一次孕期检查，本次检查有下面的特别项目：

羊水检查：一般称作染色体检查，通过检查可发现异常。35 岁以上的高龄孕妇都应该接受羊水检查。

畸形儿检查：能够了解胎儿是否有脊椎畸形和其他几种先天性畸形。

第113天 怀孕进入稳定期，健康细节要注意

优生百宝箱

到了第5个月，孕妈妈应注意腹部的保温，并防止腹部松弛，最好使用束腹、腹带或腹部防护套。乳房开始胀大，最好选择较大尺码的胸罩，防止乳房受到挤压。此时是怀孕期间最安定的时期，若要旅行或搬家，宜趁此时马上进行，但孕妈妈仍应避免过度劳累。

孕期营养滋味

由于食欲增加，孕妈妈的进食会逐渐增多，有时会出现胃中胀满。此时可服用1片~2片酵母片，以增强消化功能。也可每天分4次~5次吃饭，既补充相关营养，也可改善因吃得太多而胃胀的状况。

本月，孕妈妈对维生素、矿物质、微量元素等的需要量明显增加，为此，孕中期至少每周一次选食一定量的动物内脏，包括肾、肝、心、肚等，它们不仅含有丰富的优质蛋白质，而且还含有丰富的维生素和矿物质。

推荐食谱：胡萝卜炒猪肝

材料：猪肝400克，胡萝卜150克，青蒜2根，蛋清1个。

调味料：盐、水、淀粉、料酒、酱油、味精、高汤各适量。

做法：

1. 胡萝卜切薄片；猪肝洗净切片；青蒜洗净，切段。猪肝加蛋清、水、淀粉、盐、料酒、酱油拌匀后放热油中炸约3分钟，捞出。

2. 锅留底油，煸炒青蒜后加少许高汤，放盐、味精，用淀粉勾芡，将猪肝、胡萝卜放入，炒匀即可。

每日胎教

孕中期是胎教的黄金季节，也是音乐胎教、对话胎教的最佳时机。音乐胎教与对话胎教都属于促进听觉的方法，结合促进视觉、触觉、嗅觉和味觉的胎教，可以使胎儿的五觉得到良好的发育。胎儿期接受过音乐胎教的孩子一般集中力比较优秀，而且右脑比较发达，学习说话也比较快。

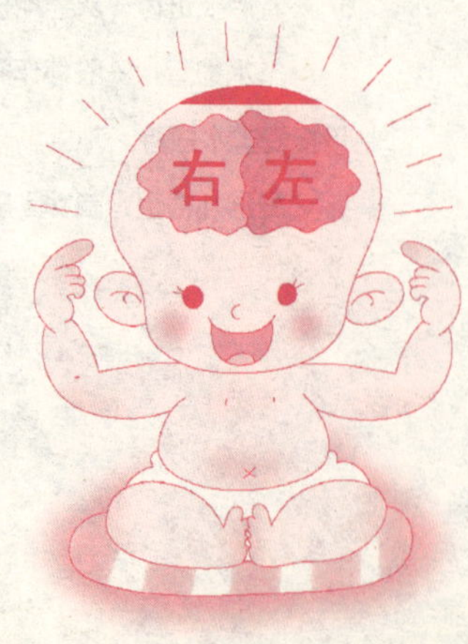

第114天 孕17周，胎儿的成长

优生百宝箱

17周的胎儿身长大约有13厘米，体重150克~200克，当胎儿伸展开时，有成人的手掌那么大。胎体出现了胎脂。大脑发育已经很充分，循环系统完全进入正常的工作状态。肺也开始工作，能平稳地吸入、吐出羊水。可以做指尖并拢的动作了。平时除了玩玩小手和小脚，脐带也是小家伙的玩具——不是拉就是抓。在今后3周内，小宝贝将继续经历飞速增长的过程，身长、重量将增加两倍以上。胎儿此时的骨骼还是软骨，可以保护骨骼的卵磷脂开始慢慢地覆盖在骨髓上。胎儿17周的时候，孕妈妈可以借助听诊器听到胎儿强有力的心跳。孕妈妈从此可以通过听胎心音来确定胎儿的健康状况，如发现任何异常，应立即到医院寻求医生的帮助。随着妊娠的进展，胎动越来越频繁，并且变得更有力，这标志着妊娠一切正常。

孕期营养滋味

这个阶段应避免进食过多油炸、油腻的食物和甜食（包括水果），防止出现自身体重增加过快的情况。要适当注意补充含铁丰富的食物，如动物肝、血和牛肉等，预防缺铁性贫血。如果常发生小腿抽搐，可能是缺钙的表现，应选用含钙较多的食物，如奶类、豆制品、虾皮和海带等。

每日胎教

今天和宝宝一起欣赏古诗文吧！

春夜喜雨

作者：杜甫

好雨知时节，当春乃发生。
随风潜入夜，润物细无声。
野径云俱黑，江船火独明。
晓看红湿处，花重锦官城。

初春时节，残枝微透嫩绿，一场小雨过后，你会发现春天的小雨把所有尘埃都荡涤无存，那些新绿像婴儿般娇嫩，就连太阳也宛如羞涩的少女出现在眼前。孕妈妈可以在这样雨后初晴的日子里，到室外走走，让清新的空气沁入心肺，让所有的不适和烦恼都融入自然，让心情也融入其中，体会生命的精髓，体会诗词的幽远古雅。在孕期，每一场雨都会给你带来不一样的心情，每一番值得回味的心得都是雨带给你的舒畅。让淅淅小雨伴你入眠，忘却所有的烦恼。

第115天 孕17周，孕妈妈的身体变化

优生百宝箱

此时期，孕妈妈的子宫位于脐下3.8厘米~5厘米处。随着妊娠的继续，子宫的顶部变得近似球形。它的长度比宽度增加得快，因此子宫的形状更接近于卵圆形而不是圆形。子宫充满了骨盆并且向上到达腹腔。孕妈妈的肠道被推向上方并且靠边。子宫最后几乎可到达孕妈妈的肝脏处。孕妈妈的体重仍在增加，体重较妊娠前增加2.5千克~4.5千克。孕妈妈的体形会变得越来越大，小腹越来越突出并明显“膨大”，此时，为了舒适，必须穿上宽大的孕妇服。鞋要尽量选择软底平跟的。从本周起，大多数孕妈妈可以感觉到胎动了。

孕期营养滋味

这个月胎宝宝开始形成骨骼、牙齿、五官和四肢，大脑也进一步发育。因此，对钙质的摄取就显得极为重要了。除了保证蛋白质、维生素、碳水化合物、矿物质的基本供给，还要特别注意补充含钙食物。瘦肉、鱼贝类、山药、莲藕等食物对孕妈妈补钙很有益，孕妈妈可以多吃此类食物，以保证充足的钙质供应。

每日胎教

胎儿是有记忆的，他（她）对外界有意识的激动行为、感知体验，将会长期保留在记忆中。因此，孕妈妈要保持愉快、平和、稳定的心态，才能为胎儿大脑的全面发展提供有利基础，促进胎儿记忆的发展。

这时候的宝宝，已经开始用自己的耳朵去倾听外界的声音了。不仅对父母的言行能作出一定的反应，还能在脑子里形成记忆。声音介于200赫兹到1000赫兹之间的，恰与母亲说话的声音一致。胎儿不但听得清楚，而且觉得很舒服。胎儿能敏锐地记忆母亲的声音。母亲的声音有安抚胎儿情绪的作用。为了胎儿，母亲应耐心、温柔地对着胎儿说话。

训练胎宝宝记忆时，不要觉得隔着肚皮或用心灵交流的方式与胎儿说话是件深奥难懂的事，只要你用爱来看待腹中胎儿，经常对胎儿说话，就能够有效刺激胎儿的脑部发育。

细节备忘录

孕妈妈要注意睡姿。睡眠时最好左侧卧，以免压迫腹中胎儿，阻碍血液循环。

第116天 孕妈妈着装注意事项

优生百宝箱

刚刚进入孕中期的孕妈妈肚子刚刚隆起，除了添置孕妇装，还可以好好整理一下现成的服装，选出较为宽大的。不过由于怀孕时对寒暑的抵抗力很差，所以一定要注意保暖，寒冷时要比平常多穿一件，如此这时候还讲究美丽“冻”人，可就损失大了；如果觉得热，要穿吸汗、凉快的衣服。另外，胸肌没有办法支撑日渐丰满的乳房，必须要选择合适的乳罩托住乳房，使其保持在原来的位置上。乳房下垂的原因是孕期没有配戴合适的乳罩。胸肌不发达者更应注意乳罩的配戴。晚上，为了使胸部肌肉不太紧张，不宜戴胸罩。

孕期营养滋味

药膳是用温补或滋补类的中药和食物相配合，经过烹调加工而成，具有滋阴补血，温阳补气，强身保健，增强抵抗力的作用，无药物毒性副作用。

孕妈妈在食用药膳之前，首先应该了解这些药膳的特性，是否会对自己健康造成影响。有些中药材对孕妈妈和胎儿有害无利，要谨慎食用。孕妈妈应谨慎避免的中药材：牛黄、红花、川七、牛膝、车前子、补骨脂等。

其次，要了解自己的体质。中医将人的体质分为气虚无力型、阳虚怕冷型、气虚缺氧型、阴虚燥热型。不同体质的孕妈妈应在医生指导下，采用不同特性的药膳来进补。

人参　燥热体质者，过度的进补会造成口干舌燥、便秘等情况。

黄连　未经医生指导，不宜单独食用，尤其是体质虚寒者，以免影响肠胃功能，造成肠胃不适，也可能会引起全身过敏或瘙痒、烦躁不安的症状。

每日胎教

把想象中宝宝的脸画下来，看着画像对宝宝说话，这样有利于加强真实感，使胎教更有效果。要多关爱胎儿，多思考，多学习，多和宝宝说话。

可以告诉胎儿一天的生活。从早晨醒来到晚上睡觉，你或你的家人做了什么，想了些什么，有什么感想，说了些什么话，这些都要用你的语言讲给胎儿听。这既是一般常识课，也是母子共同体验生活节奏的一个方法。如早晨起来，先对胎儿说一声“早上好”，告诉他早晨已经到来了。打开窗帘，啊，太阳升起来了，阳光洒满大地，这时你可以告诉宝宝“今天是一个晴朗的好天气”。

第117天 腹痛和腹泻

优生百宝箱

由于妊娠早期频繁、剧烈的腹泻可能会引发子宫收缩导致流产，而且腹泻会影响孕妈妈对营养物质的吸收，所以很多孕妇一出现腹泻就很紧张，不是吃药就是打针。其实很多腹泻是生活因素引起来的。因此，孕期腹泻应当先从生活调养入手，消除引起腹泻的不利因素，尽量少吃药打针。如有感染迹象则应尽早在医生的指导下选择高效无毒的抗生素予以治疗。孕妈妈出现腹痛的可能原因有：胃胀气、肠痉挛、阑尾炎和细菌性痢疾等。一旦出现腹痛症状，孕妈妈应及时去医院就诊，以防发生病情恶化。而孕期腹泻的原因主要是消化不良，这通常不需要用药物处理，只要在饮食上减少高脂肪食物的摄取，避免辛辣食物和含有咖啡因的饮料即可。

孕期营养滋味

孕妈妈应坚持一个重要的饮食原则：少吃多餐。应多吃些含铁的蔬菜（如紫菜、芹菜、海带、黑木耳等）和新鲜水果。

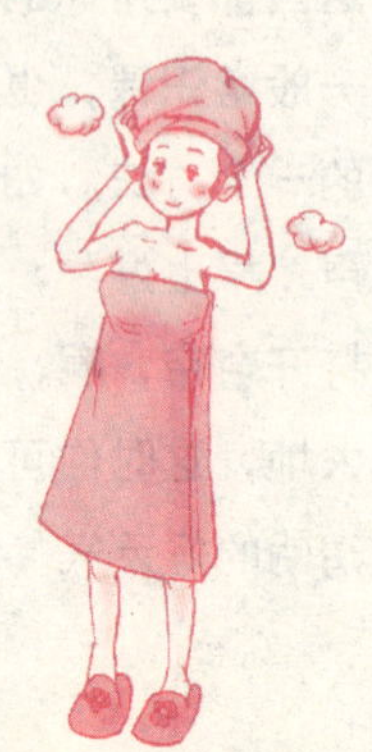

此外，应避免食用生菜沙拉、生鱼片、冰的饮料及水果等。生菜和生鱼片等因未经过煮熟杀菌，容易造成腹泻，而冰冷的食物易造成胎儿过敏体质。

每日胎教

胎儿身体快速生长的同时，大脑也在飞快地发育着。此时，对胎儿大脑的保健尤为重要，而阳光是胎儿大脑发育最好的保健师。

孕妇常晒太阳，有利于胎儿脑健康。医学专家的试验证据表明，孕妇因缺少阳光照射而造成的维生素D缺乏，会影响胎儿的大脑发育。宝宝出生前与宝宝出生后同样需要充足的阳光照射，以获得维生素D。孕妇晒太阳，冬季一般每日不应少于1个小时，夏天需要半个小时左右，特别是长期在室内或地下工作的孕妈妈，更需要晒太阳。

细节备忘录

孕妈妈腹泻时，暂时不要吃东西，而是进行适当补液，补足因拉肚子而丢失的水分和电解质，尤其是钾离子，还要补充失去的热量。可以吃一些流体易消化的稀饭，倘若不是很严重，空空肚子就好了。在补液的同时，要密切观察胎儿的情况是否良好，有无流产或早产的征兆。

第118天 职场孕妈妈安全隐患大解除

优生百宝箱

孕中期，很多职场孕妈妈不但要面对工作上的压力，还要每天挺着日渐增大的肚子，因此，要特别注意安全。哪怕是出现微弱的出血症状，也应立即到医院接受检查。有流产经历的女性，最好休息3个月，直到妊娠稳定期再开始工作。

电脑。尽量别对着屏幕的背面，因为电脑辐射最强的是背面，其次为左右两侧，屏幕的正面反而辐射最弱。孕妈妈距电脑的距离以能看清楚字为准，至少也要50厘米到75厘米的距离，这样可以减少电磁辐射的伤害。在电脑旁放上几盆仙人掌，可以有效地吸收辐射。也可以给电脑装个防辐射屏，以减少正面的辐射。

复印机。线圈、电线圈和马达都是有辐射的，所以不要用身体贴着或靠着复印机进行操作。一般使用时，身体距离机器30厘米为安全距离。目前市面上较新型的复印机把有辐射的部分装在底盘上，这种复印机对身体危害较小。

手机。最好减少使用手机的机会，并且长话短说。尽量避免将手机挂在腰间。能用座机的时候就尽量使用座机。

孕期营养滋味

工作餐中的油炸类食物，在制作过程中使用的食用油难免不是已经用过若干次的回锅油。这种反复沸腾过的油中有很多有害物质，因此，最好不要食用工作餐里的油炸食物。

职业女性每天至少有一顿饭是在外面吃的，这使得营养均衡比较困难。为了摄取均衡的营养，应该选择配菜种类较多、有大量蔬菜的食谱。如果条件允许，最好能从家里带饭，根据自己的口味每天进行搭配。如果不能保证每天带饭，也要保证每天带一两种水果，在休息的时候吃。

每日胎教

孕妈妈要注意休息，但不应不思考，一定的脑力活动对胎儿是有益的。多观察，把自己看到、听到的事物传递给胎宝宝。对于不理解的问题，充分调动自己的思维活动，使胎儿受到良好的宫内教育。适合胎儿的音乐最好经常聆听，声波经过不断地反复强化，可以促进胎儿右脑发育。

每次听音乐前，孕妈妈先用手轻轻触压几下腹部，告诉宝宝要听音乐了。活泼好动的胎宝宝，可多听一些舒缓优美的乐曲；文静少动的胎宝宝，则应多听一些明快轻松的音乐。注意，音量应该控制在75分贝左右，每天听2次，每次20分钟。

第119天 诱人的孕期大敌

优生百宝箱

怀孕期间很多食物都是对孕妇及胎儿的安全不利的。

螃蟹。性寒凉，可用于活血祛淤，因而对孕妈妈不利，尤其是蟹螯，易引发流产。

甲鱼。性寒，有滋阴益肾的功效，但同时还有较强的活血散淤作用，孕妈妈若误食容易造成流产。

薏米。对子宫平滑肌有兴奋作用，可促使子宫收缩，因而有诱发流产的可能。

马齿苋。性寒凉而滑利，对于子宫有明显的兴奋作用，能使子宫收缩次数增多、强度增大，易造成流产。

桂圆。性温味甘，极易助火，动胎动血。孕妈妈食用后可能会出现燥热现象，可引起腹痛、“见红”等流产症状。

孕期营养滋味

妊娠期间，孕妈妈容易养成见到好的食物就吃的习惯，而且进食量也很大，生怕宝宝的营养不够，结果造成体重增加过快，使胎儿过大，不仅给分娩造成困难，也让自己产后“发福”。孕中期之后要控制饮食，避免每餐进食过多，不要过于饱食，也不要太饥饿了才去吃东西。孕妈妈还应注意，进食后不要立即躺下。

只要孕妈妈不觉得饥饿难忍，没必要非按两个人的饭量吃饭，还是要根据自己的实际情况和需求，制订更适合自己的饮食方案。

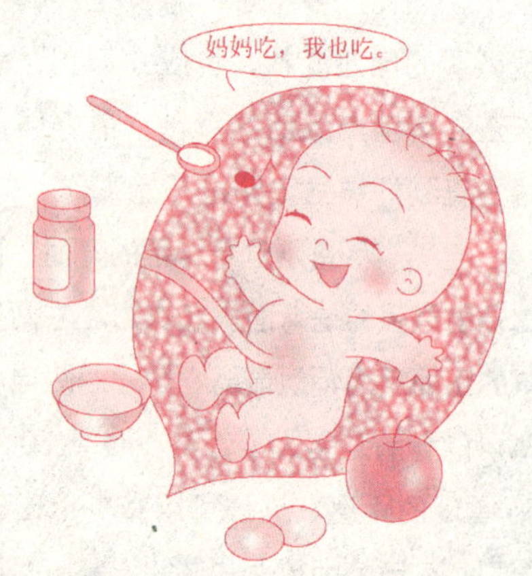

每日胎教

胎儿5个月时，传递声音的器官——内耳已经形成，胎儿的听力又有了发展。这一时期，孕妈妈应多听宁静平和的音乐，保持情绪的稳定，激发丰富的感情，重要的是要带着和孩子一起欣赏音乐的心情去选曲和聆听。

孕妈妈应选择那些委婉柔美、轻松活泼、充满诗情画意的乐曲。如中国古典乐曲《梅花三弄》，筝曲《渔舟唱晚》；西方古典乐曲《A大调抒情小乐曲》，德国浪漫派作曲家门德尔松《仲夏夜之梦》；现代音乐《让世界充满爱》《同一首歌》《茉莉花》等。

第120天 孕18周，胎儿的成长

优生百宝箱

18周的胎儿身长大约有14厘米，体重约200克。胎儿此时小胸脯一鼓一鼓的，这是他（她）在呼吸。这时的胎儿吸入、呼出的不是空气而是羊水。胎儿开始在子宫里频繁地变换各种运动姿势，甚至是“拳打脚踢”。孕妈妈应到医院做一次全面的检查。通过B超，孕妈妈可以看到胎儿各种姿势和运动时的动作，如踢、摸、滚动、吸吮手指等。胎儿18周的时候，如果是女孩，她的阴道、子宫、输卵管都已经各就各位；如果是男孩，生殖器已经清晰可见，当然有时因胎儿的位置不同，小小的生殖器也会被遮住。这个时期胎儿的心脏运动变得活跃起来，借助听诊器能听到胎儿心跳的声音。从这个时期开始可以通过超声波检查胎儿心脏是否正常。

孕期营养滋味

孕中期，孕妈妈对血红素、铁、核黄素、叶酸、维生素A等营养素需要量明显增加，为此建议孕妈妈至少每周一次选食一定量的动物内脏，包括肝、心、肚等。

推荐食谱：羊肝菠菜汤

材料：羊肝100克，菠菜250克，香油、盐各适量。

做法：

1. 将羊肝洗净，切片，放入碗中，加入香油和盐拌匀腌一会儿。菠菜择好洗净，切段。

2. 锅中放适量的清水煮沸，再放入羊肝和菠菜，煮熟时加入盐调味即可。

每日胎教

孕中期是胎教的黄金季节，你可以让胎教的时间变长一点儿，或者再详细一点儿，比如在和胎儿一起欣赏一幅名画时，可以慢慢地重复作者的名字。

今天来欣赏一下J.S.萨金特的《康乃馨、百合与玫瑰花》吧！这幅画是他精心绘制的传世经典，描绘了孩子在花丛中点灯笼的情景。这幅画的题材是无关紧要的，最具有魅力的是画面千变万化的丰富色彩，令人赏心悦目。虽然重视色彩的表现，但花的形状清晰可见，丰富的色彩和花的芬芳融为一体。

细节备忘录

尽管刚刚度过容易流产的时期，但你要更加注意生活细节，因为孕中期的胎儿不但需要安全，还需要更多的营养元素，所以，千万不要一整天不怎么吃东西，要记得每天都合理科学地安排膳食。

第121天 孕18周，孕妈妈的身体变化

优生百宝箱

此时，孕妈妈可在脐下摸到自己的子宫，约有香瓜般大小或稍大一些。孕妈妈的体重较妊娠前应增加4.5~5.8千克。但是，不同的人存在很大的差别。部分孕妈妈能感觉到胎儿的活动。第一次胎动就像肚子里冒气泡，非常的轻微。孕妈妈感觉到胎动的具体时间会略有不同，经产妇比初产妇更早发觉。出现胎动后，最好把日期记下来，接受定期检查时告诉医生。从本周起，孕妈妈会时常感到后背疼痛，程度轻重不一，一般以轻微疼痛多见。少数孕妇因后背疼痛可出现行走困难，弯腰、站立及抬东西时均会感到疼痛，而且夜间常因此而失眠。由于体内激素的变化和鼻黏膜充血等原因，有些孕妈妈可能出现鼻塞和流鼻血现象，应增加饮水量和维生素的摄入，并考虑增加室内空气湿度。

孕期营养滋味

孕中期，肉类食品所提供的优质蛋白质应占总蛋白质量的1/3以上。但过量吃动物性食品会加重母体的负担。因此，吃肉不可过量。

推荐每日摄入食物量

主食（面、米）：400~500克

豆类及豆制品：100克

蛋类：50克

新鲜蔬菜（以绿叶蔬菜为主）：500克

牛奶：250克

畜、禽、鱼肉类：150克

动物肝脏：50克

水果：100~200克

植物油：25克

每日胎教

如果还没给胎儿起名，建议孕妈妈给胎儿起个小名，在与胎儿进行“沟通”时，一边抚摸他一边称呼他的小名，很有利于实施胎教。

可以给宝宝取个中性的乳名，如“平平”“乐乐”等，将来生男生女都可以用，然后，你和准爸爸就可以在确定胎儿醒来时，用乳名和宝宝进行对话了。

细节备忘录

随着孕中期的到来，孕妈妈们的腹部逐渐凸显出来，身体上的变化肯定会影响到心理，无论你是因为胎儿的长大而感到激动还是因为莫名的恐惧，都不要有大喜大悲的情绪，因为不良的情绪无论对于刚进入孕中期不久的你还是胎儿都十分的不利。

第122天 宝宝开始“不老实”，孕妈妈要“监督”

优生百宝箱

胎动是胎儿在妈妈子宫内成长的正常现象，也是宝宝健康的重要指标。孕妈妈除了定时到医院做产检外，可以在家中、公交车上，随时感受胎动。最初感觉到的胎动一般是十分轻微的，随着妊娠月份的增加，胎儿的力量越来越大，胎动也越来越频繁且有规律。刚开始，胎动是很轻微的，感觉就好像肚皮突然被电了一下，又似乎像有人在敲门，有时还错以为是肠子

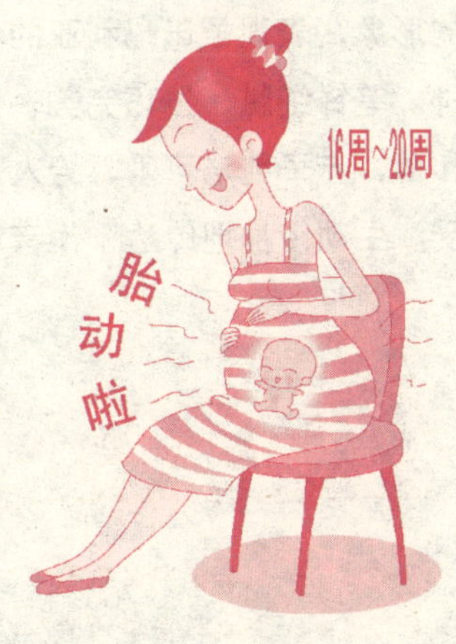

在蠕动。慢慢地，孕妈妈有了经验就能分辨出来了。到18~20周时，才会明显感到胎动。一天之内，正常的胎动频率和次数一般是每小时3~5次，12小时胎动为50~70次。不过，一天之中清晨最少，下午6点以后增多，晚上8点~11点最为活跃。如果孕妈妈能感到胎动的时间规律，

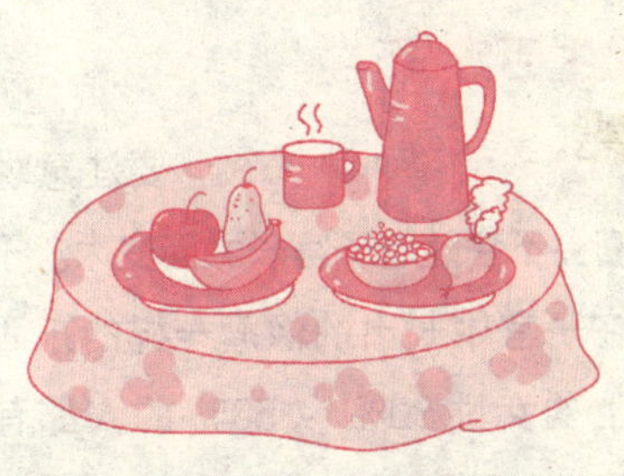

就表示胎儿已形成自己的睡眠规律，称为“胎儿生物钟”。

孕期营养滋味

孕中期胎儿机体和大脑发育速度加快，对脂质及必需脂肪酸的需要增加，必须及时补充。因此，孕中期可以多摄入一些坚果。

每日胎教

当怀孕5个月时，胎儿已经具备了四肢运动的能力，此时期的孕妈妈可以适当地用手掌轻拍腹部来引导胎儿动一动。

细节备忘录

因为胎儿有固定的休息和睡眠时间，所以孕妈妈有时候不容易感觉到胎动。胎儿静止不动的时间最长不超过1小时。若胎儿1小时都没有活动，孕妈妈可以吃点东西，喝一点儿甜果汁，或者拍一拍肚子，正常情况下，胎儿会马上动起来。

第123天 正确应对子宫肌瘤

优生百宝箱

观察肌瘤是否会变大。要注意观察子宫肌瘤会不会随着子宫长大而变大。子宫肌瘤是在子宫中长出的像瘤一样的东西，30岁以上的女性30% ~ 50% 的人都有可能被发现长有子宫肌瘤。肌瘤的大小以及长出的地方各有不同，因此，在孕期出现的问题也会有所不同。因为子宫肌瘤在孕中期有变大的倾向，所以在怀孕初期的时候如果肌瘤的大小在5厘米以上就要小心出现流产和早产的危险，有些情况还需要静养。另外，胎盘附近如果长有肌瘤的话就更要注意观察胎盘的机能是否正常。

视肌瘤的情况选择分娩的方式。如果子宫肌瘤过大或阻塞产道，需要进行剖宫产。子宫肌瘤可以长在很多位置，但只有长在子宫颈部才会对分娩产生影响。虽然这种情况很少见，但一旦发生，就需要采取剖宫产，才能使孩子顺利降生。采取自然分娩还是剖宫产要在孕37周以后，通过观察子宫肌瘤的位置和大小来决定。如果长有子宫肌瘤，很可能会出现子宫在分娩后不能很好收缩的情况，而易发生产后出血。

孕期营养滋味

处于孕中期的孕妈妈食欲大振，每餐进食量可有所增加。但随着妊娠进展，子宫进入腹腔可能挤压胃部，孕妈妈餐后易出现胃部胀满感。建议孕妈妈少吃多餐来缓解这一现象。

喜吃酸味食物的孕妈妈，最好食用一些带酸味的新鲜瓜果，最好不要经常吃咸菜和醋腌制品，这类食物可能存在致癌物质——亚硝酸盐，对胎儿和母体有害无益。

每日胎教

今天继续欣赏名画吧，推荐欣赏拉斐尔著名油画《女园丁》。此画通过美丽的女园丁的形象，表现圣母玛利亚的世俗之爱的精神。笔锋细腻，技巧完美，女园丁亲切、和蔼，赤子纯洁可爱，给人一种温暖的感受。生动传神地传达了作者对生活的渴望。

细节备忘录

孕妈妈在做完羊膜穿刺手术后一定要好好休息，要重视伤口的清洁以防感染。

另外，就大部分的孕妈妈而言，羊水检查的并发症概率并不高，但对于多胞胎的孕妈妈而言，羊水检查的风险会稍微提高一些。任何接受过羊水检查的孕妈妈，都应该密切注意可能发生的并发症。

第124天 胎儿"不想长大"，孕妈妈要警惕

优生百宝箱

大部分胎儿都会在孕妈妈体内健康地成长，可是也有一部分胎儿由于营养不良、辐射、肾病、染色体病变等因素"拒绝长大"，胎儿拒绝长大可导致围生儿发病率增加，甚至死亡。所以，凡是妊娠年龄小于17岁或者大于30岁、妊娠前体重小于45千克、本次妊娠前半年内有流产经历、孕20周之前有阴道出血经历以及有慢性肝肾疾病和心脏病等病史的孕妈妈，一定要定时去医院进行胎儿发育情况的检查。

孕期营养滋味

为维持血糖值平稳及避免酮血症的发生，餐次的分配非常重要。因为一次进食大量食物会造成血糖快速上升，而母体空腹太久时，容易产生酮体，所以要少食多餐，将每天应摄取的食物分成5餐~6餐。特别要避免晚餐与隔天早餐的时间相距过长，睡前要补充点心。

推荐食谱：清蒸鱼

材料：鲜鱼1条，葱、姜、香菜段各适量。

调味料：酱油3大匙，糖1/2小匙，水3大匙，白胡椒粉少许。

做法：

1. 鱼洗净，擦干水；鱼身的两面均划上刀口；葱切成条段。

2. 盘子上垫上葱段，放上鱼后，撒上姜丝，移入蒸笼内大火蒸10分钟，至鱼熟后端出，倒出蒸鱼汁，夹掉葱段，撒上白胡椒粉。

3. 锅中烧热两大匙油，淋下调匀的调味料，一滚即关火，全部淋在鱼身上，要来回多浇淋数次以使鱼入味，再撒上葱丝即成。

每日胎教

孕妈妈在饭后1小时~2小时，以最舒服的姿势躺着或坐下，用一只手压住自己腹部的一边，再用另一只手压住腹部的另一边，轻轻挤压，感觉胎儿的反应。反复几次，胎儿可能就感觉到有人触摸他，就会踢脚。此时可轻轻拍打被踢的部位几下。一般在一两分钟以后，胎儿会再踢，这时再轻拍几下。拍打时，可换换部位，胎儿就会向改变的部位踢，但注意改变的部位不要离上次被踢部位太远，手法须轻柔。这样的活动每次可进行5分钟左右，每天1次~2次。

在这个过程中，可以准备一首轻松的背景音乐，并且不时和胎宝宝说话，夸奖他（她）几句，观察他（她）的反应。

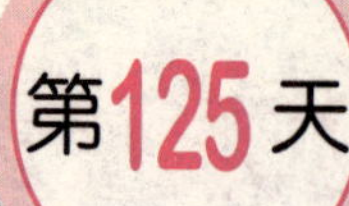

第125天 别错过监测血压关键期

优生百宝箱

血压一般表示为两个值：收缩压和舒张压。正常的妊娠期女性，她们的收缩压介于110毫米汞柱~140毫米汞柱之间，而舒张压则介于60毫米汞柱~90毫米汞柱之间。因此，当收缩压大于140毫米汞柱、舒张压大于90毫米汞柱时，就说明血压升高了。

血压升高的现象通常在怀孕20周以后才会慢慢出现。在最初，也仅仅是血压的缓慢上升，一般不会引起足够的重视。但是，随着妊娠周数的增加，血压也在逐渐上升，同时，还会开始出现蛋白尿。如果尿中流失的蛋白质超过从食物中的摄取量时，孕妇就会出现血中蛋白含量不足的症状，最明显的表现就是全身水肿。

一般情况下，孕20周是监测血压的关键期，如果在孕20周前，孕妈妈出现高血压，多考虑是原发性高血压；如果孕20周以前血压正常，孕20周以后出现高血压，就要警惕是否并发了妊娠高血压。所以，每次孕检都要重视血压的测量。另外，这个月做尿检是非常必要的，尤其是血压偏高的孕妈妈，更应定期检测尿蛋白，及时发现合并妊娠高血压的可能。

孕期营养滋味

预防孕期高血压，可以多吃芹菜。芹菜是高纤维食物，它经肠内消化作用产生一种木质素或肠内脂，这类物质是一种抗氧化剂。常吃芹菜，尤其是吃芹菜叶，对预防高血压、动脉硬化等都十分有益，并有辅助治疗作用。

推荐食谱：芹菜拌干丝

材料：芹菜250克，豆干300克，葱、生姜各适量。

做法：

1. 芹菜洗净切去根头，切段；豆干切细丝；葱切段，生姜拍松。

2. 炒锅置旺火上，倒入花生油，烧至七成热，下姜葱煸炒，加精盐，倒入豆干丝再炒5分钟，加入芹菜一齐翻炒，炒熟起锅即成。

每日胎教

今天给胎儿讲一个有趣的成语故事吧，推荐《狐假虎威》。这个故事讲的是老虎寻找各种野兽并吃掉它们，有一天抓到一只狐狸。狐狸说："你不敢吃我！天帝派遣我来做野兽的首领，现在你吃掉我，就是违背天帝的命令。如果你认为我的话不诚实，我在你前面走，你跟随在我后面，看各种野兽看见我有敢不逃跑的吗？"老虎认为狐狸的话是有道理的，所以就和它一起走。野兽看见它们都逃跑了。老虎不知道野兽是害怕自己而逃跑，以为它们是害怕狐狸。

第126天 孕中期的洗发原则

优生百宝箱

大部分孕妈妈在怀孕期间，头发变得容易脏乱并且发黏，这是因为怀孕后孕妈妈体内的雌激素增加，延长了头发的生长周期。既然“发随孕变”，再加上孕妈妈皮肤容易过敏，为了防止刺激头皮影响到胎儿，孕妈妈一定要选择适合自己发质并且成分不刺激的洗发水定期洗发。一般情况下，中性或者油性发质的孕妈妈每周洗发不超过2次，干性发质1次即可。

一定要注意，孕妈妈不宜在空腹、饱食、刚刚吐完或其他不适症状刚减轻时，就立即洗头、沐浴。

怀孕期间，孕妈妈洗发不便，可以自备洗发水到附近的美发店洗头。或者请准爸爸帮忙为自己洗头，对他来说，不过是举手之劳，而洗头过程还能变得充满爱意。

能否用吹风机呢？有些吹风机吹出的热风含有石棉纤维微粒，可以通过孕妈妈的呼吸道和皮肤进入血液，经胎盘血而进入胎儿体内，可能对胎儿有不利影响。建议使用吸水性强、透气性佳、抑菌又卫生的干发帽或干发巾，也可以弄干头发。

孕期营养滋味

进入孕中期，孕妈妈一日三餐的热能也要有讲究，早餐的热能占全天总热能的30%，要吃得好；午餐的热能占全天总热能的40%，要吃得饱；晚餐的热能占全天总热能的30%，要吃得少。

每日胎教

怀孕中期，胎盘完成发育，孕妈妈的身体不适症状得到缓解，可以到树多的地方一边想象着美好的事物，一边在林中散步或坐在树荫下休息，还能为胎儿输送充足的氧气。

对胎儿最好的呼吸是利用腹部肌肉进行的腹式呼吸。腹式呼吸时，肺的通气量要比胸式呼吸时大得多，能够向胎儿提供更多的氧气，同时还能锻炼腹肌，有效缓解腹部周围的疼痛。腹式呼吸时要借助腹部的力量，吸气时要深且缓，感受空气已经抵达腹部；呼气时腹部用力深深吐气。不要“呼”一下子就把气体迅速吐出来，而应像发“嘶”音一样尽量缓慢地吐气。每次吸气和呼气的时间长度应控制在3秒钟左右为宜。

第127天 自信是战胜恶劣情绪的法宝

优生百宝箱

自信更快乐。孕妈妈要对自己充满信心，要相信自己在身体上是正常的，完全能够生育，而且能够生育一个聪明健康的宝宝。只要自己和准爸爸一起努力，生活就会越来越好；孩子会健康、快乐地成长；一个充满幸福、和谐与欢乐的未来就在前方等待着你。

自信让你更美丽。不要惧怕体型改变、妊娠斑、妊娠纹等不必要的问题，你需要做的就是在专家、医生的指导下保持身体健康、心情愉快。大胆秀出孕期的身材，怀孕的女人最美丽，自信的女人最美丽！自信是建立在孕妈妈对孕期知识、分娩知识的充分了解和认知上的。所以孕妈妈应该多学习孕产相关知识，让自己充实起来。

孕期营养滋味

随着胎儿的增长，腹部胀大，各种营养物质需要增加，胃部受到挤压，容量减少，孕妈妈应选择体积小、营养价值高的食品，要少食多餐。

加餐食谱推荐：椰丝怪味脆杏仁

原料：美国大杏仁200克。

调味料：椰丝100克，花椒粉10克。

做法：

1. 不粘锅中倒入水，马上加入白糖和盐搅匀，中小火将水煮开（用铲子边搅边煮），直到锅中冒大气泡为止。放入花椒粉，用铲子搅匀后，倒入大杏仁，快速用铲子搅匀，使料汁能均匀地包裹在杏仁外面。

2. 撒入椰丝，快速搅匀，让椰丝也均匀地包裹在杏仁外面即可关火。放在阴凉通风的地方，自然冷却后即可食用。

每日胎教

《家》

我独自在田野间的小路上走着，夕阳像吝啬的财主，正收藏起它最后一点金黄。日光渐渐地沉入深深的黑暗之中，那收割后的田地孤寂沉默地躺着。突然，一个男孩尖锐的声音划破了天际，穿越了黑暗，留下他的歌声在静谧的黄昏里回荡。他的家就在荒地边缘的村落里，穿过甘蔗园，隐约在香蕉和直直的槟榔树，以及椰子树和什绿色榴莲的浓荫里。星光下我在独自行走的途中停留片刻，看着在我面前展开的幽暗大地，正用双臂拥抱着无数的家庭，那里有摇篮和床铺，有妈妈们的心和夜晚的灯光，还有那年幼的生命自然而愉悦，全然不知这样的欢愉对于世界的价值。

这是泰戈尔诗集《新月集》中的一首小诗，这个“孩子的天使”怀着初探世界的神秘和期待，以纯粹的儿童眼光，为我们串起了一个更为浪漫、理想的诗之世界。

第128天 通过B超确定胎位

优生百宝箱

胎位就是胎儿在子宫内的位置。胎儿是浸泡在羊水中的，由于胎儿头部比胎体重，所以胎儿多是头下臀上的姿势。妊娠初期，由于羊水较多，胎儿较小，在子宫内的活动度非常大，胎位不固定，这个时候即使出现臀位、斜位等异常胎位，孕妈妈也不用太过担心，随着妊娠的进展，很多胎位异常会自己纠正为正常。到了妊娠晚期，羊水减少，胎儿在子宫内活动受限，胎位就会变得相对固定，此时进行超声检查的一个重要的目的就是明确胎位，以决定孕妈妈的分娩方式。

正常胎位应该是胎头朝下，臀部在上，胎背朝前，胸部向后，胎儿双手交叉于胸前，两腿盘曲，头俯曲，枕部最低，医学上称为枕位。如果胎位不符合上述条件，即被称为胎位异常，会影响正常分娩。

孕期营养滋味

妊娠中后期需增加蛋白质的量，多吃蛋、牛奶、深红色肉类、鱼类及豆浆、豆腐等黄豆制品。最好每天喝两杯牛奶，以获得足够钙质，但千万不可以把牛奶当水喝，以免血糖过高。

烹调用油以植物油为主，减少摄入油炸、油煎、油酥食物，以及动物皮、肥肉等。

多摄取富含膳食纤维的食物，多吃蔬菜、新鲜水果，不要喝果汁等，可延缓血糖的升高，帮助血糖的控制，也比较有饱足感。但千万不可无限量地吃水果。

每日胎教

在利用音乐进行胎教时，最好不要从始至终只给胎儿听几首固定的曲子，应该定期更换。但在选曲时应注意到胎动的类型，因为人的个体差异往往在胎儿期就有所显露，胎儿有的“淘气”，有的“调皮”，也有一些是老实、文静的。一般来讲，给那些活泼好动的胎儿听一些节奏缓慢、旋律柔和的乐曲，如“摇篮曲”等；而给那些文静、不爱活动的胎儿听一些轻松活泼、跳跃性强的儿童乐曲、歌曲，如“小天鹅舞曲”等。还要在以下方面稍加注意：

1. 每次不超过20分钟，每天1次~2次。如果是外放的形式，孕妈妈距离声源2米以上，音乐的音强在70分贝。

2. 如果用耳机在孕妇腹壁放音，则耳机处为60分贝即可。

3. 给胎儿听的音乐要选择经过医学界优生学会审定的胎教音乐，播放音乐时尽量减少环境噪声。

第129天 进入孕中期，沐浴原则要谨记

优生百宝箱

洗澡可以消除疲劳，使身体得到放松，心情舒畅。最好每天坚持洗澡，每天更换内衣、内裤。孕妈妈不要去公共浴室洗澡，也不要采取盆浴或坐浴，淋浴是最好的方式。怀孕后，阴道内乳酸含量降低，对外来病菌的杀伤力大大降低，泡在水里有可能会使脏水进入阴道，引起阴道炎或宫颈炎，甚至发生羊膜炎。

每次洗澡时间不要太长，15 分钟左右为宜。时间过长不但会引起自身脑缺血，发生昏厥，还会造成胎儿缺氧，影响胎儿神经系统的正常发育。一般 36℃ ~38℃的水温最佳，不可过高。医学研究发现，水温过高除可诱发宫缩，引起早产外，还会给胎儿的中枢神经系统造成一定程度的损害。据测定，孕妈妈体温较正常高 1.5℃时，胎儿脑细胞可能停止发育；如上升3℃，则有杀死脑细胞的可能，而且因此所形成的脑细胞损害，多为不可逆的永久性损害，以致胎儿出现智力障碍。严重的可以出现小眼球、唇裂、外耳畸形等，还可引起癫痫发作。更值得注意的是，水温越高，持续时间越长，则损害越重。水温也不要过凉，以免着凉感冒。

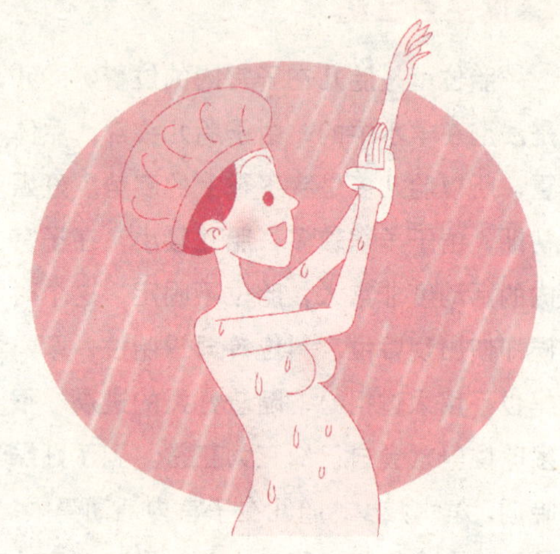

孕期营养滋味

孕妈妈不要过量吃海带，因为海带中含有较多的碘，吸收进入血液后，可以通过胎盘进入胎儿体内。孕妇每日摄入海带量超过 20 克以上，即可对胎儿产生不良影响。

每日胎教

尽管孕中期是实施音乐胎教的好时期，但孕妈妈不要贪多，不可一次听太长时间。每次播放胎教音乐时，孕妈妈都要观察胎儿的反应，如果开始出现胎动过于频繁则要停止。

第130天 及早发现妊娠期糖尿病

优生百宝箱

50克糖筛通常是在妊娠16周后医生建议孕妈妈做的一项检查。目的是将妊娠期糖尿病筛查出来，并对该病进行必要的干预和治疗。

随着妊娠的继续，孕妈妈体内及胎盘分泌一系列的激素，有对抗胰岛素的作用，造成胰岛素功能的相对不足，所以妊娠期有可能发生糖尿病，影响胎儿的发育，最直接的危害是导致胎儿过大，造成难产。如果以前没有糖尿病，孕期发生糖尿病的几率是3%~4%。

做50克糖筛时，医生会给孕妈妈开一定量的葡萄糖，孕妈妈在服用1小时后测量血糖的浓度。正常值为不超过7.8mmol/L。如果血糖超过11.1mmol/L，说明极有可能在孕前就患有糖尿病。

孕期营养滋味

胎儿要靠吸收铁质来制造血液中的红细胞，如果铁摄入不足，容易出现贫血。为防止缺铁性贫血的发生，孕妈妈应该继续多吃富含铁质的食物，如瘦肉、鸡蛋、动物肝、鱼、含铁较多的蔬菜及强化铁质的谷类食品。如果有必要，可在医生指导下补充铁剂。

孕妈妈选择食物时还应注意以下几点：各种杂粮米面要搭配吃，不要单纯吃细粮；蔬菜越新鲜越好，不可以水果代替蔬菜；浓味的香料如芥末、辣椒应少吃；豆制品中，以豆腐最好，因其所含的蛋白质最易被人体吸收和利用；海带、黑木耳中含铁较高，要经常吃，但每次不可过量。

推荐食谱：素烧草菇

材料：草菇300克，红椒、青椒各一半，生菜叶少许，蚝油2小匙，食盐少许。

做法：所有材料洗净。生菜擦干表面。红椒、青椒切细粒。草菇对剖。大火加热炒锅中的油，放入草菇翻炒片刻，再放入红椒、青椒细粒同炒，调入蚝油汁炒匀，加入食盐即可离火。取大平盘（碟），先在一侧摆上生菜叶，再于另一侧盛上炒好的草菇。

每日胎教

孕妈妈可以把自己的所见所闻描述给胎儿听。比如，外出时看到菜场、超市、花店、证券所，告诉胎儿那里是干什么的。

在时间充足的情况下，孕妈妈可以去公园里游玩一番。美景作用于孕妈妈的感官，唤起她们的审美心理和愉悦感，使精神境界得以升华。唐朝诗人常建有赞美优美环境的诗句："清晨入古寺，初日照高林。曲径通幽处，禅房花木深。山光悦鸟性，潭影空人心。万籁此俱寂，但余钟磬音。"

第131天 不要盲目节食

优生百宝箱

适度的体重增加是必然的。怀孕以后，新陈代谢变得旺盛起来，与妊娠有关的组织和器官也会发生增重变化，女性在孕期要比孕前增重 11 千克左右。所以，孕妇体重增加、身体发胖都是必然的，无须担心和控制。孕妈妈需要营养，胎儿也需要营养，在这种情况下节食是有害无益的。

营养不良对胎儿的影响。先天营养是决定胎儿生命力的重要环节，先天营养供给不足，会给胎儿带来严重后果，如缺乏蛋白质，会影响神经细胞的增殖，导致智力低下；缺乏无机盐、钙、磷等元素，会影响骨骼、牙齿的生长发育；缺乏维生素，免疫力要下降；缺乏脂肪，再加上心脏、肝脏内储存的糖原（能量来源）明显减少，胎儿就经不住出生时宫缩和经过产道时受压迫的考验，娩出后还容易发生低血糖和呼吸窘迫症。

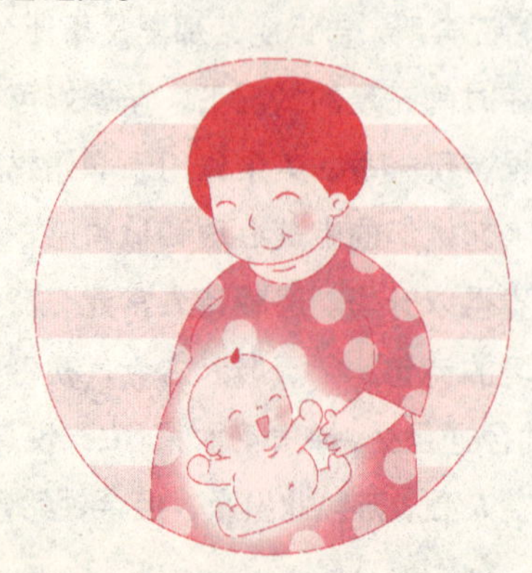

孕期营养滋味

要想孕期体重不增加过多，就要做到食物多样化，尽可能食用天然食品，多吃一些新鲜绿色蔬菜，少吃高盐、高糖及刺激性食物，特别是一些高糖水果也不要多吃。另外，烹饪应按少煎、炸，多蒸、煮的原则，可将一天的总量分成 5 顿 ~6 顿进食，最好不要增加主食量。

加餐推荐食谱：银耳核桃汤

材料：银耳 10 克，核桃仁 25 克，冰糖 5 克。

做法：将银耳用温水浸泡，去蒂洗净。核桃仁用温水浸泡，剥去外壳，和银耳一起放入汤碗中。在汤碗中加适量水和冰糖，上笼蒸 40 分钟即成。

每日胎教

孕妈妈一定要避免消极的言行，因为与其他任何人相比，胎儿都能够更快地感知到孕妈妈的情绪变化。孕妈妈在视觉和听觉上都尽可能不接触消极的事物，要避免使用“太差了”“不行”等否定词汇。请记住，只有保持积极的言行才能为你的孩子带来积极而开朗的性格。

第132天 妊高症常见的认识误区

优生百宝箱

误区1：没有症状就代表没有妊高症。妊高症患者在患病初期一般没有症状，但不要认为没有症状就代表没有妊高症。当出现了头晕、头痛、双腿水肿等症状时，也许病情已发展到中度了。

误区2：怀孕后就不要干活。轻度的体力活动不但能使精神放松，还能控制体重、调节神经功能，有助于血管扩张。所以，患妊高症的孕妇可以做轻度的体力活动。如果整天躺在床上不动，反而会使体重增加，不利于治疗。

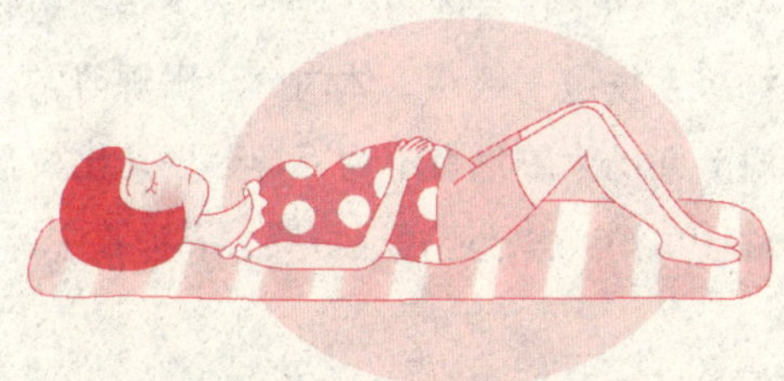

误区3：怀孕前血压偏低就不会患妊高症。怀孕前无论血压如何，在怀孕后得妊高症的概率是一样的。不会因为孕前是低血压，孕后就不会得妊高症。

误区4：分娩后，妊高症就好了。分娩后患有妊高症的产妇需要一段时间才会恢复正常血压，而且产后3天是发生重度妊高症的危险阶段，患病产妇要遵从医嘱服用三天降压药，以保持血压稳定，这些药物不会对母乳喂养造成影响。产后1个月要到医院进行检查，做包括血压、尿蛋白等的检测，多数人会在1个月左右恢复正常。如果此时血压仍不能恢复正常，应请医生及时诊治。

孕期营养滋味

孕中期是胎宝宝大脑快速发育的时期，孕妈妈在这个时期应该注意充分摄入对脑发育有促进作用的食品，如水果、核桃、芝麻等，以利胎儿脑组织的发育。

每日胎教

音乐胎教的4种方法：

哼歌谐振法。每天哼唱几首抒情歌曲，也可以是摇篮曲。唱时应心情愉快，富于感情，通过歌声的和谐振动，使你的小宝宝有一种“世界是美好的”感觉。

音乐熏陶法。孕妈妈在每天的音乐欣赏中，会产生许多美好的联想，如同进入美妙无比的境界，而这种感受可通过神经体液传导给胎儿。

器物灌输法。将耳机放在孕妈妈腹部，播放胎儿喜爱的乐曲，也能收到良好的效果，但每次不要让胎儿听得过于疲乏。

母教子“唱”法。胎儿虽有听觉，但毕竟不能唱，孕妈妈可以想象自己腹中的小宝宝会唱。孕妈妈可以从音符开始，然后教一些简单的乐谱，通过反复教唱，使胎儿产生记忆印迹。

第133天 远离地毯“袭击”

优生百宝箱

如果家中铺着地毯，一定要定期请专业消毒人员将地毯彻底清洁干净。孕妈妈在家时，不要直接坐在地毯上看杂志等，以免地毯中的污垢和灰尘接近上呼吸道。地毯里的螨虫非常容易被孕妈妈吸入从而危害到胎儿，更可怕的是，地毯还可以储存从外界环境中带回来的铅元素，更加影响胎儿的身体发育。地毯对蔬菜或水果上残留的农药及家用防腐剂的吸附力也很大，即使多年停用后仍有毒物存在，使用吸尘器也无能为力。所以，希望孕妈妈的居室环境里不要有地毯，以避免地毯“袭击”。

孕期营养滋味

人参、桂圆、鹿茸、蜂王浆等都属于补品，有些孕妈妈为了胎儿大脑的发育，大量食用。其实，补品是不可滥用的，用多了往往会起到相反的作用，可能造成流产或死胎。特别是人参，孕妇服用易导致气盛阴耗，阴虚火旺，会加重妊娠呕吐、水肿和高血压等。孕妈妈原本就很容易出现水肿、高血压等症状，而人参有抗利尿的作用，会使钠潴留而减少排尿，导致羊水过多，这些都可以引起阴道流血、流产或死胎。

孕妇应以食补为主。胎儿生长发育需要供给的是蛋白质、脂肪、碳水化合物、矿物质和多种维生素，这些物质广泛存在于各种营养丰富的食物中。孕妈妈应该在吃得好、吃得全、吃得香上下工夫，这才是滋补身体的最佳选择。

每日胎教

喜欢打麻将的孕妈妈要注意，孕期千万不要迷恋麻将，不利于自身健康的同时，对胎儿也会产生不良影响。

麻将桌上大喜大悲、患得患失的不良心境，加之语言的激烈会使孕妈妈的植物神经系统过于敏感，体内分泌出现异常，对胎儿的大脑发育不利，导致婴儿出生后性情执拗、食欲不振、好哭、心神不宁等。

细节备忘录

玩麻将长时间保持坐姿不变，会影响孕妈妈身体的血液循环，从而直接影响胎儿的大脑发育。加上睡眠和饮食不规律，对胎儿的生长发育不利。

第134天 孕20周，胎儿器官发育顶峰期

优生百宝箱

20周的胎儿身长约16厘米，体重约250克。此时是胎儿感觉器官发育的顶峰时期。味觉、嗅觉、触觉、视觉、听觉等各类感觉器官的神经细胞得到全面发展。在这个时期，胎儿将会具备人体应有的全部神经细胞，之后神经系统结构会变得更为复杂。胎儿的皮肤开始分化为两层，分别为表皮层和真皮层。这时胎儿可以按照自己的意愿自由活动，会在羊水中任意伸展身体，用手抓东西，并且可以转动身体。这一时期，毛发将被从新毛囊长出的厚密头发代替。

孕期营养滋味

怀孕期间，为了母亲和胎儿的身体健康，良好的营养是必不可少的，但不要过量，孕期摄入太多的营养不但对母子健康不利，甚至有害。孕妈妈过多摄入主食，使热量超标，会导致自身过胖、胎儿过大。孕妈妈过胖可能引起孕期血糖过高、妊高症，胎儿过大可导致难产。胎儿体重越高，难产发生率越高。而孕妈妈过多地进食肉类、鱼类、蛋类和甜食等，可使体内儿茶酚胺水平增高，使胎儿发生唇裂、腭裂机会增加。过多地进食动物肝脏，体内维生素A明显增高，可影响胎儿大脑和心脏发育，甚至出现生殖器畸形。因此，孕妈妈不要过量摄入营养丰富的食物。

每日胎教

偶尔还要下厨的孕妈妈要注意，天然气或液化气的成分很复杂，燃烧后在空气中会产生多种对人体极为有害的气体，加之煎炒食物时产生的油烟，使得厨房被污染得更加严重，尤其是那些通风状况差的厨房。如果孕妈妈长久地待在油烟较重的厨房的话，就会吸入这些有害气体，影响到胎儿的正常生长发育。

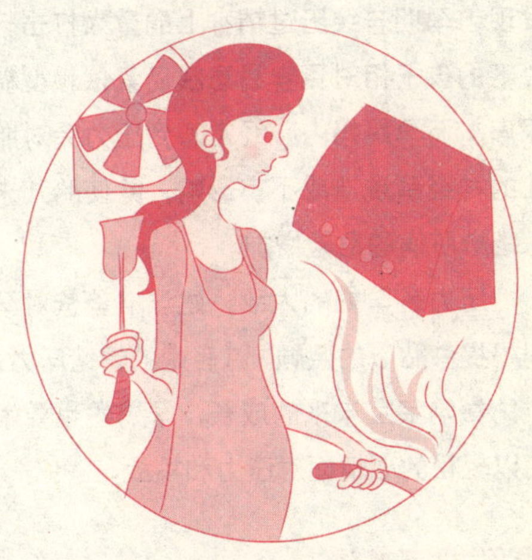

第135天 妈妈压力大，宝宝健康差

优生百宝箱

孕妈妈在孕期会面临更多的压力，如担心体形变化、胎儿健康、工作问题等，这些压力都会让孕妈妈产生一系列的身心变化，出现全身不适、疲倦、焦虑、紧张、依赖、期求关注等症状，并且波及胎儿的健康，严重者会导致以下负面影响：

流产。怀孕时如果压力过大，体内皮质醇含量会明显升高，可能会导致自发性流产。

先天性缺陷儿。特别是在孕期经历了重大精神打击的女性，产下的婴儿患腭裂、兔唇、听力缺陷和先天性心脏病的概率远远大于其他婴儿。

易患糖尿病、心脏病。瑞典研究人员发现，孕期若经历过精神上的重大打击，生下的孩子相对更容易患胰岛素依赖型糖尿病。而孕妈妈内心经常感到压力会对胎儿的神经系统造成不良影响，并使胎儿未来患心脏病的危险增加。

压力是孕妇的大敌，建议准爸爸对孕妈妈提供贴心的照顾，减轻她的情绪压力，以免影响宝宝未来的成长，孕妈妈也要学习以轻松的心情面对压力和挑战。

孕期营养滋味

不少女性怀孕以前口味偏重，怀孕后也一如既往地吃得比较咸。要知道，如果摄取的钠离子过多，会引发高血压。尤其是有高血压、高脂血症、糖尿病、肾脏病的孕妈妈，更须严格控制钠的摄入。

每日胎教

孕20周起，孕妈妈需要增加一些运动胎教的运动量了，不仅可以增加你的心肺功能，还能令你的身体适应血液循环和呼吸不断增加的负荷。除了一些日常小运动（散步等），孕妈妈最好能经常锻炼骨盆，或者做医生教的助产操，以保持腹壁肌肉弹性，增加肌肉的收缩力。

孕期锻炼小动作：

四肢着地，前臂完全着地以减轻肩、背的负担，背直，举单腿，收臀。抬腿时，膝不应高过臀部。重复10次，再换另一腿。

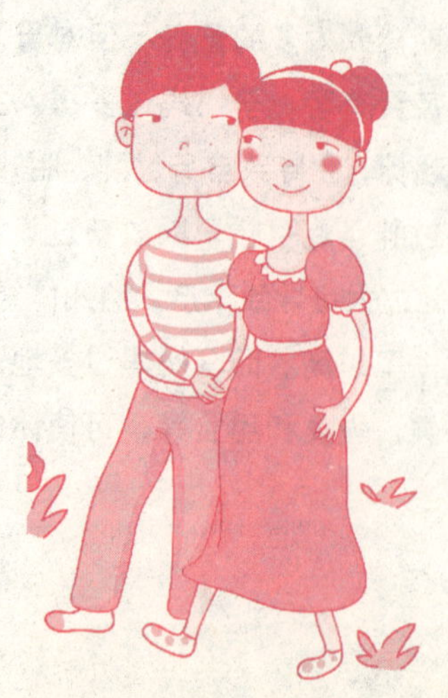

第136天 孕中期正确饮水原则

优生百宝箱

怀孕期间，孕妈妈体内的血流量增加了一倍，需要摄取大量水分。因此，孕妈妈必须喝足够的水，以每天1000毫升~1500毫升为宜，供循环和消化所需。如果进水量过少，血液浓缩，血液中代谢废物的浓度也相应升高，排出就不太顺利，对胎儿的新陈代谢不利，对孕妇的皮肤也不利。相反，如果水分摄取过多，会加重肾脏负担，多余的水分会储存在体内，引起水肿。孕妈妈要掌握安全饮水的原则，既保障孕期及时补充水分，又要避免过度饮水的危害。

孕期营养滋味

到底怎样喝水最"营养"呢？孕中期，孕妈妈要在每天起床后喝一杯温开水，并且切忌口渴才饮水；不要喝久沸或反复煮沸的开水；另外，功能性饮料、果汁、牛奶都不能代替水。

补水小食谱：娃娃菜骨汤

材料：娃娃菜一棵，粉丝一把，豆腐半块，骨汤适量。

做法：

1. 将娃娃菜洗净，切小段；将粉丝用温水泡软；豆腐切小块。

2. 向沙锅内放大半锅骨汤，烧开。

3. 放入豆腐，煮2分钟。

4. 放入娃娃菜和粉丝，煮6分钟左右。最后放入少量盐调味。

每日胎教

妊娠期的性生活也属于有效的胎教，因为它是胎儿生长阶段最温柔并且最贴切的刺激。当夫妇"亲密接触"时，胎儿会有所反应。据悉，当腹中的胎儿是女婴时，她会用嘴巴吸住自己的手指与脐带，这是她对男性器官的本能反应。

传统的观念一般认为，整个孕期孕妈妈都应该避免性生活。而实际上，有研究证明，性交姿势和性活动次数并不会导致妊娠的不良情形，大部分的性交姿势对妊娠并没有影响。

事实上，整个怀孕期间的性生活都应顺其自然，基本上没有特殊禁忌。夫妻双方应该保持亲密关系，同时也不必刻意把性行为当做一种义务。如果对孕期性生活不放心的话，只要经妇产科大夫检查，或更慎重一点儿，男女双方都做检查，生理上若没有需要顾虑的问题，性生活就可以和平常一样，只是注意动作轻柔即可。

第137天 肚子为何不“显”

优生百宝箱

当孕妈妈发现自己“不显怀”时，先不要盲目担心，因为肚子不显很可能是由于以下几个原因：

1. 可能是孕妈妈月经期记得不准确，这样在计算孕周时有可能会出错。

2. 如果月经周期较长，排卵期靠后，这样也容易把月份算得过大。

3. 做B超检测胎儿体形小有时是因为超声测量包含有人为因素。有的大夫习惯按最里边计算长度，这样可能会把胎儿体形的大小算得小一点儿。

排除以上各种因素，如果妊娠期增加，但宫底上升缓慢，明显小于妊娠月份，则有可能存在胎儿宫内生长迟缓、发育不良。此时应加强营养，摄入优质蛋白质。有的母亲挑食，也会导致胎儿发育不良。为了胎儿健康，妊娠期食物应强调多样化，千万不要偏食。如果是由于妊娠并发症或合并症造成的胎儿宫内营养缺乏，应注意采取左侧卧位，改善胎盘血液供应。孕妈妈还应多吸入新鲜空气，医院有时会让有的孕妇在医院进行吸氧治疗，以增加血液含氧量，必要时应住院进行药物治疗，以促进胎儿脏器发育。

孕期营养滋味

因为子宫扩大压迫到肠道，孕妈妈比一般人更容易便秘，所以需要摄入能促进肠道正常蠕动的膳食纤维。除此之外，亚麻油酸和亚油酸也非常重要，因为它们是胎儿脑部发育所需的必需脂肪酸，且两者之间的比例最好在4∶1~10∶1之间。

每日胎教

科学家发现，再好的音乐也比不上孕妈妈的歌声。这是因为孕妈妈的歌声能使胎儿获得感觉与感情的双重满足，无论是来自录音机还是其他音乐器的歌声，都没有母亲唱歌给胎儿机体带来的物理振动，更缺乏饱含母爱的亲情对胎儿感情的激发。正如美国产前心理学会主席卡来特教授所说：“孕期母亲经常唱歌，对胎儿相当于一种‘产前免疫’，可为其提供重要的记忆印象，不仅有助于胎儿体格生长，也有益于智力发育。”

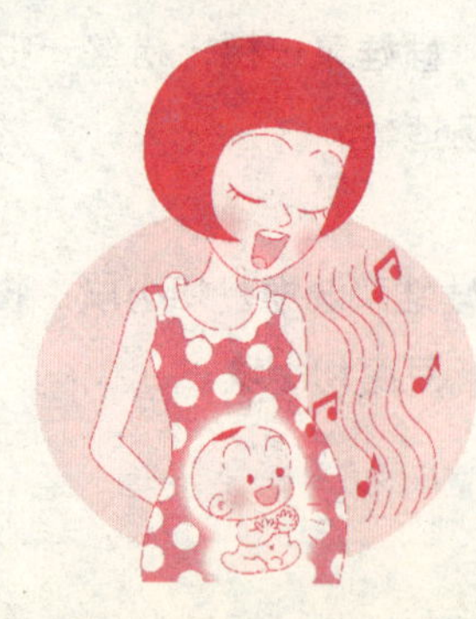

第138天 乳房巧护理

优生百宝箱

孕中期的乳房还不宜过度按摩，孕妈妈可以先建立护理乳房的观念。尤其乳头较短或凹陷者，应先给予拉拔式的按摩；至于乳房本身的按摩，可以在每天沐浴后或睡觉前按摩2分钟~3分钟。按摩时要尽量轻一点儿，过程中如果有下腹部疼痛，就应该立刻停止。

洗浴后正确按摩乳房的方法：每次清洗乳晕和乳头后，用热毛巾敷盖乳房并用手轻轻地按住；将乳房擦净后撒一些爽身粉，并用涂有爽身粉的手指从乳房四周由内向外轻轻按摩；用手指腹在乳房周围以画圈方式轻轻按摩；轻轻按住乳房并从四周向乳头方向轻轻按摩；拇指和食指压住乳晕边缘，再用两指轻轻挤压。

孕期营养滋味

孕中期的孕妈妈在饮食上最重要的就是要均衡摄取六大类食物，包括奶类、鱼肉蛋豆类、五谷根茎类、蔬菜类、水果类以及油脂类。孕期要注意调整饮食习惯，尽量均衡摄取所需营养，做到主副食粗细搭配，保障母体的健康和胎儿的正常生长发育。

每日胎教

怀孕中期是最适合旅行胎教的，孕妈妈可以在旅途中收获更多对胎儿有利的因素。旅游可以让孕妈妈在陌生的环境里体验过去不曾接触过的风景、饮食、生活和文化。这一过程也给胎儿带来了间接的体验。因此，旅行是一种极具胎教意义的有益活动。孕妈妈可以将自己在旅途中感兴趣的东西及感受详细地描述给胎儿。这样孕妈妈与胎儿之间的话题就会自然而然地丰富起来。平时在城市里听不见的鸟叫声、风声、水声以及稀奇的文物都可以成为向胎儿描述的对象。

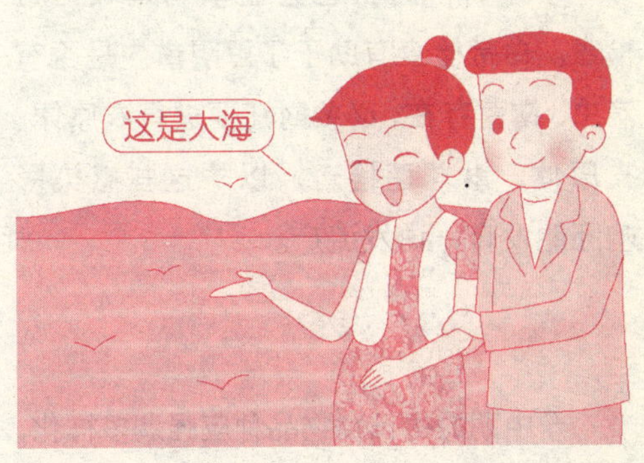

第139天 警惕白带异常

优生百宝箱

白带又叫分泌物，为白色糊状液体，一般无气味，由黏膜渗出物、宫颈腺体、子宫内膜及输卵管的分泌物混合而成，含有上皮脱落细胞、白细胞及杆菌。白带的多少，主要是受到激素水平的影响。一般情况下，孕妈妈体内雌激素随妊娠的进展而增多，雌激素有促进宫颈腺体和子宫内膜腺体分泌的作用，使阴道黏液量增加，因此白带比以前多一些，呈乳白色或白色，无臭味，如蛋清样，这是正常现象。如果白带的色、量、质发生异常改变，称为白带异常。出现白带异常，要及时去医院诊治，排查子宫颈炎、阴道炎、瘤等“雷区”。

孕检时，医生也会让孕妈妈做白带检查。白带检查有助于了解阴道内是否有滴虫、霉菌存在，必要时还要进行衣原体、支原体、淋球菌检查，以防这些感染影响胚胎发育，诱发流产。

孕期营养滋味

孕中期的每日食物品种应强调多样化，可安排如下：主食（大米、面）350克~400克，杂粮（小米、玉米、豆类等）50克左右，蛋类50克，牛乳220毫升~250毫升，动物类食品100克~150克，动物肝脏50克（每周2次~3次），蔬菜400克~500克（绿叶菜占2/3），经常食用菌藻类食品，水果100克~200克，植物油25克~40克。

每日胎教

今天来增加一些孕中期营养胎教的知识吧！怀孕17周~20周时母体的“足太阴脾经”掌控着胎儿的生长。因此，只要加强孕妇脾脏的机能就会对胎儿的肌腱、骨骼、四肢和头发的生长有所帮助。柳橙的外皮与大枣对脾脏有很好的补养作用，大枣不仅可以泡茶饮用，还可以煮熟以后单取枣肉。柿干也具有强化脾脏的作用，可以将柿干泡在牛奶中浇上蜂蜜再煎熬服用。除此之外，小米、糯米、扁豆、牛肉、鲫鱼和冬苋莱也同样有此功效。

细节备忘录

孕妈妈可以每天用干净的温盐水或高锰酸钾溶液擦洗阴道，对预防炎症有不错的效果。另外需要注意的是，由于夏季穿衣较薄，所以孕妈妈最好不要在公共椅子上休息以免引起细菌感染，出门时最好带一个垫子。

第140天 孕期是否会变丑

优生百宝箱

女性在怀孕以后，体内分泌出大量的雌激素和孕激素，这些物质可促使孕妈妈乳晕、外阴部及全身色素沉着，甚至面部出现妊娠斑。

怀孕2个月~5个月时，有的孕妈妈眼皮和皮肤较薄部位出现红色或蓝色的血管网等，严重时会影响容颜美观。

要避免和减轻这些体表变化，孕妈妈应注意多吃新鲜蔬菜、水果，特别是富含B族维生素和维生素C的食物，不要在烈日下行走，不吸烟不喝酒，不吃辛辣刺激性食物，不使用低劣变质的化妆品，少用肥皂洗脸洗身。

孕期营养滋味

怀孕5个月后，每日至少需热量2700千卡~2800千卡，这些热量可从饮食总量中获得。要保证充分的蛋白质和适量的脂肪、碳水化合物、钙、铁、维生素的供给，要多吃鸡、蛋、鱼、瘦肉、猪肝及乳类、杂粮、豆类、新鲜蔬菜、水果和海产品等。要合理搭配饮食，不挑食、不偏食，这样才能满足妊娠期营养的需求。

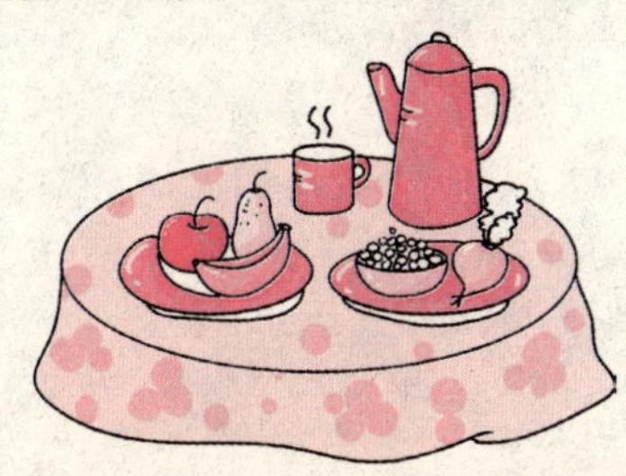

每日胎教

今天是孕妈妈怀孕满5个月的日子，请和准爸爸一起来想象宝宝的样子吧！集中精神，先和宝宝说声早上好，然后摸摸他，接着想象一下宝宝的样子。

想象时，取两人相貌中最理想而具有特点的部位加以组合，想象成未来小宝宝的可爱形象；或找一张最喜爱的幼儿画像挂在卧室里，经常看看。在怀孕期间，孕妈妈的想象是通过母亲意念构成胎教的重要因素，并转化渗透在胎儿的身心感受之中。同时，母亲在胎儿形象的构想中，情绪达到最佳状态，会促进胎儿发育，从而塑造出自己理想中的胎儿。

细节备忘录

到这个月末，孕妈妈已经度过了孕期的一半，此时肚子已明显地鼓胀起来，因为子宫的大小已经差不多相当于一个成年人的脑袋大了。有时孕妈妈会觉得呼吸变得急促起来，特别是上楼梯的时候，不用担心，这是因为血容量增加，日益增大的子宫使膈肌上抬造成的。

孕6月

随着孕 6 月的到来，胎儿的肌肉和神经已经充分发育，具备了活动能力，加之羊水量的不断增多，胎儿在羊水中的活动更加频繁了，孕妈妈能够更多地感觉到胎动了。

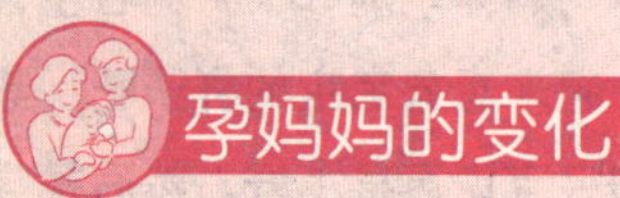

孕妈妈的变化

★血液循环变差

由于血液量的增加，血管扩张，脸及手都容易变红，严重时还会出现淤血，不过通常生产过后就会消失。

★皮肤瘙痒

由于胎盘分泌的激素的影响，这个时期的孕妈妈皮肤会出现瘙痒的感觉，严重时会长出水疱，甚至发展成湿疹。

★腹痛

子宫底高度被提高 19 厘米～21 厘米，下腹隆起许多，支撑子宫的腹部韧带被拉长，因此时常会感觉腹痛。

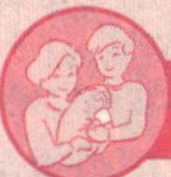

胎儿的成长

★胎儿多大了

满 6 个月时，身长约 25 厘米，重约 500 克。

★胎脂分泌量增加

胎脂的分泌逐渐增多，不仅能够保护胎儿免受羊水的伤害，还是为分娩作准备。胎儿的皮肤呈红色，是因为皮下脂肪尚未形成，皮肤也很薄，微血管经光线照射，使胎儿看起来红红的。

★听觉进一步发育

耳朵开始对外面的声音有所反应，能听得见妈妈血管内血液流动及胃在消化食物的声音，当然，也听得见子宫外的声音。

★小动作增多

胎儿能咳嗽、打嗝、皱眉、眯眼，在熟睡的时候会被外界的声音吵醒，会吸吮自己的大拇指。

★在羊水中浮动

胎儿浮动在羊水中，借助羊水的保护，免受来自子宫壁上的任何外来压力的影响。羊水能够保持适当的温度，并使胎儿在羊膜腔内容易移动位置。

本月孕期检查

超声波全面检查：此阶段，胎儿的发育已经完成，身体不大不小，正适合对胎儿进行一次全面的检查。过了这个阶段后，胎儿将会占据整个子宫，不太容易看到他的全貌，并且即便发现畸形，也不太可能终止妊娠。

胎宝宝心脏共鸣检查：如果准爸爸、准妈妈的直系亲属中有人患有心脏病，或者以前妊娠的胎儿心脏有异常，或者由于用药而担心的话，就应该进行此项检查。

第141天 孕21周，胎儿的成长

优生百宝箱

21周的胎儿身长大约18厘米，体重约300克。这个时候的胎儿体重开始大幅度增加。小胎儿的眉毛和眼睑清晰可见。21周的胎儿听力达到一定的水平，已经能够听到母亲说话的声音了。胎儿的消化系统初具功能，可以从吞咽的羊水中吸收水和糖。胎儿从羊水里吸收水分后，剩余的部分进入大肠，就是通过这样反复的吞咽动作，胎儿的消化器官逐渐得到发育。随着大脑和神经末梢的发育，胎儿的各种感官正在逐步完成，味蕾开始在舌面上形成。这一时期，从超声波扫描中，人们常常能看到胎儿抚摩自己的脸蛋儿，吸吮大拇指，或是拿着脐带在玩儿。

孕期营养滋味

进入孕6月，孕妈妈应继续均衡摄取各种营养，以满足母体与胎儿的需要，尤其是铁、钙、蛋白质的需要量应该增加，但盐分应有所节制。应多吃含膳食纤维的蔬菜、水果，多喝牛奶，以防止或缓解便秘。

辛辣食物可以引起正常人的消化功能紊乱，如胃部不适、消化不良、便秘，甚至发生痔疮。怀孕后胎儿的长大，本身就影响孕妈妈的消化功能和排便，如果孕妈妈始终保持着进食辛辣食物的习惯，结果一方面会加重孕妈妈的消化不良和便秘或痔疮的症状，另一方面会影响孕妈妈对胎宝宝营养的供给，甚至增加分娩的困难。因此孕妈妈一定要停止吃辛辣食物。

每日胎教

胎儿自妊娠第6个月起已能听到母体内外的各种声音，并能作出相应反应，这是胎儿能接受语言胎教的基础。孩子的大脑发育主要在胎儿期，这时接受的良性刺激越多，大脑的发育就越完善。另外，从怀孕第6个月开始，胎儿的听觉就得到了明显的发育，并成为五感当中最为敏锐的一感，因此为胎儿读童话故事就变成了胎教效果最好的刺激方法。即使不读童话故事，孕妈妈也可以选择一两篇自己喜爱的小说或散文读给胎儿听，读的时候要饱含感情。

细节备忘录

处于孕中期的孕妈妈需要保证充足的睡眠，每天至少10小时。

第142天 孕21周，孕妈妈的身体变化

优生百宝箱

孕妈妈可以摸到自己的子宫约在脐上1厘米处。在医院检查，子宫顶部到耻骨联合处的长度约有21厘米。体重较妊娠前增加5千克~6千克，到此时，孕妈妈的腰已经比较粗了。由于体重增加，下半身容易疲劳，腰和背部会感到疼痛，还会出现脚部浮肿和小腿痉挛症状。如果在站立了大半天后，让腿脚放松下来，休息一会儿，发胀感就会减轻。每晚睡前按摩小腿，睡觉时垫高脚部，症状能够有效缓解。

孕期营养滋味

妊娠6个月的孕妇和胎儿都需要增加蛋白质和维生素的供给。

推荐小食谱：香菇糯米饭

材料：糯米400克，猪里脊肉100克，香菇70克，紫菜10克，虾米10克。

做法：

1. 糯米淘洗干净，浸泡一个晚上后，控干水分，上笼蒸约40分钟。
2. 紫菜和虾米泡软，并将紫菜切成细末；香菇、猪肉切成丝；姜切成细末。
3. 锅内放油烧热，放姜和猪肉丝炒散。
4. 放虾米、香菇和紫菜，炒出香味后，用料酒、酱油、盐调味。
5. 最后放入糯米炒匀即可。

每日胎教

在怀孕的第21周～第24周里，孕妈妈在营养胎教上要以能够强化母体的肠胃功能为主，可以促进胎儿的筋骨形成和骨髓造血。能够起到强化肠胃功能作用的食物有：葛根、生姜、糯米、玉米、牛百叶、羊肉、母鸡、鲫鱼、梭鱼、黄花鱼、橘子、大枣、柿饼和韭菜等。另外，为了保证优质蛋白的供应，孕妈妈应坚持摄取乳制品、肉类、鱼类、豆类。此外还要选择含丰富铁质和维生素B族的食物，并同时注重补充维生素A、钙等其他营养成分。应摄入足量的碳水化合物和脂类以不断地获取必需的能量。

细节备忘录

继续适度运动，但不可过劳，严禁从事剧烈活动，避免挤压和震动腰部，如急跑、跳跃、举重物、滑雪、登山、溜冰、打保龄球等。

第143天 进入妊娠高血压高发期

优生百宝箱

妊娠高血压综合征是在妊娠时发生的一种特殊疾病，多在妊娠20周以后发病，随着妊娠终止将自愈。其发病过程多由轻到重，水肿一般是最先出现的症状，由下肢末端开始，严重时向上发展，还可以出现高血压和蛋白尿。妊娠高血压综合征对母体和胎儿均有严重的危害，孕妈妈可能并发心力衰竭、肾功能衰竭、脑水肿等疾病；胎儿则可能出现宫内发育迟缓、窘迫、死胎、早产等，新生儿的死亡率也相对增加。因此，孕妈妈应坚持定期做产前检查，注意预防并控制妊高症的发展。

孕期营养滋味

在饮食上要注意高蛋白、高钙、高钾及低钠饮食，多吃鱼、芹菜、鸭肉，这些都可以有效预防妊娠高血压疾病。

每日胎教

冥想能够提高孕妈妈的自信心，并能最大限度地激发宝宝的潜能，对克服妊娠抑郁症也很有效果。摆出舒服的姿势让身体放松，然后想象最令人愉悦和安定的场景。

动作姿势。双脚交叉盘坐；脊椎挺直收腹；双手手掌向下放在双膝上，肩、肘放松；排除脑中的杂念，闭眼，正常呼吸。

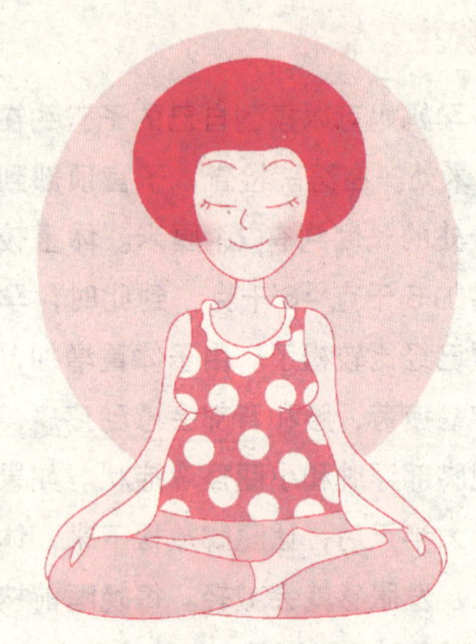

运动量。根据自己的身体情况决定运动时间，由短至长，以舒服为主，慢慢感到身体和思想的完全放松和平静。

练习时间。每天20分钟~30分钟。

益处。有助于髋关节的伸展，增强其柔韧性，缓解紧张，放松精神。

细节备忘录

孕妈妈一旦发生血压升高，并伴有无法消退的全身性水肿、头痛、眼花、恶心及呕吐等症状时，应及时去医院就诊。如果你属于身材矮胖、贫血、营养不良、工作紧张或有高血压家族史的孕妈妈，则更要密切注意高血压的防治。

第144天 “抚平”妊娠纹

优生百宝箱

随着胎儿的长大，孕妈妈的腹部会出现一条条的“斑马纹”，大部分孕妈妈在怀孕5个月~6个月时会显现出来，颜色呈紫红色或者粉红色，分娩后颜色消退，但还是会遗留灰白色疤痕纹，很不美观。要防止“斑马纹”的发生，一方面要加强腹部皮肤、肌肉的弹性，使腹部保持足够的弹性以适应膨胀，这就需要孕妈妈在孕前以及孕期注意适度锻炼。另一方面，要保证均衡、营养的膳食，避免过多摄入碳水化合物和热量，导致体重增长过多。淋浴时水温不宜过高，可以用微凉于体温的水冲洗腹部，并轻轻按摩腹部皮肤，从而增强皮肤弹性。应补充丰富的维生素及矿物质。而由于胶原纤维本身是蛋白质所构成，所以可以多摄取含丰富蛋白质的食物。避免摄取太油、太甜（容易肥胖）、太咸（容易水肿）的食物。

细节备忘录

不要忘记去医院做第三次产前检查，至少要在妊娠中后期检查两次血色素，以便及早发现贫血。

目前有一些针对孕妇使用的保健品，可以促进真皮的纤维生成，增加皮肤弹性，预防妊娠纹。但是建议不要随便用药，可请医生帮忙。否则误食激素类药物，还会造成类似的萎缩纹。

孕期营养滋味

饮食调理、运动是增加皮肤弹性很重要的两种方法。在怀孕期间可以多吃一些对胶原纤维有利的食物，像猪蹄。同时多吃一些含膳食纤维高的果蔬以及含维生素C的食物，每天喝一杯脱脂牛奶。另外减少糖分的摄入，少吃含色素量高的食物也是很必要的。怀孕前做做瑜伽等运动，怀孕后也要做适度的运动，适当做一些简单的家务，这都是增强皮肤弹性并且预防妊娠纹的方法。

每日胎教

在和胎儿进行对话时，特别是在给他介绍某种事物时，应尽量详细一些。胎教时，要始终带着正在跟真实的宝宝面对面进行交流的想法，这是胎教的基本要领。不过，不能长时间跟宝宝说话，也不能特别正式地跟宝宝说话，要像随意聊天一样，将爸爸妈妈的心意传递给宝宝，这才是胎教的最高境界。

第145天 预防便秘小方法

优生百宝箱

妊娠期便秘是妊娠期间常见的症状，其主要原因为妊娠后，体内孕激素水平增高，使平滑肌及子宫肌肉松弛，这有利于胎儿的“安居”，但同时，也使得肠道平滑肌松弛，造成肠蠕动减慢，并且膨大的子宫压迫肠道，加重便秘。食物过分精细，纤维残渣少，是便秘的另一个原因。要预防孕期的便秘现象，孕妈妈首先要养成正常的排便习惯，每天固定在一个时间排便，形成脑部对肠道的刺激，促进排便。可以尝试一下在早上起床之后到早餐这段时间内排便。其次，平时要注意适度地运动，比如散步，这样可以促进血液循环，减轻便秘。如果便秘情况比较严重，通过以上方法无法缓解的话，孕妈妈应及时去医院就诊。千万不可擅自用药，以免威胁到孕期安全。

孕期营养滋味

多吃绿色蔬菜、水果和五谷杂粮等富含膳食纤维的食物，可以有效缓解便秘。孕期尽量少吃最好别吃油炸、麻辣、烤制食品，因为孕妇体质本来就比较燥热，再吃这些容易上火的食品，无异于火上浇油，对便秘有害无益。由于水果糖分含量较高，大部分孕妇都很容易超重，血糖偏高，因此水果不宜吃得过多。对便秘比较有效的蔬菜有：韭菜、萝卜、芹菜。孕期不推荐吃蜂蜜和香蕉治疗便秘。虽然这两者对一般的便秘患者效果较好，但两者糖分含量都较高，不宜多吃。

每日胎教

胎动更加频繁了，好像无论你做什么事，胎儿都在积极地作出回应，让你感受到这个小家伙的存在。所以要抓住时机进行胎教，不要让小宝贝演独角戏哦。你可以每天听一段抒情幽雅的古典音乐；或是找些短小、有趣的童话，请丈夫一起配合，富有感情地朗读给小家伙听；也可以买一张幼儿故事CD，每天听一段。最好是反复地讲或听同样的音乐或是固定的几个小故事，这样才会加深小宝贝对“这段声音”的记忆，也许在小家伙出生后，那段声音会使得宝宝吃奶时更加胃口大开，或是能很快从哭闹中平静下来。

细节备忘录

早晨起床之后可以先喝一杯白开水，自然而然就会感到便意，效果很好。白天也要注意补充水分，每天保证补充1500毫升左右的水。

第146天 孕期亲密接触，小套套不要“下岗”

优生百宝箱

以为已经怀孕了就要“辞掉”套套？千万不可以！即便在孕妈妈身心最稳定的孕中期，“亲密接触”时也需要安全套，以防子宫收缩而导致腹痛流产。这是为什么呢？由于精液中含有大量的前列腺素，可经阴道吸收参与代谢活动，影响局部循环，在妊娠期，对子宫的作用明显加强，容易引起子宫强烈收缩。

孕期营养滋味

推荐食谱：黄瓜紫菜汤

材料：紫菜 10 克，黄瓜 100 克，姜末 15 克，葱末 10 克。

调料：香油、精盐、酱油、高汤各适量。

做法：

将紫菜洗干净后，撕成片；黄瓜洗净，切片；锅内加高汤，上火烧沸，加姜末，煮沸后加酱油、黄瓜片，烧开；撇去浮沫，下紫菜，用精盐调味，淋香油，撒上葱末即成。

每日胎教

孕妈妈可每天拿出一定的时间，或是做家务时，轻声哼唱一些优美抒情的歌曲，如《摇篮曲》《春天在哪里》等，准爸爸也可和妻子一起哼唱。经常聆听父母的歌声，会使胎儿精神安定，为出生后形成豁达开朗的性格打下良好的心理基础。

准父母还可以给胎儿讲故事。故事应该注重体现勇敢、理想、爱情、幸福等一切美好的事物，如传统的《孔融让梨》《司马光砸缸》《精卫填海》等故事都是不可多得的理想教材，都能给胎儿以良性的刺激，利于胎儿成长。

准妈妈和准爸爸每天应安排固定的时间给胎儿讲故事。讲故事时，要充满感情，发出的声音要欢快、明朗、柔和，最好带着笑声，这样更容易感染胎儿。

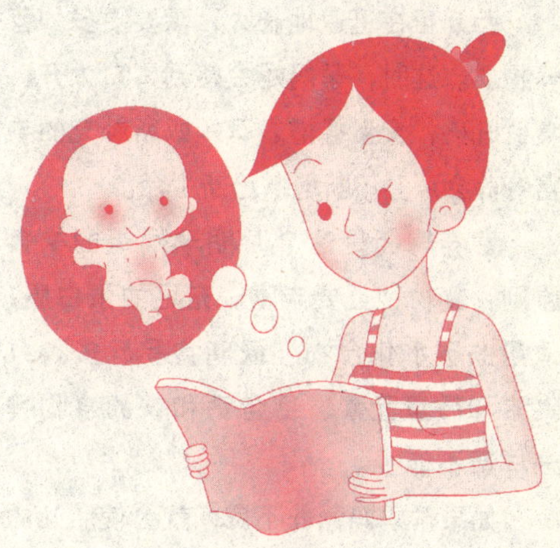

第147天 及时测量腹围和宫高，了解宝宝发育情况

优生百宝箱

对于“宫底高”这个名词，很多孕妈妈还比较陌生，它是指从下腹趾骨联合的上沿至子宫底间的长度。测量宫底高可以了解胎儿在宫内的发育情况，判断宝宝是否发育迟缓。从孕20周开始，每过一周，孕妈妈的宫底高都会相应增加。孕中期时，每月的增长量是有一定标准的。每一个孕周长多少，都是需要了解的。而且到后期，通过测量宫高和腹围，还可以估计胎儿的体重。另外，如何测量腹围呢？腹围是通过测量平脐部环腰腹部的周长所得。

孕期营养滋味

胎儿正在迅速地长大，需要更多的营养物质。这时，孕妈妈会感到胃口大开，食欲旺盛，食量猛增。孕妈妈所补充的丰富营养会源源不断地供给新生命。

营养均衡是这个时期孕妈妈的饮食原则，食物种类要丰富，充足的蛋白质、适量的碳水化合物、低脂食品、多种维生素和微量元素、富含钙和铁的食物哪一样都不能少。

如果孕妈妈营养不良，就会使胎儿的脑细胞增殖减慢甚或停止分化，宝宝的智力和身体健康都会受到影响，由此造成的缺欠在后天是难以或无法纠正、弥补的。因此，孕妈妈一定要科学地摄取各种营养素，特别是有过严重早孕反应的孕妈妈，饮食要多样化，不偏食，不挑嘴。

每日胎教

语言胎教就是让父母用亲切、生动、形象的语言与胎儿对话，建立、维系父母和孩子的亲情。准父母要时刻牢记胎儿的存在，并经常与之对话。有关研究显示，接受语言胎教的孩子智能较高，反应敏捷。而且，在胎儿期，胎儿的大脑会产生记忆，语言胎教可以加深宝宝出生后与父母的感情，有利于培养孩子健全的人格，提高孩子的情商。

准父母对胎儿进行语言胎教时的内容应该是自己熟悉的，能理解的，要声情并茂、绘声绘色地讲，就像托儿所老师给幼儿讲故事那样。准爸爸也要积极参与语言胎教，这样不仅可以增进夫妻感情，还可以提前做好当爸爸的准备，与孩子建立亲密关系。

第148天 孕22周，胎儿的成长

优生百宝箱

22周的胎儿身长约19厘米，体重约350克。胎儿体重开始大幅度增加，看上去已经很像小胎儿的样子了。胎儿的牙齿在这时也开始发育了，这时候主要是恒牙的牙胚在发育。到目前为止，胎儿的骨骼已经完全长成。头盖骨、脊椎骨、肋骨、胳膊和腿骨已经成形，关节也相当发达。22周的胎儿看上去滑滑的，身体覆盖了一层白色的滑腻的物质，我们称之为胎脂。胎脂可避免皮肤在羊水长期的浸泡下受到损害。很多胎儿在出生时身上还都会带有这样的胎脂。男孩的睾丸将从骨盆降到阴囊内，原始精子已经形成；女孩的阴道开始呈现中空的形状。胎儿清醒的时间越来越长，当胎儿清醒时，能听到外面大人的谈话和音乐。即使母亲轻轻拍打腹部，胎儿也会被惊醒。

孕期营养滋味

虽然茶叶中所含的多种成分对人体都有好处，但茶叶中含有大量的鞣酸，它可与食物中的铁元素结合成一种不能被机体吸收的复合物。孕妇如果过多饮用浓茶，就有引起妊娠贫血的可能，也将给胎儿留下先天性缺铁性贫血的隐患。此外，因为茶叶中含有咖啡因，孕妇常饮茶，尤其是常喝浓茶，对胎儿骨骼的发育会有不良影响，严重的可导致胎儿畸形。茶叶中大量的单宁酸还会刺激胃肠，影响到其他营养素的吸收。因此，孕妈妈最好在孕期远离茶叶。

每日胎教

一体相连的孕妇和胎儿之间，早已非常自然地形成了一种亲子关系，而这种亲子关系，对在怀孕和生产过程中，一直只是起到辅助作用的准爸爸来说，往往是可望而不可即的。在这样的情况下，准爸爸们就更应该一有空闲就让胎儿听一听自己的声音，努力使两人之间的感情变得深厚起来。另外，由于准爸爸的声音所含低频率成分的声压较强，更容易穿透孕妈妈腹壁传入子宫内被胎儿听到，所以准爸爸一定要参加到胎教队伍中来。

细节备忘录

随着孕期的推进，孕妈妈们一定要开始避免搬抬重物、弯腰擦洗，干家务时要量力而行。另外，请避免长时间用冷水洗澡。

第149天 孕22周，孕妈妈的身体变化

优生百宝箱

此时期，孕妈妈子宫宫底高出肚脐约2厘米，距耻骨联合处约22厘米。孕妈妈腹部还不是很大，不会造成太多不便，仍然可以弯腰，坐下时也不会感到不适，走路也不用花费太大力气。所以在这一阶段，孕妈妈会觉得妊娠还比较舒服。早晨出现的恶心症状也已消失。但个别营养摄入不均衡的孕妈妈，大约在这个时期开始出现贫血。贫血严重时，孕妈妈会感到乏力、头晕、心慌等，应及时治疗。

孕期营养滋味

孕妈妈在孕中期要适当吃一些白萝卜，因为白萝卜因含有多种酶、芥子油、木质素、干扰素诱生剂等，表现出良好的助消化、抗癌、抗病毒感染、提高机体免疫力、产生干扰素等功效。但上述物质均不耐热，在70℃的高温下便被破坏。因此，为了不破坏其中的营养成分，孕妈妈可以将白萝卜凉拌后再吃，而不要长时间高温烹调。

每日胎教

胎儿活动的差异能预示他们出生后活动能力的强弱。从胎儿出生后6个月的观察得知，在正常情况下，胎儿期活动力强的婴儿，要比在胎儿期不怎么活动的婴儿动作发展更快些。常常见到一些孕妇把手放在腹部，等待胎儿活动。其实，孕妈妈可以促使胎儿活动，在胎儿4个月后就可以这样做了。这时，胎盘已经形成，胎儿在羊水中活动，是不会受到任何伤害的。

孕妈妈躺在床上，全身尽量放松。在腹部松弛的情况下用双手捧住胎儿，轻轻抚摸，然后用一个手指轻轻一压再放松。这时胎儿便会作出一些反应。胎儿的情况不一样，反应的速度也有快有慢。如果此时胎儿不高兴，就会用力挣脱，或者蹬腿反对，这时应该马上停止进行。在刚开始的时候，胎儿只作出响应，过几周后，胎儿对母亲的手法熟悉了，一接触母亲的手就会主动要求玩耍。到了胎儿6个月～7个月时，就可以轻轻地推着胎儿在腹中“散步”了。

细节备忘录

建议孕妈妈在白天活动时，最好穿弹性袜及有点低跟的鞋子，尽量将重心往后调整。晚上平躺时，在膝下垫个枕头，或用枕头托住肚子。必要时，还可进行适当的局部按摩，热敷，做些强化腹肌的运动。最重要的是避免长时间站立。

第150天 听音乐能让孕妈妈心情变好

优生百宝箱

研究表明，孕妇每天听30分钟的音乐，可以有效地缓解孕期的紧张、焦虑，产生美好的心境，并把这种信息传递给胎儿，使胎儿健康发育。

可选择舒缓轻柔与欢快相间的E调和C调。在欣赏音乐时，孕妈妈还需要加入联想，如碧空万里的蓝天、悠悠飘浮的白云、美丽的晚霞、连绵起伏的青山翠竹，还有宁静的月光，摇篮边年轻的母亲，摇篮内逗人喜爱的小宝宝。在胎儿5个月以后，可以把小录音机放在距腹壁旁2米处播放，音量不能太大，时间以每次5分钟~10分钟为宜，每天定时播放几次。

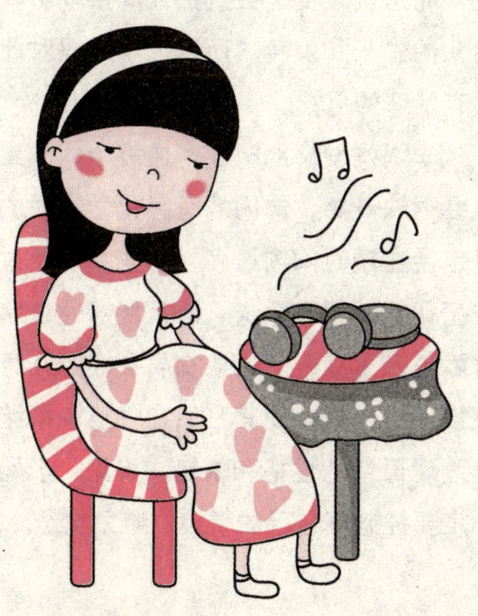

怀孕中期，胎儿生长发育比较快，胎儿的听觉能力有了明显的提高，音乐的内容也应更加丰富。

孕期营养滋味

进入妊娠中期，胎儿的状态趋于稳定，孕妈妈的妊娠反应也基本消失，食欲得到恢复。这个时期应该特别注意保证低盐饮食，如果盐分摄取过量，有可能造成浮肿或患上妊娠高血压疾病。职业女性在外用餐机会较多，因此必须特别注意。此外，应尽可能吃过早餐再上班。

每日胎教

孕妈妈可以在闲暇时间和胎儿玩个"模仿秀"，一边抚摸腹部，一边模仿小猫小狗的叫声，并告诉他你模仿的是什么。

细节备忘录

噪声对胎危害极大，因为高分贝噪声能损坏胎儿的听觉器官。研究证明，那些曾经接受过85分贝以上强噪声的胎儿，在出生前就丧失了听觉的敏锐度。有关专家对131名4岁~10岁男女儿童进行了检查，结果表明，那些出生前在母体内接受最大噪声量的儿童对400Hz声音的感觉是没有接受过噪声儿童的1/3。

第151天 不可不知的孕6月常识

优生百宝箱

孕6月时，孕妈妈已经充分适应怀孕状态，身心愉快。要经常散步，或做适度的体操，以活动筋骨。短程旅行和性生活不必刻意避免，只要按正常的生活步调即可。孕妇肚子突出后，身体的重心也随之改变，走路较不平稳，并且容易疲倦，尤其弯腰向下时或做其他动作时，就会感觉腰痛。平日行动时应注意不要使明显增大的腹部受到碰撞，上下楼梯或登高时，应特别注意安全。为了产后顺利授乳，此时应该注意护理乳头。尤其是乳头扁平或凹陷的孕妇，必须先行矫正。

孕期营养滋味

由于胎儿的快速发育使孕妈妈的能量消耗增加，所以应该注意增加营养，重点增加维生素的摄入量。孕6月，孕妈妈体内能量及蛋白质代谢加快，对B族维生素的需要量增加，由于此类维生素无法在体内存储，必须有充足的供给才能满足机体的需要，因此，孕妈妈在孕中期应该摄入富含此类物质的瘦肉、动物肝脏、鱼、奶、蛋及绿叶蔬菜、新鲜水果。

细节备忘录

孕妈妈们，请坚持每天早晚做轻微的运动，如散步、体操等。另外，要保持定时排便的习惯，排便时不要用力过猛。

每日胎教

孕6月，胎儿已经能把各种感觉转换为情绪了，此时，他的性格逐渐根据孕妈妈的情感信息形成。一开始，胎儿只能接受最简单的情感信息，随着记忆和体验的加深，性格也会越来越复杂。

这个时期一定要注意，孕妈妈的情绪变化会导致生理功能、身体健康状况的改变，而这些改变又会直接或间接地影响到胎儿的生长和发育。所以，孕妈妈对此必须有足够的重视。

孕妈妈发怒的时候，血液中的激素水平会很快升高，体内的有害化学物质的浓度也会在短时间内增多，这些物质通过血液循环很快遍及全身，而且能够通过胎盘屏障进入羊膜腔。这些物质会在胎儿身上直接发生作用，使其日后在性格、情绪上会重现母亲的性格和情绪。可见，孕妈妈一定要控制好自己的情绪，避免发怒。

第152天 孕中期练习瑜伽的好处

优生百宝箱

练习瑜伽有很多的好处：可以增强孕妈妈的体力和肌肉张力，增强身体的平衡感，提高整个肌肉组织的柔韧度和灵活度；可以刺激控制荷尔蒙分泌的腺体，加速血液循环，还能够很好地控制呼吸；可以起到按摩内部器官的作用；可以改善睡眠，消除失眠；针对腹部练习的瑜伽有助于产后重塑身材。此外，瑜伽还能帮助人们进行自我调控，使身心合二为一，形成积极健康的生活态度。

不管以前是否练习过瑜伽，孕妈妈都必须得到医生的允许，并且在经验丰富的瑜伽教练的指导下才能练习瑜伽。对于从未练习过瑜伽或者不常做锻炼以及有过流产史的孕妈妈，练习瑜伽要更为谨慎。此外，运动量必须适宜，以放松身心为主，不可过度，以免对胎儿造成压力。

孕期营养滋味

孕妈妈要适量摄入维生素 B_1。维生素 B_1 又称硫胺素，是抗脚气病维生素。研究发现，若人体硫胺素不足，不仅会使糖类代谢发生障碍，还将影响机体整个代谢过程，而且由于丙酮酸不能继续代谢，还会影响氨基酸与脂肪的合成。人们长期大量食用精白的米和面粉，而又缺乏其他杂粮和多种副食品的补充，易造成硫胺素的缺乏。

对于孕妈妈来说，硫胺素缺乏会更加明显地表现为疲倦、乏力、小腿酸痛、心律过速等。这是因为妊娠期间母体及胎儿代谢水平增加，对热能需要增加，随之也要求硫胺素供给增加的缘故。富含维生素 B_1 的食物有小米、玉米、葵花子、猪肉、肝脏、蛋类等。

每日胎教

不要给胎宝宝听过度嘈杂或不当的音乐，他不喜欢听到高振动频率的音波。太快的节奏会使胎儿紧张，太大的音量会令胎儿不舒服，因为胎儿的脑部发育尚未完整，其脑神经之间的分隔不完全，因此，过高音量的音乐会造成神经之间的刺激串联，使胎儿无法负荷，造成脑神经的损伤。

给胎儿听音乐的时间长度以 5 分钟 ~10 分钟为宜，而且要让胎儿反复地聆听，才能形成适当的刺激。等到胎儿出生后听到这些音乐就会有熟悉的感觉，能够让初生婴儿有如待在母体内的安全感，对安抚婴儿情绪有相当好的功效。

第153天 和胎儿一起享受大自然

优生百宝箱

散步是一项很适合孕妈妈的运动，它温和安全，即能调节心情，又能促进健康，一定要坚持到孕晚期，甚至到产前一天。然而，在人多车多的闹市区，空气中含有大量一氧化碳、铅及氮和硫的氧化物，尤其是铅，被吸收到孕妈妈的血液中后，会进入胎儿体内，影响大脑发育及造血系统和泌尿系统功能。所以最好在幽静的绿荫路散步，或到森林公园中做“森林浴”。这些地方空气新鲜、含尘量低、噪声低，既可怡情养性，又能得到充足的“空气维生素”——空气负离子。

孕期营养滋味

为促进胎儿大脑和视网膜神经细胞的生长发育，专家提醒孕妈妈，每天的饮食中最好摄入足够的α－亚麻酸。核桃、亚麻籽等植物中都含有α－亚麻酸，因此建议孕妈妈可以多吃核桃，或是在拌菜时使用亚麻籽油。

简便营养餐的做法：用一份亚麻籽油混合一份果仁酱，如花生酱，涂在三文治、面包上，代替牛油或人造牛油。在乳酪里加一汤匙亚麻籽油，再加你喜爱的水果做营养早餐。

每日胎教

大自然的美丽是任何其他事物都无法替代的，它可以激发人们的情感，陶冶人们的情操，给人们带来欢乐，激励人们思考，使人们的精神世界得到极大的丰富。孕妈妈可以在享受大自然的时候开阔视野，放松心情，从而有利于胎儿的身心健康。大自然中清新的空气对于人类的健康有极大的益处，对孕妈妈更是如此。有一些孕妈妈因怕伤风感冒而不敢开窗，因而人为地限制了新鲜空气的摄取。长此以往，不仅会使健康受损，也会给胎儿带来一定的影响。

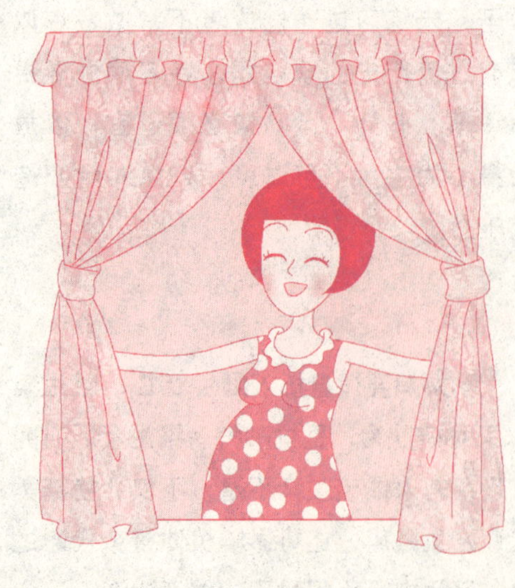

第154天 腹部过大不舒服，托腹带来帮忙

优生百宝箱

孕中期，随着胎儿一天天长大，孕妈妈的身体压力也随之增加，此时，一条合适的托腹带不仅可以使孕妈妈行动轻便自由还可以防止腹壁过度伸展，保护固定胎盘，真是一举多得。而穿托腹带可是有讲究的，孕妈妈最好在床上固定之后再站立起来，才能完整地固定住，达到托腹效果。必须使用托腹带的情况：多胞胎，胎儿过大，站立时腹壁下垂比较严重的孕妇；有过生育史，腹壁非常松弛，成为悬垂腹的孕妇；连接骨盆的各条韧带发生松弛性疼痛的孕妇。胎位为臀位，经医生做外倒转术转为头位后，为防止其又回到原来的臀位，也可以用托腹带来“帮忙”。

使用托腹带要从下腹部微微倾斜的部位托起增大的腹部，从而阻止子宫下垂，保护胎位，并能减轻腰部的压力。另外，应选购可随腹部的增大而调整、方便拆下及穿戴、透气性强不会闷热的托腹带。

孕期营养滋味

孕妈妈要适量摄入维生素 B_2。维生素 B_2 又名核黄素，是机体中许多酶系统的重要辅基的组成部分。妊娠期母体代谢旺盛，故核黄素需要量有明显增加。研究发现，妊娠后4个月尿核黄素排量明显下降，而分娩后便迅速回升。妊娠期核黄素缺乏可引起或促发孕晚期妊娠呕吐，孕中期口角炎、唇炎，早产儿发生率增加。因此，必须重视孕期核黄素的补充。

维生素 B_2 存在于多种食物中，一般动物性食物的含量比植物性食物高，以内脏最为丰富，如羊肝、猪肝、猪心、羊肾、牛肾、猪肾、鸭肝以及鳝鱼、海蟹、鸡蛋、牛奶等。植物性食物，如黄豆、菠菜、苋菜、空心菜，芥菜、金花菜、韭菜、海带、黑木耳、紫菜、花生仁等，维生素 B_2 的含量也比较丰富。

每日胎教

孕中期每日胎教的内容可以是：孕妈妈起床后对胎儿抚摸、说话，每次5分钟~10分钟。接下来听听音乐，放松心情，进食富含营养的早餐，营养也是胎教的重要组成部分。还可用手电光刺激胎儿视觉，每天1次~2次，每次1分钟。光照的时候应该有一个舒缓的背景音乐。晚上睡觉前，再对胎儿说说话，5分钟~10分钟。

第155天 孕期做家务要讲方法

优生百宝箱

孕妈妈适当做些家务或运动有利于胎儿的生长发育，如买菜、洗菜、做饭都是可以的。但也有一些家务是孕妈妈不宜做的，或者在做的时候要注意方法。

拖地。孕妈妈不宜拖地，因为地滑的话容易摔倒而造成严重后果；而且拖把容易磕碰到孕妈妈的肚子。

洗衣服。孕妈妈可以用洗衣机洗衣服，但尽量不要长时间弯腰用手洗衣服，以免子宫长时间收缩，威胁到孕期安全。

伸高的家务。尽量不要往高处够着晾晒，因为孕妈妈不宜做往高处挂东西或从高处拿东西这类过于伸展的动作。

弯腰的家务。孕妈妈不宜抬重物（尤其不能压着肚子）、提拉重物或者弯腰拿东西，如果要拿低处的东西，最好是先蹲下来，再侧身拿。

孕期营养滋味

推荐食谱：三文鱼刺身

材料：新鲜三文鱼肉300克。

调料：生抽、绿芥末各适量。

做法：

1. 将新鲜三文鱼肉放入冰箱内冷冻一会儿，使鱼肉稍稍变硬后取出，切薄片，取一深盘，码一层冰块，上面蒙上保鲜膜，将切好的鱼片一片一片叠放在保鲜膜上。

2. 在小碟内加适量生抽、绿芥末，调成蘸汁，用鱼片蘸食。

深海鱼类含有丰富的优质蛋白质，可满足大脑发育的需求。但要注意材料新鲜，不要过量食用。

每日胎教

在风和日丽的时候，孕妈妈可以和准爸爸一起去动物园看看，一边看一边告诉胎宝宝都是什么动物，长什么样子。当你感觉小动物很可爱的时候，胎宝宝也会有感觉的。

细节备忘录

从20周起，胎宝宝的牙齿开始钙化，所以小家伙会需要更大量的钙。如果没有足够的钙摄入，缺钙将不仅使孕妈妈逐渐出现腰酸、腿痛、手脚发麻、腿抽筋等不适，还会严重影响胎儿的生长发育。因此，生活中要注意进食富钙食物，经常到户外晒太阳，特别是在冬季更是要在阳光好的日子出去晒晒太阳。

第156天 舒适卧具对睡眠很重要

优生百宝箱

床单、被罩。要选棉麻织品的床单和被罩。床单、被罩和人的皮肤直接接触，必须要符合卫生舒适的要求，要有较好的透气性和吸湿性。

枕头。枕头内的填充品和枕头的高低要适合，一般认为荞麦皮枕芯无论冬夏都适合，不会成为过敏源，可以大胆选用。

床铺。要放在远离窗户、相对背光的地方，因为在窗户下睡觉容易吹风着凉，从窗户照进来的太亮的光线也影响睡眠。

卧室。要选择采光、通风较好的房间。建议经常将卧具放在阳光下晾晒，利用紫外线杀菌消毒，保证卧具的卫生，这对睡眠质量及身体健康都非常重要。

将卧室内的办公用品搬到另一个房间去，让卧室成为只安静休息的场所。还可以将明亮耀眼的聚光灯换成柔和的或可以调挡的灯，营造出温馨的卧室气氛，这也有助于睡眠。

孕期营养滋味

孕妈妈要适量摄入维生素 B_6。维生素 B_6 是中枢神经活动、血红蛋白合成及糖原代谢所需的辅酶。人体缺乏维生素 B_6 可引起小细胞低血色素贫血、神经系统功能障碍、脂肪肝、脂溢性皮炎等。

妊娠时血液稀释，孕妈妈血液中维生素 B_6 可降至平时水平的 25%。胎儿在 5 个月时中枢神经系统增长正值高峰，维生素 B_6 最为需要，因而必须重视维生素 B_6 的摄入。

动物肝脏、葵花子、花生仁、核桃、黄豆中含维生素 B_6 较多，孕妈妈可坚持每天吃一点儿。

每日胎教

从 6 个月开始，胎儿会注意聆听各种声音，其中支配胎儿所处环境的声音，就是孕妈妈的心脏搏动声，如果节奏正常，胎儿就会很安逸。因此，孕妈妈们一定要保持平和的心境。

孕妈妈可以通过欣赏一些名画，来达到心绪平静的作用，如拉斐尔的《西斯廷圣母》，毕加索的《母爱》和《梦》，雷诺阿的《少女画像》，以及运用艳丽的色彩和丰富的想象力描述故乡、家庭和爱的夏加尔的作品。

细节备忘录

孕妈妈们，别只顾着上班和休息，记得抽时间学习一下孕期的知识，最好是去孕妈妈课堂之类的专业学习班，更科学、更全面地学习孕产知识，为生出健康宝宝打下基础。

第157天 美丽加分，不需局限于孕妇装

优生百宝箱

谁说孕妈妈非得穿孕妇装？可以调节腰身的短裤、能够保护腹部的宽松衬衣、收缩性良好的针织衬衫或开襟羊毛衫、A字裙、背心裙等服装，孕妈妈穿起来都会感到非常舒适。根据肚子的大小，选出可调节腰身的衣服后，还要准备与衣服相搭配的披肩和小饰物。如果你没有变得很胖，就不用专门去买孕妇装，可以去淘一些面料柔软的、样式宽松的服装，比如一些韩版的衣服，或者娃娃服，穿在身上又舒服，又漂亮，而且生完宝宝也可以穿，出席一些场合也可以穿。这样就可以做一个漂亮时尚的孕妈妈啦！

选择天然面料是购买孕妈妈服装不变的首要原则。由于怀孕期间皮肤变得敏感，如果经常接触人造纤维面料，容易引起过敏。天然面料包括棉、麻、真丝等，而以全棉最为常见。现在市场上孕妇服装品牌繁多，选购时一定要先考察面料的质地。

孕期营养滋味

有的孕妈妈因为要上班，白天忙忙碌碌，吃得较随便，到了晚上则大吃特吃，其实这对健康非常不利。晚饭是对下午劳动消耗的补充，同时也是对晚上休息时热量和营养物质需求的供应。但是，晚饭后人的活动较少，晚间人体对热量的需求量并不大，特别是睡眠时，只需要少量的热量和营养物质，维持身体基础代谢的需要就行了。所以，孕妈妈晚上不必吃得太丰盛、太多。如果吃得太饱，营养摄入过量，会加重胃的负担，不利于消化食物。

每日胎教

今天和准爸爸一起跳一段慢舞吧，随着优雅的音乐缓缓挪动双脚，伴随着甜蜜的交谈，胎儿也在享受美好的时光呢！

放一曲优美欢快的乐曲，并随着音乐或歌声轻轻摇摆身体吧！柔和且具有律动的舞蹈，能够整合听觉和肢体的活动，使你和胎儿的身体更协调，并提高你的平衡能力。就让音乐与羊水的振动一起抚慰你的宝宝吧！这种刺激对胎儿来说，是最美的享受之一。

细节备忘录

挑选孕妇装时，应考虑到肚子的变化情况，放远眼光，为即将迅速膨胀的腹部留出足够的空间。此外还要留意一些小的细节，比如是否有可伸缩的腰带、可拆卸的部分等。因为这些服装不仅要伴随整个孕期，还要穿到宝宝出生以后，直到体型恢复到可以穿原来的衣服。

第158天 孕妈妈小腿抽筋怎么办

优生百宝箱

孕期小腿抽筋是孕妈妈常见不适症之一，小腿抽筋主要和孕妈妈钙量不足有关。血液中的钙是维持肌肉神经稳定的重要帮手，当血钙水平下降时，就会引发肌肉收缩，持续的肌肉收缩就是常见的抽筋现象，孕妈妈们千万别以为抽筋现象属于微不足道的小毛病，如果长期缺钙，小腿抽筋就会演变成手脚抽搐甚至骨质疏松进而导致胎儿患先天性佝偻病等，一定要在医生的指导下及时补钙。抽筋发作时，可按摩抽筋部位的肌肉，使其缓解；或慢慢将腿伸直，使痉挛慢慢缓解。为了防止夜间小腿抽筋，可在睡前按摩腿部，也可用热水洗脚、洗腿后再睡。平时要穿软底鞋，不宜走路太多，以免过于疲劳；夜间睡觉要避免潮湿和受凉。

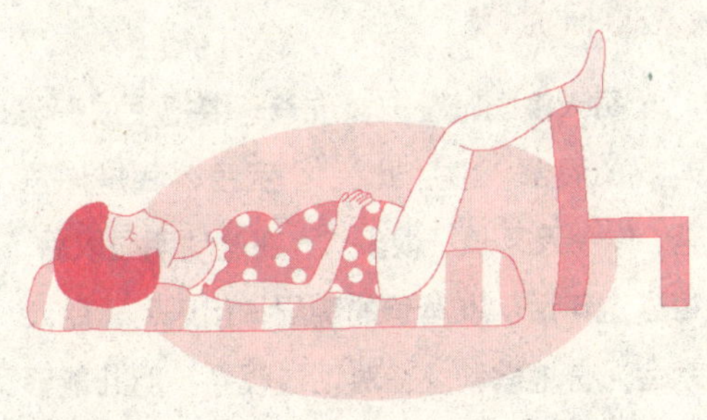

孕期营养滋味

如果孕妈妈经常小腿抽筋，一定要注意通过饮食来补充钙质。补钙食物主要包括奶以及奶制品，豆制品、芝麻酱、海带、杏仁 、大骨头汤（喝时加醋）等。

每日胎教

广泛的情趣对改善大脑的功能有着极为重要的作用。有人认为，乐队指挥、画家、书法家等生活情趣较丰富的人，他们之所以具有创造力，这与他们经常交替动用大脑的左、右半球，促进左、右大脑的平衡，提高大脑的功能有关。因此孕妈妈的生活情趣无疑对胎儿大脑左、右半球的均衡发育起着很关键的作用。

今天推荐孕妈妈在闲暇的时候熟悉一下中国的传统文化：国画与书法。准备好用具后，就可以开始了。先画几幅泼墨山水画，或者写写书法（当然，不会书法绘画的孕妈妈可以用其他的生活情趣和爱好来代替），边画边讲，比如画竹时可以对胎宝宝说：“宝宝，妈妈在画竹，先画一个圆圆长长的竹身，竹是一节一节的……”胎儿在腹中也会跟着孕妈妈一起来享受生活情趣的。

第159天 教你避开孕中期头晕症

优生百宝箱

找出头痛的诱因。首先要离开诱发头疼的环境，比如办公室、厨房等。找一个安静的地方，可以静坐，也可以睡觉，都有助于疏解压力，缓解头疼。

缓慢地改变体位。由于胎儿所需的血液量很大，因而孕妈妈脑部的血液会因为姿势的变化而产生短暂的不足，造成头疼或头晕目眩。所以，当改变体位时一定要缓慢，比如从平躺到坐起来，或从坐着到站起来，都要慢慢进行，以减少头痛和头晕目眩。

保持血糖稳定。如果孕妈妈的血糖低于标准，就会导致饥饿性头疼。要少食多餐，随时补充一些小点心，以保持血糖稳定。

保持空气流通。室内空气不流通、闷热都会使鼻窦充血而导致头痛、头晕。平时要注意开窗通风和使用空气净化器。

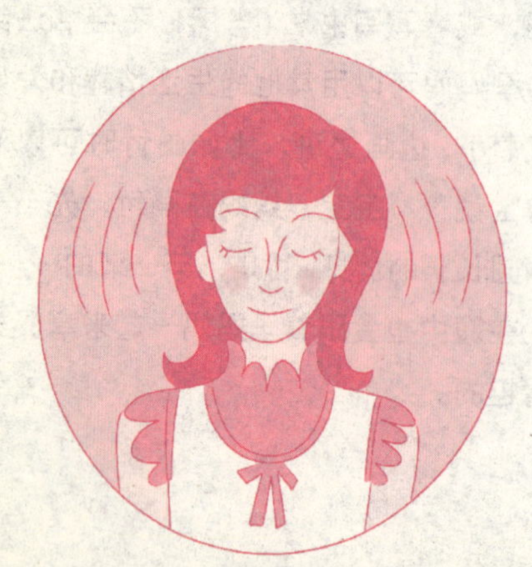

孕期营养滋味

孕妈妈要多吃高蛋白质的食物，如鱼虾、牛肉、猪肉、鸡、蘑菇等。

推荐食谱：五彩牛肉粒

材料：牛里脊 200 克，豌豆 200 克，红椒半个，黄椒半个，姜 2 片，干辣椒数个。

调料：料酒 5 毫升，生抽 5 毫升，干淀粉 5 克，蚝油 30 毫升，盐少许。

做法：

1. 牛里脊切成小丁，放入碗中，倒入料酒、生抽和干淀粉抓匀，腌制 10 分钟。

2. 豌豆去皮洗净，放入沸水中烫熟，捞出后沥干备用。红、黄椒切成小丁。

3. 炒锅中倒入油，待七成热时，放入干辣椒和姜片爆香，然后放入牛肉粒翻炒 2 分钟，脱生后倒入豌豆和红黄椒丁，再调入蚝油和盐，翻炒几下即可出锅。

每日胎教

每天晚上临睡前，准爸爸要把手放在孕妈妈的腹部，对胎儿说：“宝宝，我是你爸爸，你今天又长了很多。”在胎动明显以后，每当这句话从准爸爸的嘴里说出来时，胎儿就会兴奋地蠕动。在对话过程中，胎儿能够通过听觉和触觉感受到来自准爸爸亲切的呼唤，这对胎儿的身心发育是很有益的。

第160天 选择孕妇内裤

优生百宝箱

孕妇内裤是一种采用立体空间剪裁的特殊设计的内裤，可完全包覆孕妈妈日渐隆起的肚子，让孕妈妈和胎宝宝都感觉舒适。孕妇内裤一般可分为高腰、低腰两种。高腰的内裤兼具保暖作用，以免腹部受寒，适合冬季穿着；而怀孕中后期则以低腰内裤为宜。在选购孕妇内裤的时候，首先要量好自己的尺寸，包括腰围、臀围，并根据目前的体形选购。尽量选择腰围可随体形变化而可伸缩调整的内裤。在材质上，建议孕妈妈选择棉质、易吸汗、弹性好的孕妇内裤，以保持会阴部的干爽和舒适。最后，建议孕妈妈选购有品牌的孕妇内裤，避免选购无品牌的劣质商品。

怀孕后，洗内裤不要再使用化学成分太重的洗涤液，用肥皂清洗最好。因为肥皂是动物油脂加碱制成的，对人体无害，而且清洗后不会残留。用肥皂洗完后要拿到日光下晾晒。

孕期营养滋味

孕妈妈可选择如苹果、樱桃、草莓、桃、橘子等性温平和的水果，但要注意不可过量，一天最好不超过500克。患有妊娠糖尿病的孕妈妈量应减半。吃水果的时间以在两顿正餐之间为宜，既适时补充维生素，也不致妨碍其他营养的摄入。

孕期水果小食谱：绿野仙踪

材料：奇异果、凉粉、糖浆。

做法：将奇异果切片，凉粉切块；取小碗先铺凉粉，再盖上奇异果；吃时浇上糖浆即可。

小贴士：这道甜品的做法非常简单，如果没有凉粉，放一块冰激凌铺底也会很不错！（注意：此菜不宜多吃。）

每日胎教

很多80后孕妈妈在怀孕前就很喜欢塞着耳机听音乐，怀孕后还是一天到晚塞着耳机。很多实例表明，经常塞着耳机听音乐不仅会使听力下降，严重的还会引起神经衰弱、注意力无法集中等危害，从而影响到健康胎教。所以，孕妈妈们，请摘掉耳机吧，让音符细腻地流淌在房间里会更美好。

细节备忘录

孕妈妈要经常清洗会阴部位，保持卫生清洁，并及时清洗更换下来的内裤、内衣，洗完后放在阳光下晾晒杀菌。

第161天 正确吹空调小原则

优生百宝箱

几乎每个孕妈妈都要经历挺着大肚子还饱受炎热的日子。本来孕妈妈们就要比平常人容易出汗，空调自然而然就成了孕妈妈离不开的“好朋友”。可即便身体再强壮的人都不可以长时间依靠空调来消暑，更别提孕妈妈了。如此一来，孕妈妈是否就要远离空调了呢？其实也不然，只要合理科学地吹空调，好处还是有的，因为空调可以帮助孕妈妈及时散热，这样对母子的身体都有好处。原则上空调的温度要在26℃~28℃，感觉微凉即可，千万不要和室外温差太大。另外，由于孕妈妈毛孔较疏松，所以不要距离风口过近。

孕期营养滋味

孕妈妈要适量摄入维生素B_{12}。维生素B_{12}能促进红细胞生成，维护神经髓鞘的代谢与功能。妊娠期维生素B_{12}供给不足，孕妈妈可能会患巨幼红细胞性贫血，新生儿也可患贫血。也有的专家指出，孕妈妈食物中缺乏维生素B_{12}，胎儿的畸变发生率也可能增加。所以，维生素B_{12}对孕妈妈和胎儿都非常重要。维生素B_{12}在食物中的来源主要是动物性食品，豆类经发酵也含有维生素B_{12}。如牛肝、牛肾、猪心、虾、鸡肉、鸡蛋、牛奶、干酪以及臭豆腐、豆豉、黄酱等，均含有较多的维生素B_{12}。

每日胎教

这个月孕妈妈闲暇时可以阅读一本好的文学作品，母子都会从中受益。

孕妈妈应当看一些轻松、幽默、使人精神振奋、积极向上的作品，如《居里夫人传》《小木偶奇遇记》《克雷诺夫寓言诗》《三毛流浪记》《塞外风情》《长江三日》《伊索寓言》《西游记》《儒林外史》《钢铁是怎样炼成的》以及安徒生童话、格林童话等。

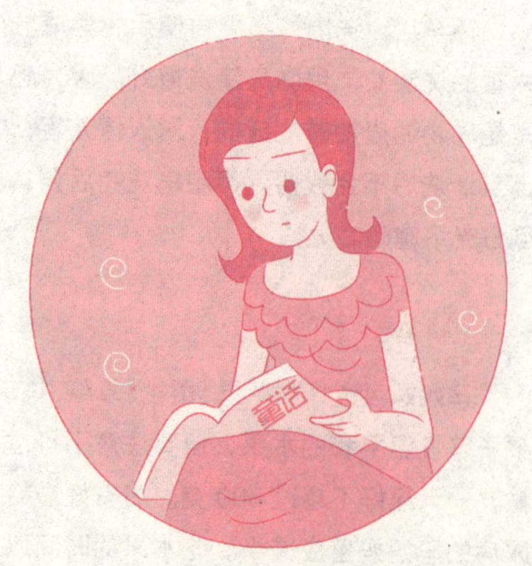

第162天 孕24周，胎儿的成长

优生百宝箱

24周的胎儿身长约26厘米，体重500克左右。这时候胎儿在妈妈的子宫中占据了相当大的空间。胎儿现在依然很瘦，但此时身体的比例更加匀称。胎儿皮肤薄而发红，而且有很多的小皱纹，浑身覆盖着细小的绒毛。手脚上的皮肤比其他部位略厚一些。通过吸入羊水来练习呼吸，使胎儿的肺部进一步完善。为了呼吸，肺内密布着空气管道和毛细血管，肺泡开始发育。这时因为呼吸道里没有空气，所以肺泡还是扁平的，即使羊水进入肺泡也不能膨胀起来。此外，肺内的细胞开始分泌表面活性物质，这样可以防止肺泡相互粘连，同时也有利于促进肺泡在分娩时扩张。

孕期营养滋味

从中医角度来说，妇女怀孕之后，体质一般偏热，阴血往往不足。此时，一些热性的水果如荔枝、桂圆不宜大量食用，否则容易产生便秘、口舌生疮等“上火”症状，尤其是有先兆流产的孕妇更应谨慎，因为热性水果更易引起胎动不安。

但是，如果孕妇出现头晕眼花、身出虚汗、脉细舌淡等血虚气脱现象，此时服一碗桂圆汤（桂圆为主，加红枣、红糖、生姜，以水煎煮而成），能起到良好的益气养血作用。有轻微浮肿者，常喝此汤还有积极的治疗作用。

此外，孕妇在分娩时要消耗较多的体力，体质虚弱的孕妇在临盆时往往会出现手足软弱无力、头晕、出虚汗等，此时喝桂圆汤对增加体力、稳定情绪、帮助分娩有一定的好处。

每日胎教

有些科学家认为，母亲在怀孕期间如果经常设想孩子的形象，孩子出生后将与此较相似。因为母亲与胎儿具有心理与生理上的相通，从胎教的角度来看，孕妈妈的想象可以通过意念构成胎教的重要因素，转化、渗透在胎儿的身心感受之中。

孕妈妈进行胎儿形象的构想，会使情绪达到最佳状态，而促进体内具有美容作用的激素增多，使胎儿面部器官的结构组合及皮肤的发育良好，从而塑造出理想中的胎宝宝。

日常生活中，许多相貌平平的父母却能生出非常漂亮的孩子，这与怀孕时孕妈妈经常强化孩子的形象是有一定关系的。

第163天 孕24周，孕妈妈的身体变化

优生百宝箱

24周时孕妈妈脸上和腹部的妊娠斑更加明显并且增大。子宫宫底在脐上4厘米~5厘米处，距耻骨联合处24厘米。有时孕妈妈还会感觉眼睛发干，畏光。乳房明显增大，有肿胀感，偶尔会分泌少量稀薄的初乳。这时孕妈妈的腹部已经变得又大又圆了。孕妈妈的身体已经充分适应怀孕状态，身心畅快。要经常散步或做适度的运动，以活动筋骨。短程旅行和性生活不必刻意避免，只要按正常的生活步调进行即可。

孕期营养滋味

补气养血小助手——乌鸡糯米葱白粥

材料：乌鸡腿1只，糯米250克，葱白。

调味料：盐适量。

做法：

1. 乌鸡腿洗净，切块滚烫后捞起，沥干；糯米淘净，待用。

2. 将乌鸡腿块加4碗清水用大火烧开后，改小火煮15分钟，然后入糯米，烧开后改小火煮。

3. 葱白去头须，切粒；糯米煮熟后加入盐调味，最后放葱白粒焖片刻即可。

每日胎教

孕期欣赏美术作品时并不一定选择举世闻名之作。实施艺术胎教的要点是，孕妈妈一边欣赏令自己赏心悦目的绘画，一边努力将自己的情感传递给胎儿。孕妈妈在赏画的同时，将自己的体会说给胎儿听，将对胎儿的视觉和听觉产生刺激，促进大脑的发育。

欣赏绘画时，如果尝试着剖析作者的创作意图，关注作品的颜色和构图，就能够提高欣赏的乐趣。另外，深入地了解作者的生平及作品诞生的时代背景等内容也有助于绘画的赏析。其中最关键是要选择自己喜欢或感兴趣的画家的作品。一般的画廊都会标注对作品的说明，即便是艺术领域的门外汉也可以怡然自得地游弋其中。在欣赏的同时，将绘画表达了怎样的主题，整体散发着怎样的气息，都具体地讲给胎儿听。

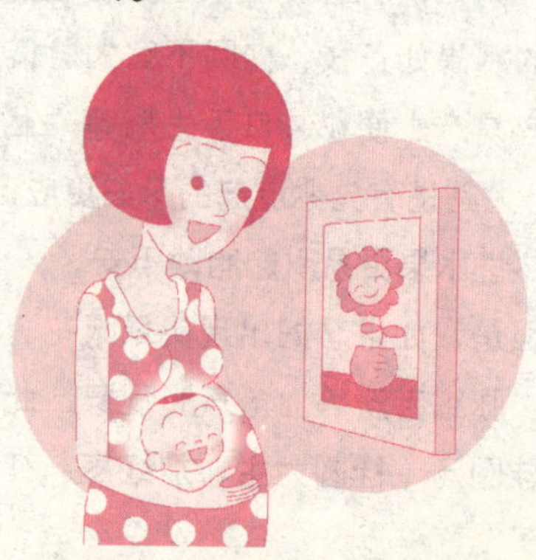

第164天 留神“不美”的美妆品

优生百宝箱

以下化妆品是孕妈妈禁止使用的。

增白及祛斑类化妆品。含有无机汞盐和氢醌等有毒的成分，很容易被皮肤吸收，并有积聚作用，这些有毒物质可经孕妈妈胎盘转运给胎儿，导致胎儿蛋白质分子变性和失活，使细胞生长和胚胎发育速度减慢，导致胚胎异常。

烫发精。化学冷烫精会加剧头发脱落，因此孕妈妈不宜使用化学冷烫精。

染发剂。染发剂对胎宝宝有致畸、致癌作用，所以也不宜使用。

口红。口红中的颜料，目前国内外多采用一种叫做酸性曙红的红色粉末，是对人体有害的一种色素，研究发现，它能损害遗传物质——脱氧核糖核酸，引起胎儿畸形。

孕期营养滋味

豆浆是孕妈妈不可缺少的营养品，但记住饮用豆浆一定要煮透。当豆浆被加热至80℃时，其中的皂素便会受热膨胀而上浮成泡沫，给人一种豆浆已经煮沸的假象。豆浆真正煮沸后至少5分钟以上才能使皂素、胰蛋白酶抑制物等物质完全被分解破坏掉。

每日胎教

胎教是为了使每个孩子心身发育更健康，更聪明，提高其综合素质水平，而不该像某些宣传误导的那样，是为了培养天才、神童。天才在人群中毕竟是少数。而胎教的主要目的是让孩子的大脑、神经系统及各种感觉机能、运动机能发展更健全完善，为生后接受各种刺激、训练打好基础，使孩子对未来的自然与社会环境具有更强的适应能力。

建议父母在准备怀孕之前，应从正规的专业单位及渠道学习一些有关儿童发展方面的知识，包括孕期心理卫生、儿童心理与教育学及胎教早教的有关常识，这能使自己做到心中有数，保持冷静的头脑，善于识别和选择适合自己的方法。

细节备忘录

从理论上来说，只要选择经过国家质量认证的护肤品，特别是一些可信度较高的品牌，其中成分并不会影响到胎儿，没有必要全盘“否定”日常护肤品。

第165天 最安全的手机用法小原则

优生百宝箱

使用手机是否会对胎宝宝产生影响，目前还没有一个定论。但手机的辐射确实是存在的，尤其是在通话的时候，其辐射由高到低依次为天线部、听筒部、键盘部和话筒部。这些辐射肯定会对人体产生一定的影响。

专家们普遍认为，孕妇可以用手机，按照以下建议，可减少手机的辐射：

1. 刚刚接收或发送信号的时候，手机辐射最严重，所以，最好在手机接通时，让手机与头部相距15厘米。

2. 避免将手机长时间挂在胸前，防止对心脏和内分泌系统产生不良影响。

3. 充电时，手机周围会产生很强的电磁波，能杀死人体内的免疫细胞，所以，人体应离手机30厘米以上。

4. 尽量少用手机，只在不得已的时候用，最好发短信或用固话替代。

5. 通话时间要简短。

6. 信号不好时尽量不要用手机，找一个信号更好的地方打电话，比如户外或离窗户近的地方。

7. 合理使用免提和耳机，增大头部和手机之间的距离，或者尽量不要把手机拿得离头太近。

孕期营养滋味

孕妈妈还可以通过食补减轻各种电磁辐射对自身及胎儿的伤害，比如，多吃一些胡萝卜、豆芽、西红柿、油菜、海带、卷心菜、瘦肉、动物肝脏等富含维生素A、维生素C和蛋白质的食物，增强机体抵抗电磁辐射的能力。

每日胎教

孕妈妈可以选一则自己认为读来非常有意思、能够感到身心愉悦的儿童故事、童谣、童诗，将作品中的人、事、物详细、清楚地描述出来。例如，故事的环境，太阳的颜色，房子的形状，主人公的模样，特点及穿的什么衣服等，让胎儿融入故事描绘的世界中。

故事要避免一些不好的内容，并且每天在固定的时间为宝宝讲故事，最好是准爸爸和准妈妈二人每天各念一次给胎儿听，借讲故事的机会与胎儿沟通、互动。

在练习了“说故事时间”一个月之后，不妨试试看，胎儿是否对有些特别的字或句子有特定的反应，故事的某一段是否特别容易让胎儿感到平静，胎儿是否对不同的故事作出不同的反应，对妈妈或爸爸的声音是否也有不同反应。

第166天 孕期焦虑危害多

优生百宝箱

焦虑是妊娠期精神障碍的主要表现，往往由怕胎儿畸形、怕分娩时疼痛、怕难产以及家庭矛盾、生活琐事等引起。焦虑情绪主要表现为怀疑自己的能力，放大自己的失败，整个人变得忧虑、紧张、不安，依赖性很强、独立性很差；身体应激方面表现为行动刻板，睡眠不宁，注意力难以集中等。严重者可发展为病态，即妊娠焦虑症。

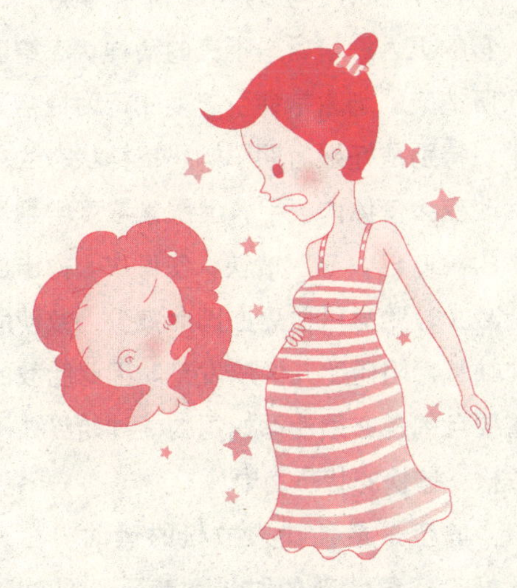

如果焦虑持续相当长的时间，孕妇不仅会坐立不安，还会影响消化和睡眠，甚至使胃酸分泌过多，发生溃疡病。焦虑情绪不但危害孕妇自己的健康，对胎儿也极为不利。孕妈妈持续的焦虑情绪可影响胎儿的健康发育，甚至影响婴儿出生后的智力发展和身体健康，如宝宝出生后会有瘦小虚弱、躁动不安、喜欢哭闹、不爱睡觉等表现。

孕妈妈要善于调节自己的情绪，尽量远离孕期焦虑情绪。

孕期营养滋味

有人说孕妈妈应该吃两个人的饭，这种说法不完全正确。孕妈妈应该保证有充足的营养，但过量的食物无论对胎儿还是对母亲都是有害的。孕妈妈过量饮食会导致体重增加过快，而妊娠性肥胖在婴儿娩出后仍难以纠正，特别是当孕妈妈习惯过量饮食后，很难将饭量减到原来的水平。肥胖的孕妈妈易患高危妊娠，还会导致消化不良及胃病。因而孕妈妈应防止暴饮暴食，每周要测量一次体重，把体重控制在正常的增长范围内。

每日胎教

有的孕妈妈诉说在抚摸肚子里的孩子时，孩子就不停地动，不知该怎么办。专家指出，开始抚摸时孩子会不适应，有很强烈的反抗动作，有时候蹬腿蹬得母亲很不舒服，这时候就应该停止，等到第二天继续抚摸，总有一天孩子会适应的。抚摸胎教应该每天有规律进行，而且要在有胎动的时候做。

警惕家居装修污染

优生百宝箱

一些年轻夫妇为追求居室现代化而在装修时费尽心机，其实有时会带来弊病。有新式家具或现代装潢的居室，其室内甲醛含量升高，甚至超过标准6倍~7倍。甲醛是一种无色、易溶、有刺激性的气体，长期吸入将危害人体健康。孕妇及胎儿对其更为敏感，易使胎儿发育迟缓，新生儿体重下降。另有资料表明，氡是室内对人体最危险的有害物质。如果生活在室内氡浓度为200Bq/m^{3}的环境中，相当于每天吸15根烟。孕妈妈一定要警惕这些有害气体，经常通风，保证室内空气清新。

孕期营养滋味

胎儿开始在肝脏和皮下储存糖原及脂肪，此时，如碳水化合物摄入不足，将导致母体内的蛋白质和脂肪分解失衡，易造成蛋白质缺乏和酮症酸中毒，所以，应保证热量的供给。除需大量葡萄糖供给胎儿迅速生长和体内糖原、脂肪原储存外，还需要有一定量的脂肪酸，尤其是亚油酸。因为此时是胎儿大脑增殖高峰，丰富的亚油酸可满足大脑发育所需。

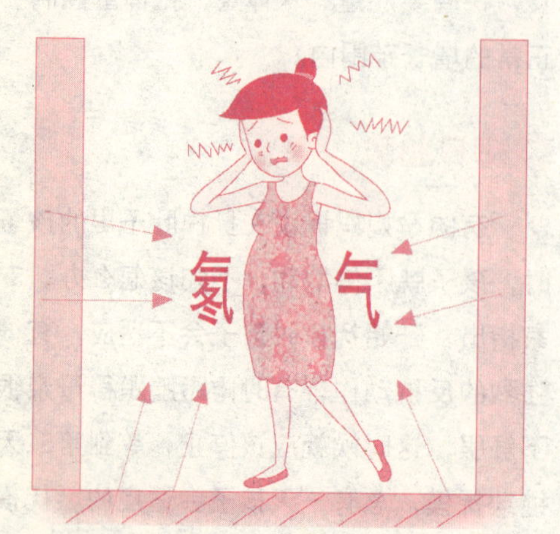

每日胎教

在孕后期，孕妈妈的情绪对胎宝宝的影响更大。孕妈妈不良的精神状态给胎儿所造成的刺激常会引起婴儿行为性格异常。特别是妊娠后期孕妈妈精神状态的突然改变会使体内去甲肾上腺素浓度增到原来的100倍，心率增快，使每次心搏出血量减少，胎盘供血量亦因此减少，致使胎儿缺氧，阻碍胎儿大脑发育。因此胎教的重要目的是必须使孕妈妈的精神始终处于放松、愉快的状态之中。

散步是最能让人放松的运动。在天气好、空气清新的时候散步不只是一种享受，还能让肚里的宝宝享受太阳浴和轻微震荡带来的按摩效果，他会和你一样心情愉快的！

第168天 妊娠瘙痒症来袭怎么办

优生百宝箱

妊娠瘙痒症多发于孕中后期，表现为突然觉得全身皮肤发痒、烧灼不适，皮肤上出现一块块的红斑或风疹块，尤其是夜间常因剧烈的皮肤瘙痒而难以入睡。轻度的妊娠瘙痒症一般在分娩后或中止妊娠后自愈。严重的瘙痒不仅影响孕妈妈的健康，对胎儿的发育也有一定的影响。

妊娠期瘙痒症的防治：

不可用手乱抓，只需要在皮肤上轻轻按摩或者用温水擦洗，或采用欣赏音乐等分散注意力的方法，瘙痒即可减轻。

有的瘙痒是过敏引起的，如服用某些药物或接触过敏性物质，以及气候变化等，只要脱离过敏源，局部用些抗过敏药，瘙痒即可缓解消失。如果症状不见好转，建议去正规的医院治疗，避免给肚子里的宝宝造成伤害。

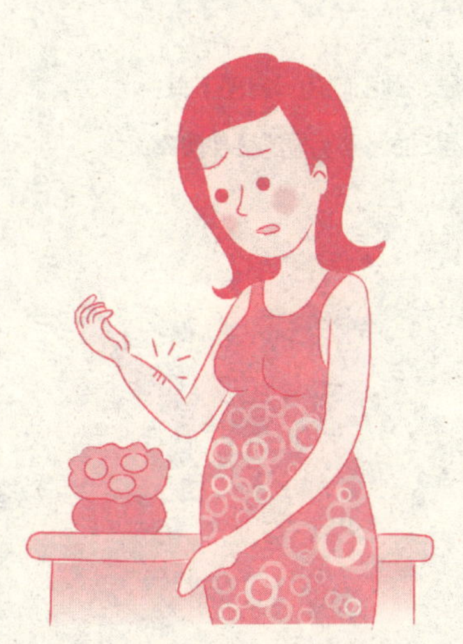

孕期营养滋味

现在要为日后分娩及乳汁分泌时的消耗储备大量能量，尤其是蛋白质。日常饮食要注意保证优质足量的蛋白质，每天的摄入量要比孕早期多15克，且动物蛋白质应占全部蛋白质的一半以上。孕妈妈还应适当增加植物油的摄入量，也可以适当食用些花生仁、核桃仁、芝麻等必需脂肪酸含量较高的食物。

每日胎教

孕妈妈与胎儿血肉相连，息息相关。他们之间最早发生的沟通莫过于生理信息的传递。从胎儿到孕妈妈，又从孕妈妈到胎儿，彼此间完全对等地传递着生理信息，相互影响，相互作用。

由于胎儿尚不具备语言表达的能力，往往会将行为（胎动）作为他传递信息的一种肢体语言。孕妈妈要注意分析来自胎儿的行为信息，以保证胎宝宝健康成长。

孕7月

随着胎儿的不断长大，孕妈妈的腹部更加突出，行动较前几个月笨拙，妊娠纹和色素沉积也越来越明显。所以，从本月起孕妈妈要注重肌肤的保养。这个时候，胎儿的动静越来越大，孕妈妈要做好心理准备。

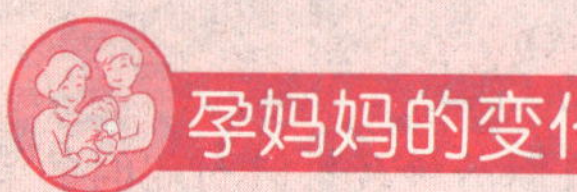

★子宫变得敏感

子宫肌肉对外界的刺激越来越敏感，如用手稍用力刺激腹部，可能会出现较微弱的收缩。收缩时子宫内的压力一般不超过2千帕，所以不会引起疼痛，也不会使子宫颈扩张，一般持续数秒即会消失，不必紧张。

★妊娠纹增多

大约有70%的孕妈妈腹部、臀部、大腿及乳房皮肤会出现萎缩性皮纹，即妊娠纹。一般呈条纹的形状，不规则，呈粉红色或紫红色，其大小和范围有较大的个体差异。

★腹部更加突出

孕妈妈的腹部更大了，向前高高隆起，必须保持胸部向后、颈部向前、肩部下垂、脊柱前凸才能使身体保持平衡，这会引起背部一些肌肉过度劳累，而感到明显的腰部酸痛。

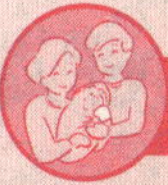

胎儿的成长

★胎儿多大了

满 7 个月时，身长约 35 厘米，重约 1200 克。

★样子像个小老头

胎宝宝皮肤的厚度大致已发育完成，脂肪的分泌较为旺盛，全身被胎脂覆盖着，皮肤呈粉红色，有皱纹，头发约长 0.5 厘米，样子像个小老头，身体比例已较为匀称。

★视力进一步发育

在怀孕第 7 个月末，胎儿的眼睛会开始睁开，之后就会有睁眼与闭眼的行为产生，眼球也开始能转动。视网膜层完全形成，能够区分光亮与黑暗。

★听力进一步强化

在怀孕第 25 周后，胎儿的听力已逐渐发育成熟，除了可以听到孕妈妈心脏跳动的声音之外，也可以听到其他声音。

★大脑皮质发达

此阶段胎儿的大脑皮质变得相当发达与成熟，能以自己的意志改变身体的方向，因此会有伸张、收缩身体与抓握手脚等肢体动作产生。此外，胎儿的思考、记忆及各种情感发展也开始萌芽。

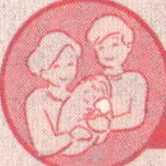

本月孕期检查

妊娠性糖尿病检查：妊娠性糖尿病对孕妈妈和胎儿的健康会造成极大影响，在本月内必须进行此项检查。

贫血检查：进行血红蛋白检查，以便提早发现问题，及时采取措施。

第169天 孕25周，胎儿的成长

优生百宝箱

25周的胎儿身长大约30厘米，体重约600克。在牙龈的深处，恒牙的牙蕾开始发育，但直到6岁脱牙时这些恒牙才会逐渐冒出来。胎儿口腔和嘴唇部位的神经越来越敏感，可能是为了出生以后寻找母亲的乳头这一基本动作作准备。胎儿大脑的发育进入了一个高峰期，大脑细胞迅速增殖分化，体积增大。肺内的血管继续发育，除了肺部以外，胎儿的大部分重要器官都已发育成熟。胎儿的重要生命线——脐带，开始变粗并富有弹性。

孕期营养滋味

这个阶段，孕妈妈的食欲大增，体重开始增加，应注意在均衡饮食的基础上，减少高脂肪、高热量食品，适量增加富含维生素食物的摄取。

维生素补充小食谱：鲜果银耳

材料：银耳10克，鲜果（梨、苹果、橘子均可）200克，桂花、白糖、湿淀粉各适量。

做法：

1. 银耳用温水发1小时，清干净后，放入碗内，加水300克，用中火蒸2小时。

2. 银耳蒸好后，把原汁滤入锅内，加入白糖和适量清水，用小火略煮，使之溶解，撇去浮沫。

3. 鲜果切成指甲大小的块，放入锅内煮沸，用湿淀粉勾芡，倒入碗内。

4. 吃时，碗上铺一层银耳，撒上桂花即可。

每日胎教

这个时期的胎儿初步形成的视觉皮质能接受通过眼睛传达的信号，能够区分外部的明暗，并能间接体验孕妈妈的视觉感受。胎儿的脑神经已经发达起来，具有思维、感觉和记忆功能。这个阶段特别适合进行视觉胎教。今天就来欣赏一下法国名画《拾穗》吧！画面上，大师使用了迷人的暖黄色调，那种沉稳的浓郁色彩也融化在黄色中，整个画面安静而又庄重，牧歌式地传达了米勒对农民艰难生活的深刻同情和大师对生活的挚爱。

细节备忘录

维生素大部分在体内无法合成，必须通过食物补充，但在烹饪过程中特别容易损失，所以要注意烹调方式。

第170天 孕25周，孕妈妈的身体变化

优生百宝箱

从侧面看时，孕妈妈的体形明显变大了很多。子宫不断增大使腹壁绷紧，腹部出现明显的浅红色或暗紫色的妊娠纹，子宫底位于肚脐与胸骨下端之间，距耻骨联合处25厘米，远远高出脐部，腹部日益膨大，腹部两侧也在增大。有的孕妈妈体内黑色素分泌增多，面部可出现妊娠斑，同时乳头周围、下腹部、外阴部皮肤颜色也逐渐加黑，这些都属正常现象。

孕期营养滋味

怀孕7个月以后，胎儿的体重增加很快，如果营养跟不上，孕妈妈往往会出现贫血、水肿、高血压等并发症。这一时期孕妇需要补气、养血、滋阴，营养增加总量为孕前的20%~40%。要想达到以上标准，孕晚期就要特别注意平衡膳食。

推荐食谱：木耳莴笋拌鸡丝

材料：水发木耳、莴笋各100克，鸡胸肉200克，青椒、红椒各少许，盐、味精、香油各适量。

做法：莴笋去皮，木耳、青椒、红椒分别洗净切丝，鸡胸肉洗净切丝，分别氽烫一下后用清水洗净。全部材料用盐、味精拌匀，最后淋少许香油即可。

每日胎教

这个时期是妊娠抑郁症的高发期，如果你有易怒、持续的疲劳感、持续的情绪低落或情绪起伏很大，就要引起注意。尽量使自己放松，或者和丈夫进行沟通，把你的情绪表达出来，严重时需要治疗。

孕妈妈可以看一些轻松、幽默、使人精神振奋、积极向上的作品，如前文提到的《居里夫人传》《伊索寓言》《小木偶奇遇记》《克雷诺夫寓言诗》《三毛流浪记》《塞外风情》《长江三日》《儒林外史》《钢铁是怎样炼成的》以及安徒生童话、格林童话等。这些作品不仅能够舒缓孕妈妈的情绪，而且对胎儿有很好的启蒙作用。

细节备忘录

孕中期孕妈妈心理安定，其保健的重点应在于通过生活、工作和休息的适当调整，保证良好的心理状态。进入孕中期，很多孕妈妈觉得进入安全期，精神上变得松懈。其实，孕中期并不一定就平安无事。如由于怀孕造成各个系统的负担，可能加重原有的心脏、肾脏、肝脏等病情；孕中期也可能会出现各种病理状况，如妊娠高血压综合征和贫血等，放松对身体状况的注意，很可能会导致不良后果。所以，还应定期到医院接受检查。

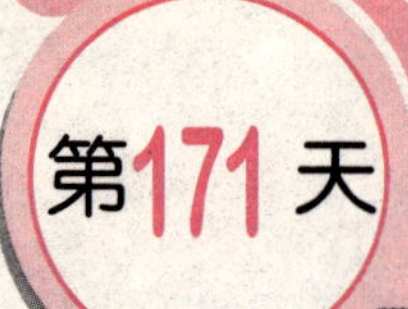

第171天 远离皮肤干燥，孕期保湿很重要

优生百宝箱

干燥的没有弹性的皮肤是容易出现妊娠纹的原因之一。为了预防皮肤干燥，保湿是很重要的，要经常涂护肤霜和做按摩等皮肤护理，并且从怀孕中期开始就应该每天涂护肤霜并做按摩。在涂护肤霜或是按摩油的时候稍稍用力，但不要用力过大，否则会伤到自己。一边听着音乐做放松，一边轻轻涂上按摩油做按摩。让准爸爸帮忙涂按摩霜，也是一种非常好的交流方式。

市场上有很多种妊娠纹按摩霜，用起来舒服的当然就是最好的。怀孕期间肌肤很敏感，使用不习惯的按摩霜或是刺激性强的按摩霜就会使皮肤起包、变红。所以，让皮肤感觉舒服是很重要的挑选原则。在选购的时候可以拿样品试一试，看看自己是否适合使用。

孕期营养滋味

缺乏维生素A易导致皮肤干燥，失去弹性。天然维生素A只存在于动物体内，动物的肝脏、鱼肝油、奶类、蛋类及鱼卵是维生素A的最好来源。维生素A原，即类胡萝卜素，广泛分布于植物性食品中，其中最重要的是β-胡萝卜素。红色、橙色、深绿色植物性食物中含有丰富的胡萝卜素，如胡萝卜、红心甜薯、菠菜、苋菜、杏、芒果等。孕妈妈可以多食用上述食物，以保持皮肤湿润。

每日胎教

7个月大的胎宝宝有明显的听觉和感受能力，不仅能对准爸爸和准妈妈的言行作出一定的反应，还能在脑子里形成记忆。在给腹中的宝宝进行语言胎教时，就是要使胎儿不断接受语言波的信息，训练胎儿在空白的大脑中增加语言的“音符”。父母用优美的语言和宝宝对话，反复进行，可以促进胎儿大脑的发育。

对于胎儿来说，爸爸妈妈的声音是世上最美好的“音乐”。准父母可以给胎儿朗读简单优美的诗词；还可以跟胎儿“谈天说地”，描述你们的生活。比如，早晨起床，轻轻呼唤宝宝的名字，告诉宝宝今天的天气怎样等。

细节备忘录

很多孕妈妈会对气味比较敏感，所以有没有添加香料是选择护肤品很关键的一点。另外很重要的一点就是，要看保湿效果是不是很充足。此外，按摩霜里含有什么成分要认真查看说明。

第172天 孕7月，开始预防妊娠纹

优生百宝箱

妊娠纹的形成主要是妊娠期受激素影响，腹部的膨隆使皮肤的弹力纤维与胶原纤维因外力牵拉而受到不同程度的损伤或断裂，皮肤变薄变细，腹壁皮肤出现的一些宽窄不同、长短不一的粉红色或紫红色的波浪状花纹。分娩后，这些花纹会逐渐消失，留下白色或银白色的有光泽的疤痕线纹，即妊娠纹。

进入孕7月，孕妈妈要积极预防妊娠纹，可从以下几个方面加以注意：

控制体重。如果孕妈妈体重增长过快，皮下组织会被过分撑开，皮肤中的胶原蛋白弹性纤维断裂，容易产生妊娠纹。

坚持按摩。适度按摩肌肤，尤其是按摩那些容易堆积脂肪产生妊娠纹的部位，可以有效地增加皮肤和肌肉的弹性、保持血流顺畅，减轻或阻止妊娠纹的产生。

保持滋润。湿润、油滑肌肤，增加肌肤的柔软度和弹性，使得皮肤组织在脂肪堆积扩张时能够更加适应。另外在使用乳液滋润肌肤的同时，还可以减轻妊娠纹处皮肤变薄时产生的瘙痒感。

孕期营养滋味

孕中期由于胎儿发育加速，铁的需要量也增加，如果铁的摄入不足或吸收不良则会发生缺铁性贫血，贫血严重时可引起胎儿发育迟缓、早产、死胎，孕产妇死亡率也增高。所以孕妇应多吃动物肝脏、瘦肉、禽类、鱼类、豆类、绿色蔬菜等以补充铁的不足。孕期如果缺锌严重可导致胎儿畸形，所以孕期应补充含锌量高的食品，如动物肝脏、瘦肉、蛋黄、鱼类、海产品、奶类食品。

由于食欲增加，孕妈妈的进食会逐渐增多，有时会出现胃中胀满。此时可服用1片~2片酵母片，以增强消化功能。也可每天分4次~5次吃饭，既补充相关营养，也可改善因一顿吃得太多而胃胀的感觉。

每日胎教

用英语进行对话胎教可以为孩子出生后的英语教育做好准备。起初可以从简短的句子开始，渐渐地增加对话的内容。另外还可以给胎儿讲英语绘本读物，应选择画面较为丰富、通过阅读画面可以传递情感的书籍，妈妈和宝宝就能实现心灵沟通。还可以反复看优美的英文电影，并跟着一起朗读。

第173天 四维彩超排查胎儿畸形

优生百宝箱

一般来说，孕妈妈在怀孕期间应该进行一次详细的四维彩色胎儿超声检查，此检查不仅可以对胎儿的体积、四肢进行测量，观察其状况，更可以真实地观察胎儿在母体内生长、发育和活动的状况，还可以对腹中胎儿成像，让母亲在自己孩子出生前一睹为快。四维彩超还可以精确筛查腹中胎儿所患的如唇腭裂等细小畸形。此外，还能得到神经管畸形、肢体畸形、心脏畸形等疾病的信息。

怀孕18周~24周进行一次详细的胎儿畸形检测是最理想的，此期胎儿解剖结构已经形成并能为超声所显示，胎儿大小及羊水适中，受骨骼回声影响较小，图像清晰，大部分胎儿畸形在此时期均能表现出来，此时期检查可排除大部分畸形，对可疑畸形还可以在28周之前进行追踪观察。孕周太小或太大均不适合胎儿畸形检测。

孕期营养滋味

孕妈妈在妊娠期既要注意摄入充足的营养，又要注意饮食有节，无论餐桌上摆的是美味佳肴还是粗茶淡饭，最好只吃七八成饱，暴饮暴食会使消化系统的负担骤然增加，轻则造成消化不良、胃炎、肠炎，重则引起急性胰腺炎等。另外，如有条件，在妊娠期最好由三餐改五餐，少吃多餐，有利于消化吸收，还会减少体内脂肪积聚，防止发胖。

每日胎教

坚持给胎宝宝听胎教音乐，每天听两次，每次20分钟。要知道，胎儿对音乐是十分敏感的。轻松愉快的乐曲，可以使胎儿情绪稳定，心率正常；相反，摇滚乐和噪声会使胎儿焦虑不安，心跳加快。所以，用于胎教的音乐一定要柔和、舒缓。

胎教音乐推荐：柴可夫斯基《如歌的行板》。这首曲子是1869年夏，柴科夫斯基在乌克兰卡蒙卡村他妹妹家的庄园旅居时，从一个当地的泥水匠处听来的，这是一首小亚细亚的民谣。仔细聆听，你会发觉钢琴伴奏以固执的同一音型连续着，却并不给人以单调的感觉。你可以一边欣赏乐曲，一边闭上眼睛感受大师在创作这首曲子时的心情，一定是一种悠然的美好听觉享受。

细节备忘录

孕妈妈一定要坚持控制高热量和盐、糖的摄取量，以防止妊娠高血压症。

第174天 胃灼痛的预防

优生百宝箱

孕期胃灼热的主要原因是内分泌发生变化，胃酸反流，刺激食管下段的痛觉感受器引起灼热感。此外，妊娠时巨大的子宫、胎儿对胃有较大的压力，胃排空速度减慢，胃液在胃内滞留时间较长，也容易使胃酸反流到食管下段。

为了缓解和预防胃灼热，孕妈妈在日常饮食中应避免过饱，少食用高脂肪食物等，不要吃口味重或油煎的食品，这些都会加重胃的负担。临睡前喝一杯热牛奶，也有很好的效果。未经医生同意不要服用治疗消化不良的药物。

孕期营养滋味

要想令胃灼痛变成胃不痛，孕妈妈在饮食营养上除了切忌摄入过多的高脂肪食物，还不要吃得太饱，咖啡、浓茶、烟酒等必须要杜绝，因为这些都是诱发胃灼痛的“罪魁祸首”。

胃灼痛防治小妙招：

1. 少食多餐，喝一些加入柠檬汁的水。避免饭后卧床。

2. 要选择能够稀释胃液的食物（如鸡蛋、土豆泥、牛奶），避免吃不熟的水果、西红柿以及带汤的菜。如果胃不适没有减轻，应该去看医生。

每日胎教

胎宝宝现在已经有记忆能力了，所以，可以安排一些规律性的胎教，让胎宝宝形成良好的胎教习惯。

先以信号提示胎儿，可用手轻压3下胎儿的肢体或者轻拍胎儿告诉胎儿现在要上课了。一般早上醒来以讲话的形式为主，下班回家和晚上临睡前则采用文字训练或音乐训练的形式。这样的训练一般每次5分钟~10分钟，每天进行3次就好了。

胎宝宝的记忆能力尽管还很微弱，但却是存在的，并足以形成胎儿的个性。胎宝宝的记忆使胎宝宝能在胎内学习。有些儿童对胎儿期母亲反复接触的事情明显地表现出接受力很强，甚至有人能记起胎儿时的情景，可见妊娠期安排规律性胎教的作用。注意，除了时间固定外，胎教内容也要相应固定，比如一段时间固定听一两首音乐或歌曲。

第175天 糖尿病不可怕，控制饮食很重要

优生百宝箱

妊娠期糖尿病是指妊娠期发生的或首次发现的糖尿病，其中80%~90%的孕妈妈在孕前无糖尿病史，约有10%在怀孕前就已经存在隐性糖尿病，只是没有发现而已。产妇分娩后，妊娠终止，糖尿病就会痊愈，这是与一般糖尿病的不同。

饮食管理对糖尿病的控制至关重要。在控制总热量的原则下，营养全面均衡，规律进餐，少量多餐，保证母婴需要，体重适当增长。总热量按每公斤体重每日38千卡计算。碳水化合物以粮食及豆类为主，应注意粗细粮搭配。水果不宜餐后立即食用，应于餐后1小时左右食用。水果中的草莓、猕猴桃等可首选，香蕉、荔枝、龙眼和葡萄等含糖量较高，故不宜多吃。食糖、蜂蜜、巧克力、甜点等双糖、单糖食物应避免。

细节备忘录

不管你有多么爱吃甜食，请记得要控制控制再控制！尽量用红糖代替白糖，在吃蛋糕等甜点时，最好分成一小块一小块的，可以给自己“已经吃了不少，不能再吃”的心理暗示。

孕期营养滋味

许多孕妇一怀孕就拼命补充营养，有的孕妇不仅高营养的饭菜吃得多，而且一天要吃8个苹果、2斤葡萄，有的孕妇一次就吃掉一个大西瓜。这么吃的后果是，胰腺分泌的胰岛素来不及分解消化摄入体内的糖分，造成胰岛素相对不足，胰腺便拼命工作，长期超负荷运转，胰腺功能受损，导致妊娠期糖尿病。

每日胎教

在胎儿的感觉功能中，视觉功能的发育较晚，在孕妈妈怀孕7个月时，胎宝宝的视网膜才具有感光功能，对光有反应。光照胎教可以在孕妈妈怀孕6个月~7个月以后开始。

实验证明，适当的光照对胎宝宝的视网膜以及视神经有益无害。可以拿手电筒作为光照胎教的工具，具体步骤：孕妈妈每天定时用手电筒微光紧贴腹壁反复关闭、开启手电筒，一闪一灭照射胎宝宝的头部位置，每次持续5分钟。手电筒的光亮度比较合适，不要用强光照射，而且时间也不宜过长。当用光源经孕妈妈腹壁照射胎儿头部时，胎头可转向光照方向，并出现胎心率的改变，定时、定量的光照刺激是这个时期的一项重要胎教内容。

第176天 孕26周，胎儿的成长

优生百宝箱

26周的胎儿头臀长约22厘米，体重约750克。此时胎儿心跳较前几周加快，平均每分钟120次~140次。胎儿的肺囊开始发育，肺囊的数量不断增加，到出生后达到8个。肺囊周围为胎儿提供氧气、排出二氧化碳的血管数量呈几何级数增长。鼻孔张开，胎儿开始利用自身的肌肉练习呼吸。不过此时肺里还没有空气，实际上还不能呼吸空气。这时，胎儿已经可以睁开眼睛，而且出现了眼眉和睫毛。如果这时候孕妈妈用手电筒照自己的腹部，胎儿会自动把头转向光亮的地方，这说明胎儿视觉神经的功能已经开始在起作用了。胎儿的皮下脂肪已经开始出现，但这时候的胎儿依然很瘦，全身覆盖细细的绒毛。为了支撑不断发育的身体，胎儿的脊椎越来越坚固和柔韧。胎儿的10个手指已经齐备，能用手抓住小脚丫或握住拳头。

孕期营养滋味

动物肝脏富含矿物质。像卤鸡肝、猪肝等，可以一周吃两次。动物血、蛋黄、瘦肉、豆类、苋菜、红枣等食物含铁量都较高，可经常吃。

明目食谱推荐：胡萝卜炒猪肝

材料：猪肝400克，胡萝卜150克，青蒜2根，蛋清1个。

调味料：盐、水淀粉、料酒、酱油、味精、高汤各适量。

做法：

1. 胡萝卜切薄片；猪肝洗净切片；青蒜洗净，切段。

2. 油锅烧热，猪肝加蛋清、水淀粉、盐、料酒、酱油拌匀后放热油中炸约3分钟，捞出。

3. 锅留底油，煸炒青蒜后加少许高汤，放盐、味精，用水淀粉勾芡，将猪肝、胡萝卜放入，炒匀即可。

每日胎教

如果特别喜欢听巴洛克音乐，那么随时随地就可以听到最生动的巴洛克音乐，即准爸爸说话的声音与准爸爸的歌声。

成年男子的中低音是与巴洛克音乐极其相似的低音，可以形成与胎儿在处于冥想状态时产生的脑波类似的形态，从而提高胎儿的集中力与创意力。基于此点，准爸爸的歌声或者夫妻二人喜欢唱的歌曲都可成为很好的胎教音乐。在同唱一首歌的过程中，还可以促进夫妻之间的感情。准爸爸在一周里最少要在妻子和胎儿面前开一个“三分钟个人演唱会”，至于歌曲的种类与范围可以是随意的。

第177天 孕妈妈不要经常发脾气

优生百宝箱

有的女性怀孕后，有时会性格很坏，好发脾气，易动怒，喜欢和丈夫或他人找茬吵架，弄得与丈夫、与他人关系紧张。孕妇发怒，这不仅有害于自身的健康，而且会殃及胎儿。孕妇发怒时，血液中的激素和有害化学物质浓度会剧增，并通过“胎盘屏障”进入羊膜，使胎儿直接受害。发怒还会导致孕妇体内血液中的白细胞减少，从而降低机体的免疫力，使后代的抗病能力减弱。因此，孕妇发怒，贻害无穷。

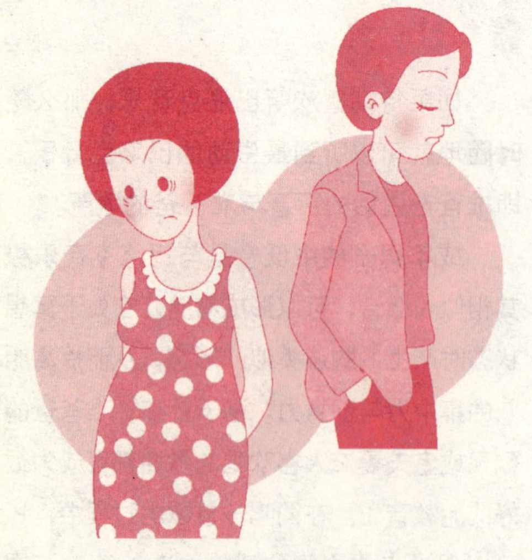

孕期营养滋味

水肿明显者要控制盐的摄取量，每日2克~4克。同时，要保证充足、均衡的营养，日常饮食以清淡为佳。必须充分摄取蛋白质，多吃鱼、瘦肉、牛奶、鸡蛋、豆类等。忌用辛辣调味料，多吃新鲜蔬菜和水果，适当补充钙元素。

另外，要注意增加植物油的摄入。此时，胎儿机体和大脑发育速度加快，对脂质及必需脂肪酸的需要增加，必须及时补充。因此，增加烹调所用植物油，即豆油、花生油、菜油等的量，既可保证孕中期所需的脂质供给，又提供了丰富的必需脂肪酸。孕妈妈还可吃些花生仁、核桃仁、葵花子仁、芝麻等油脂含量较高的食物，并控制每周体重增加350克左右，以不超过500克为宜。

每日胎教

对于胎宝宝来说，爸爸妈妈的声音是世上最美好的“音乐”。准爸爸和准妈妈应不厌其烦地与胎宝宝聊天，给他讲故事，为他唱歌。

第178天 妊娠高血压的预防和治疗

优生百宝箱

有规律的生活和饮食可以预防和治疗妊娠高血压疾病。避免过度劳累，要充分地休息，每天的睡眠时间保证在8小时左右。

保持平和的心态，减少精神压力。充分摄取优质蛋白质、钙和动物性脂肪。另外还要摄取有利于蛋白质吸收的维生素和矿物质，要严格限制食盐的摄取。

症状严重时应到医院接受治疗。医院会使用血压强化剂和利尿剂，视具体情况也可能采取剖宫产手术进行提前分娩。

症状轻微的孕妇，分娩后1个月左右就会康复。但是，如果分娩1个月之后还继续存在蛋白尿和高血压症状，说明留下了后遗症，应该继续接受治疗。

孕期营养滋味

妊娠高血压疾病患者的饮食建议：

1. 适当控制食物的进食量，不要无节制进食。

2. 禽类、鱼类蛋白质可调节或降低血压，大豆中的蛋白质可以保护心血管，因此要保证蛋白质的摄入量。

3. 研究表明，孕妇增加乳制品的摄入量可减少妊娠高血压的发生。孕妈妈可以多喝低脂或脱脂的乳制品。

4. 减少胆固醇的摄取。动物性脂肪会增加血液中胆固醇的数值，从而导致血压升高，因此应该限制摄入。但是，鱼类的脂肪中含有降低血压、减少血液中胆固醇数值的成分，可以适量摄取。

5. 减少盐分的摄取。盐分摄入过多会导致血压升高，影响心脏功能，引发蛋白尿或浮肿。盐的摄取量每天不要超过5克。

6. 忌食腌酱类、加工类和快餐类食品。

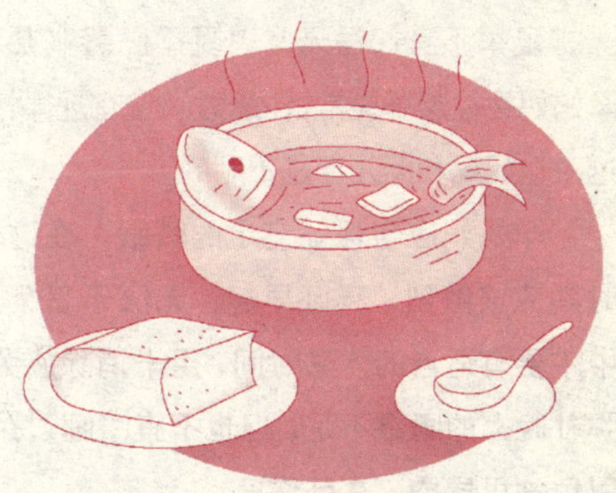

每日胎教

此时期，孕妈妈最好能欣赏一些情感刻画细腻、感人、生动的名画作品，并认真体会美感。需要注意的是，视觉胎教和其他胎教一样，只有持之以恒才可以收到效果。去过几次画展，看了两眼画册并不代表整个胎教过程就已进行完毕。只有坚持与那些画作打交道才可以使胎教变得更有效果，在这一点上，任何东西都不如“兴趣”这两个字重要。

第179天 孕妈妈夏季保健原则

优生百宝箱

在冬、春季节受孕的女性，势必要在孕期度过酷热的夏天。而酷暑时节，人们最易出现睡眠不足、饮食不佳的情况，所以，吃好、睡好对孕妇和胎儿来讲都是不可忽视的。

夏季不宜烦躁易怒。炎夏酷暑，加上怀孕后的一些生理变化，使一些孕妇变得烦躁不安，这样会影响到腹中的胎儿，对母子健康是不利的。

夏季不宜起居无常。夏季酷暑炎热，孕妈妈往往起居失常，作息时间没有规律性，这对孕妈妈和胎儿都是不利的。

孕妈妈应当保证充足的睡眠，在这一时期应该做到“夜卧早起，无厌于日”。中午要有适当的休息时间，用于消除疲劳，弥补晚上的睡眠不足，但也不宜嗜睡过久，以免神思昏昏，久卧伤气。

夜间不宜贪凉，也应注意避免中暑，以免引起胎儿的不良反应。外出时要戴凉帽或打遮阳伞，尽量避免长时间处在烈日直射之下。

另外，夏季要注意卫生，尤其不要去公共游泳池游泳。

孕期营养滋味

夏天，暑湿之气使人食欲降低，消化减弱。因此，在膳食调配上，孕妈妈宜少食辛甘燥烈食品，以免过分伤阴；多食甘酸清润之品，如绿豆、西瓜、乌梅等，可多吃不荤、不腻、含蛋白质的豆制品。此外，孕妈妈在饮食上经常要变换花样，改变传统的、常规的做法，以增进食欲。孕妈妈不宜饮冷饮无度，更不要饮用咖啡和可乐。这些都是孕妈妈应特别小心注意的。

每日胎教

孕7月的你是不是因为大腹便便而感到焦躁不安呢？一边制作一朵小纸花一边聆听《雪绒花》就是今天的胎教内容。雪绒花是奥地利的国花。在奥地利，雪绒花象征着勇敢，因为野生的雪绒花生长在环境艰苦的高山上，常人难以得见其美丽容颜，所以见过雪绒花的人都是英雄。因此，对一位需要足够勇敢的孕妈妈来说，是不是要好好地听听这首乐曲呢？

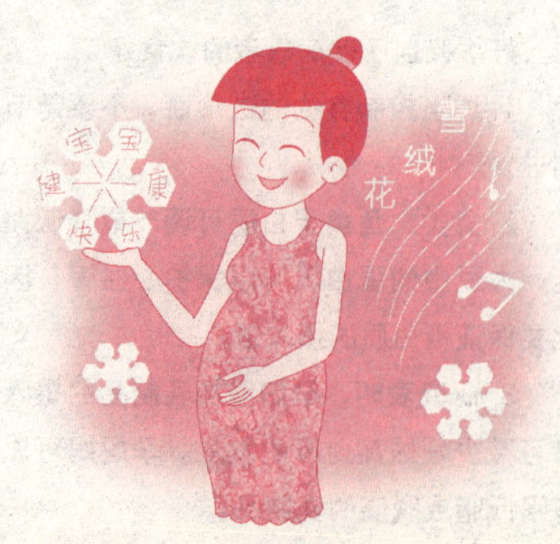

第180天 孕妈妈冬季保健注意事项

优生百宝箱

在寒冷的冬季，更要加强保暖意识，一般情况下，孕妈妈冬季自我保健应注意保暖，严防病毒感染。

注意适量运动。散步是孕妈妈最适宜的运动，不要因为天气寒冷就不外出，应该在阳光充足、气温比较暖和的下午坚持散步，使肌肉筋骨活动，血液流通畅快，又可呼吸新鲜空气。

注意严防跌伤。冬天雪后路滑，孕妈妈身体笨重。因此，孕妈妈要注意不穿高跟鞋或胶底鞋，以防滑倒跌伤，穿布底、软底鞋较为适宜。

由于胎儿骨骼发育的需要，孕妈妈要补充比常人更多的钙质。钙在体内的吸收和利用离不开维生素 D，维生素 D 又需要在阳光紫外线参与下，在体内进行合成。因此，孕妈妈必须注意多晒太阳，平均每天不应少于半小时。

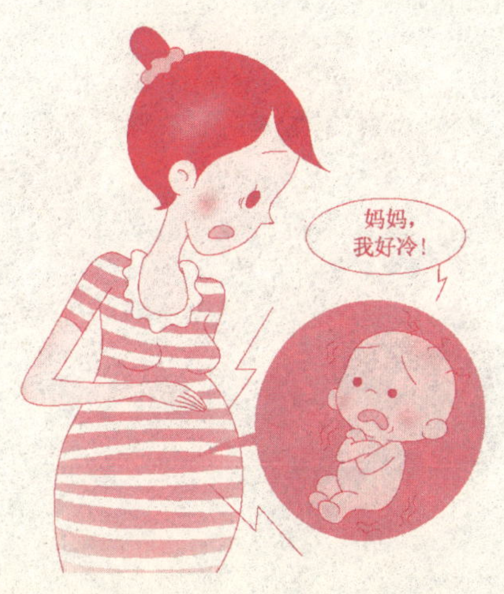

孕期营养滋味

冬天，气候寒冷，是孕妈妈饮食进补的最好时机，但不宜过量食用燥热之物，以免导致内伏的阳气郁而化热。此时，孕妈妈口味可稍重些，多食一些脂肪，如鱼、火锅、炖肉。此季节绿叶蔬菜较少，孕妈妈应注意摄取一定量的蔬菜，如胡萝卜、油菜、菠菜、绿豆芽等，避免发生维生素 A、维生素 B_2、维生素 C 的缺乏症。在冬季，孕妈妈切忌食用黏硬、生冷食物，因为此类食物属阴，易伤脾胃之阳。

每日胎教

孕妈妈在孕期要保持学习和思考的习惯，倘若母亲的求知欲始终很旺盛，则可使胎儿不断接受刺激，促进大脑神经和细胞的发育。

孕妈妈在生活中注意观察，通过视觉和听觉把自己看到、听到的事物传递给胎儿。要拥有浓厚的生活情趣，凡事都要问个为什么，不断探索新的问题。对于不理解的问题，可以到图书馆查阅资料或请教他人。充分调动自己的思维活动，使胎儿受到良好的子宫内教育。

第181天 远离抑郁症困扰

优生百宝箱

据统计，有将近10%的女性在孕期会感觉到程度不同的抑郁。抑郁不等于抑郁症，但抑郁不及时调整和治疗，是可以发展成为抑郁症的。轻度抑郁症若得不到及时治疗，可能发展为中度和重度抑郁症，导致严重的后果。所以，有抑郁倾向的孕妈妈应该及时进行适当的自我调整和心理治疗。

情绪郁闷时应该及时与准爸爸、亲密的朋友倾诉，或者是咨询医生。只有当他们了解你的一切感受时，他们才能给予你你真正需要的安慰和帮助。

抑郁情况严重、通过以上方法无法改善的孕妈妈，应该立即寻求医生的帮助，以免病情延误，给自己和胎儿带来不良后果。

孕期营养滋味

孕妈妈不可滥用人参。人参属大补元气之品，女性怀孕后久服或用量过大，就会使气盛阴耗，阴虚则火旺，即“气有余，便是火”。服人参不当，易致阴虚阳亢，大多数人出现兴奋激动，烦躁失眠，咽喉干痛刺激感和血压升高等不良反应。此外，服用人参过多可产生抗利尿作用，易引起水肿。孕妈妈滥用人参，容易加重妊娠呕吐、水肿和高血压等现象，也可促使阴道出血而导致流产。此外，胎儿对人参的耐受性很低，孕妈妈服用过量人参有造成死胎的危险。所以孕妈妈不可滥用人参。

每日胎教

前文已分析过，胎儿不仅喜欢孕妈妈的声音，对准爸爸低沉宽厚的声音更是情有独钟。除了孕妈妈给胎儿唱歌，准爸爸也可在每天一定的时间里，比如自己上班前和下班后，轻声哼唱一些优美抒情的歌曲，如摇篮曲等。

胎宝宝经常聆听准爸爸的歌声，必然会精神安定，为出生后形成豁达开朗的性格打下心理基础。

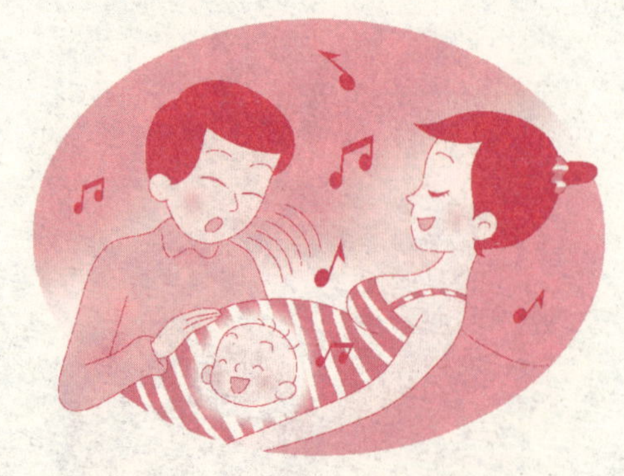

第182天 宫内发育迟缓需警惕

优生百宝箱

胎儿宫内发育迟缓也叫胎儿营养不良综合征，可导致围产儿发病率和死亡率增高，以及胎儿出生后易发生远期后遗症，如生长发育迟缓、智力低下等。导致胎儿宫内发育迟缓主要原因为营养不良、病毒或弓形虫感染、中毒、辐射、妊娠高血压综合征、肾病、肝病、双胎或多胎，以及先天性或染色体病变等。

凡是妊娠年龄大于30岁或小于17岁，妊娠前体重小于45千克，本次妊娠前半年内有人工流产史或自然流产史，孕20周前有阴道出血史，妊娠合并慢性高血压、系统性红斑狼疮、慢性肝肾疾病、心脏病及结核病等，有不良分娩史等的孕妈妈，若连续两次产前检查，发现宫高无增长或低于相应孕周正常值10%，以及有体重、腹围不增加或反减，均应予以高度警惕。

孕期营养滋味

动物肝脏中除含有丰富的铁外，还含有丰富的维生素A，孕妈妈适当食用对身体健康和胎儿发育有好处，但是，并不是多多益善。孕妈妈如果过量食用动物肝脏，必然会导致维生素A摄入过多，从而产生一定的危害。另外，动物肝脏还是动物体内最大的解毒器官和毒物周转站，如果长期过多食用，某些有毒物质会对孕妈妈和胎儿产生不良影响。

这个时期，孕妈妈的餐桌上可以经常添一碟野菜，这无疑会为胎儿增加一条营养供给的渠道。而且野菜污染少，对孕妈妈和胎儿来说都很安全，味道又好，可增强孕妈妈的食欲，减轻厌食症状，有利于母子健康。

每日胎教

给宝宝讲故事是不错的胎教方法。孕妈妈可以每天安排一个时间给肚子里的胎儿讲故事。讲述的时候，孕妈妈的声音要欢快、明朗、柔和，充满感情，这样才能“吸引”宝宝。如果有画册，不仅要读出画册上的文字，同时，不要忘了把图画上所描绘的图形仔细地讲解给胎宝宝听。

孕妈妈应把腹内的胎儿当成一个大孩子，娓娓动听地述说。亲切的语言将通过语言神经传递给胎儿，使胎儿不断接受客观环境的影响，在不断变化的文化氛围中发育成长。讲故事时既要避免高声尖气的喊叫，又要防止平淡乏味的读书。

那些容易引起孕妈妈恐惧和伤感，以及使人感到压抑的故事就不要选用了。

第183天 孕27周，胎儿的成长

优生百宝箱

27周的胎儿身长大约38厘米，体重约900克。这时候的胎儿眼睛已经能睁开和闭合，同时有了睡眠周期。睫毛已经完全长出。胎儿的大脑活动在27周时是非常活跃的。大脑皮层表面开始出现特有的沟回，脑组织快速增长。随着皮下脂肪的增加，胎儿变得越来越丰满。胎儿有时也会将自己的大拇指放到嘴里吸吮。肺仍在发育，大量的味蕾出现在舌头上，并开始发挥作用。此外，胎儿在这时已经长出了头发。

孕期营养滋味

鱼肝油的主要成分是维生素A和维生素D，孕期适量补充鱼肝油，有利于母体健康和胎儿发育，同时也有益于孕妈妈对钙的吸收。但如果片面地认为服用鱼肝油越多越好，则会对孕妈妈和胎儿造成危害。维生素A服用量过大，将会引起胎儿骨骼畸形、腭裂以及眼、脑畸形等的发生；而维生素D服用量过大，将会引起孕妇皮肤瘙痒、脱发以及胎儿主动脉发育不全、肺和肾动脉狭窄等缺陷。因此，孕期不宜长期大量服用鱼肝油。

每日胎教

在进行视觉胎教时，孕妈妈往往会因为不知道该看哪些作品而感到苦恼。最适合被用做胎教的其实就是那些美感充足、线条和色彩较为鲜明且能够带给人柔和感觉的绘画作品。从这一点上来说，那些用明亮的颜色和快速的笔触很好地展现色感变化的印象派作品就符合这样的条件。

除了绘画作品，还可以选择一些视觉性强、欣赏性高的艺术表演，比如芭蕾。芭蕾是时间和空间的艺术。它既像时间艺术——音乐那样受时间的制约，又像空间艺术——雕塑那样占有一定的空间。同时它又是一种视觉艺术，有很强的观赏性。在人们的心目中，它是优雅与高贵的象征。后来足尖舞的出现使浪漫主义的芭蕾更加的轻盈、飘逸，超凡脱俗，令人陶醉，形成了高雅诗意的风格。

细节备忘录

处于孕中期的孕妈妈们下肢容易浮肿，所以建议不要穿平时的袜子，最好能购买一些专门为孕妈妈设计的松口袜子。

第184天 孕27周，孕妈妈的身体变化

优生百宝箱

乳房在妊娠期间会发生一些变化，在妊娠早期乳房可能有触痛感或酸胀感，这些不适在妊娠中晚期会随着乳房的增大而加剧。子宫宫底高出脐部约7厘米，距耻骨联合处27厘米。由于身体日益笨重，身体重心偏移而容易出现不平衡。这一阶段，有些孕妈妈会出现心悸或呼吸困难的现象，有些孕妈妈还会有饱胀感，一次进食的食物量有所减少。子宫占据了腹腔的位置，致使一些脏器位置暂时性上移压迫心脏和呼吸器官，随着妊娠月份的增大，母体功能负荷加重，致使有孕妈妈会出现心悸或呼吸困难现象。饱胀感则是由子宫对胃部的压迫引起的。

孕期营养滋味

增加体力小帮手——肉炒三丝

材料：猪肉250克，胡萝卜100克，豆腐皮50克，水发香菇30克。

调料：葱花、姜末、盐、植物油各适量。

做法：

1. 将猪肉洗净，切丝；胡萝卜、豆腐皮、水发香菇分别洗净，切丝，备用。

2. 锅置火上，倒油烧热，放肉丝滑油后捞出。

3. 锅置火上，倒油烧热，放入葱花、姜末爆出香味，放入胡萝卜丝，大火翻炒，放入豆腐皮丝、香菇丝继续翻炒3分钟左右，放入肉丝，加入盐调味即可。

每日胎教

有的孕妈妈认为用英语进行胎教可以为孩子出生后学好英语打下基础，尽管听起来有点“不切实际”，但有实例证实进行过英语胎教的胎儿出生后确实“有天赋”。孕妈妈可以对胎宝宝反复说同一句英文，一定要简单且充满感情。

孕妈妈可以讲一些很简单的英语，例如，“This is Mommy.” “It’s a nice day.” “Let’s go to the park.” “That is a cat.”等，将自己看见、听见的事情，用简单的英语对胎儿说出来。如果已经替即将出生的宝宝取好了名字的话，孕妈妈就可以常常呼唤胎儿的名字啦！例如，“Lisa, I am your Mommy,I love you so much.” “Johnny, you are my lovely baby.”

细节备忘录

孕妈妈们别忘记监测自己的体重，一般情况下，最好每个星期测1次体重，每周平均增长不超过0.5千克为宜。

第185天 不做黄褐斑俘虏，孕妈妈有绝招

优生百宝箱

爱美的孕妈妈总是有些担心怀孕后自己白皙的脸庞会被黄褐斑“入侵”。有研究表明，黄褐斑的形成与孕期饮食有着密切关系，如果孕妈妈的饮食中缺少一种名为谷胱甘肽的物质，皮肤内的酪氨酸酶活性就会增加，引起黄褐斑的可能性就会增加。另外，黄褐斑的发生与孕妇体内的雌孕激素升高是密切相关的，因此调节人体的激素平衡，纠正人体的内分泌紊乱是防斑治斑的关键。

能有效预防黄褐斑的食物有以下几种：

猕猴桃。猕猴桃中的维生素C能有效抑制皮肤内多巴醌的氧化作用，使皮肤中深色氧化型色素转化为还原型浅色素，预防色素沉淀，保持皮肤白皙。

西红柿。西红柿具有保养皮肤、消除雀斑的功效。它丰富的西红柿红素、维生素C是抑制黑色素形成的最好武器。

柠檬。柠檬中所含的枸橼酸能有效防止皮肤色素沉着。使用柠檬制成的沐浴剂洗澡能使皮肤滋润光滑。

各类新鲜蔬菜。各类新鲜蔬菜含有丰富维生素C，具有消褪色素作用。

此外，豆制品、动物肝脏、大豆、牛奶和带谷皮类食物等也可以有效预防黄褐斑。

每日胎教

给胎宝宝讲故事要注意的事项：

讲故事的内容。一种是由孕妈妈任意发挥，讲随意编就的故事；另一种是读故事书，最好是图文并茂的儿童读物。内容宜短，宜轻快和谐。

讲故事的姿态。孕妈妈应取一个自己感到舒服的姿势，精力要集中，吐字要清楚，声音要和缓，要防止平淡乏味的读书，应以极大的兴趣绘声绘色地讲述故事的内容。

讲故事方法。孕妈妈应把腹内的胎儿当成一个大孩子，娓娓动听地述说。亲切的语言将通过语言神经传递给胎儿，使胎儿不断接受客观环境的影响，在文化氛围中发育成长。

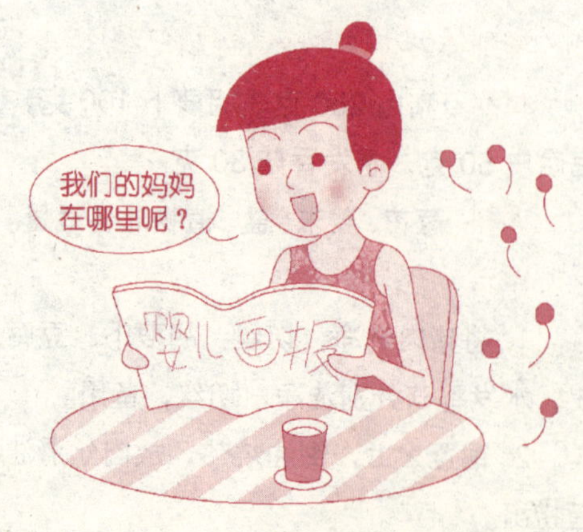

第186天 理解孕妈妈的“移情别恋”

优生百宝箱

女性有了孩子，感情自然而然地转移到胎儿身上，不如从前那样关心丈夫，对丈夫的感情也不如从前那般细腻，这会让丈夫有一种失落感。丈夫应该理解妻子，感情上的转移是正常而自然的。女性爱孩子是一种天性，也是一种自然规律，丈夫要把妻子对孩子的爱理解为是对自己爱的另一种表达方式。妻子在孕期，自身负担加重，同时还要应付社会工作、人际关系、家庭琐事，还要给胎儿准备一些物品，丈夫要积极为妻子创造一个安静、舒适的环境，尊重妻子的意愿，帮助妻子顺利度过孕期。

孕期营养滋味

孕期提倡孕妇口味淡一些，并不是说越淡越好。食盐进入人体即分离成钠离子和氯离子，氯离子保持细胞及周围水的平衡，对生命至关重要；钠离子帮助控制血压，对于心脏和肌肉的收缩是非常重要的。如果孕妈妈体内缺盐，会发生肌肉痉挛、恶心、抵抗力降低，腹中的胎儿也将深受其害。对于孕妈妈来说，只要饮食稍淡些，每日食盐不超过5克即可。

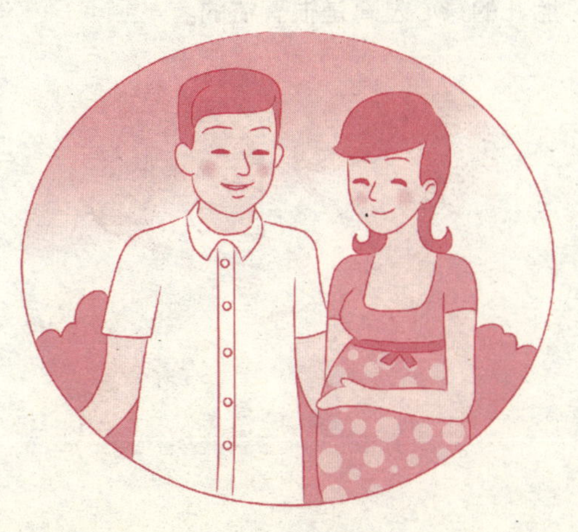

每日胎教

在这个月，孕妈妈最好听一些轻松愉快、诙谐有趣、优美动听的音乐，力求将忧郁和疲乏消除在音乐之中。

可以选听《春江花月夜》，这首曲子旋律和谐、优美、明朗、愉快，仔细听，仿佛置身于皓月当空、春花烂漫、宁静空旷的江岸。这支乐曲的题目也令人心驰神往，春、江、花、月、夜，这五种事物体现了多么动人的良辰美景，构成了诱人探寻追求的艺术境界。

听音乐时，孕妈妈要全身放松，半躺或半卧在一个舒适的地方或摇椅上，听时，最好忘却眼前的事情，静静地随着音乐放松心灵。最好本月每天听的乐曲固定，音量以75分贝~80分贝为宜，每天听2次，每次进行10分钟~20分钟。

第187天 孕期不宜使用祛斑霜

优生百宝箱

怀孕期间，由于体内激素和内分泌的变化，会使脸上斑点的色素加深或长出斑点，但是，建议孕妈妈在此期间不用祛斑产品为好。使用不当会引起皮肤过敏等不适，尤其在行动不便的孕中晚期，本来就要为各种不适忧虑的孕妈妈一旦在“面子”问题上出了差错，更是雪上加霜。不如等宝宝出生后，体内激素分泌正常以后再用也不迟。而且选用祛斑产品时一定要看包装上是否注明特殊用途化妆品卫生批准文号，这是国家为了保护消费者的身体健康而对化妆品的生产商采取的管理措施。凡是在商品名称中冠以“祛斑”字样，或在说明书中表明有祛斑功能，而未标注此文号的祛斑化妆品应是不合格产品。

孕期营养滋味

天然祛斑食谱：桃仁牛奶芝麻糊

材料：核桃仁30克，牛奶300毫升，豆浆200毫升，黑芝麻20克。

做法：将核桃仁、黑芝麻放小磨中磨碎，与牛奶、豆浆调匀放入锅中煮沸，再加白糖适量即可。

每日胎教

曾有一位父亲从胎儿7个月开始经常一边向胎儿说“小宝贝，我是你的爸爸”，一边摸着胎儿。以后每当这句话一出现胎儿就会兴奋地蠕动起来。当这个孩子出生后因环境的突变产生不安而哭闹不止时，他的父亲马上说：“小宝贝，我是你的爸爸。”话刚出口，婴儿就像着了魔法一样突然停止了哭声，并掉转头来寻找发出声音的方向，并高兴地笑了。以后每当孩子哭闹时，这句话就会使孩子从哭闹中安定下来。

可见父母通过声音和动作与腹中的胎儿进行呼唤训练，是一种积极有益的胎教手段。在对话过程中，胎儿能够通过听觉和触觉感受到来自父母亲切的呼唤，增进彼此生理上的沟通和感情上的联系，这对胎儿的身心发育是很有益的。

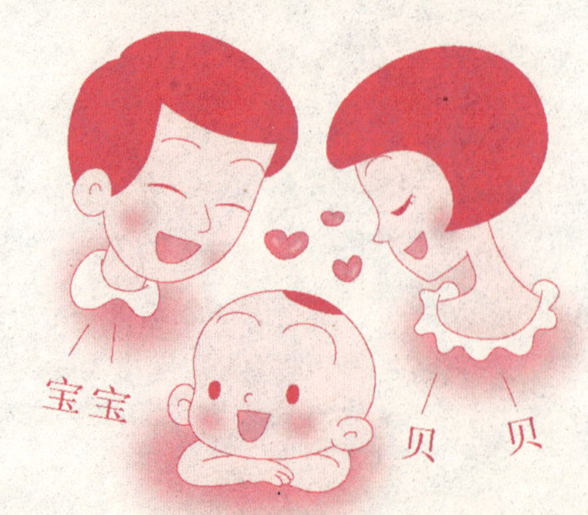

第188天 请别忽视口腔健康

优生百宝箱

孕妈妈由于内分泌水平的改变，加上饮食习惯有改变，更容易患口腔疾病。孕期常见的牙周问题是牙龈发炎，这是由于怀孕期间激素改变，使牙龈充血肿胀，颜色变红，刷牙容易出血，偶尔有疼痛不适的感觉。这些症状并非每个孕妇都会发生，若会发生的话，通常在怀孕第2个月开始出现，在第8个月时，会随激素分泌浓度达到高峰而变得较为严重。调查显示，孕妈妈的牙齿和牙龈的疾病，可以通过孕妈妈跟胎儿之间的血液循环，影响到胎儿的健康，甚至会成为心脏病、糖尿病等疾病的导火索。所以，孕妈妈尤其要注意口腔的健康。每天早晚坚持刷牙或者使用牙线清洁口腔。即使不能多刷牙，也要多漱口。另外，最好定期去专业的牙科医院做检查，向专业的牙医进行咨询，并进行必要的治疗。

孕期营养滋味

注意吃糖不要过量。因为糖分残留在口腔中，细菌会利用糖分产生酸，使牙齿脱矿，最终导致蛀牙。吃完含糖丰富的食品之后要及时漱口。保证饮食平衡，营养充足，增强口腔的抵抗力。

营养小食谱：豆子青菜咸粥

材料：黄豆、青菜、粳米；盐、荤油适量。

做法：黄豆与粳米提前一夜泡上；锅内加足量的水，放入泡好的黄豆与粳米，大火烧开后改中小火烧至粳米开花，黄豆软烂；加入盐、少许荤油调味；加入洗净切成丝的青菜，煮至青菜断生即成。

每日胎教

孕6个月以后，可以每天用手电筒紧贴孕妈妈腹壁照射胎头部位，每次持续5分钟左右。结束时，可以反复关闭、开启手电筒数次。胎教实施中，孕妈妈应注意把自身的感受详细地记录下来，如胎动的变化是增加还是减少，是大动还是小动，是肢体动还是躯体动。通过一段时间的训练和记录，孕妈妈可以总结一下胎儿对刺激是否建立起特定的反应或规律。不要在胎儿睡眠时施行胎教，这样会影响胎儿正常的生理周期，必须在有胎动的时候进行胎教。光照时可以配合对话，综合的良性刺激可能对胎儿更有益。

第189天 下肢水肿的成因及防治

优生百宝箱

在整个怀孕过程，体液会增加6升~8升，其中4升~6升为细胞外液，它们贮留在组织中造成水肿，这种现象在孕期相当普遍。脚掌、脚踝、小腿是最常出现水肿的部位，有时候甚至脸部也会出现轻微的肿胀。这是由于子宫变大，压迫到骨盆腔静脉及下腔静脉（位于身体的右侧）等大血管，以致静脉血回流变慢，并挤压血管中的液体到身体循环的末梢处，因而造成水肿。

出现水肿时，一定要静养和保证充足的睡眠。因为静养时心脏、肝脏、肾脏等负担会减小，排尿量也会由原来的500毫升~600毫升渐渐增加到1000毫升，帮助排出体内多余的水分。此外，准爸爸可以帮忙孕妈妈按摩一下小腿。如果是冬天，可以用热水泡脚。足浴后擦干脚，再进行按摩，效果会更好。

孕期营养滋味

推荐食谱：田螺烧香菇

材料：田螺肉100克，干香菇5克（或鲜香菇25克）。

调料：盐、豆瓣酱、味精、姜末、葱花各适量。

做法：将田螺肉和香菇洗净入锅，加盐、豆瓣酱、姜末和清水适量，旺火烧开后，文火焖1小时，加入味精，撒上葱花，盛于碗中，趁热佐餐。

小贴士：孕妈妈食用，能降脂降酶，利大小便，去腹中结热，消渴止渴，治疗水肿。

每日胎教

怀孕中后期正是孕妈妈们最容易感到不舒适的时期，情绪往往焦躁易怒。据了解，有少数孕妈妈因为一点儿暂时的身体不适而出现对胎儿的怨恨心理，这时胎儿在母体内就会意识到母亲的这种不良情感，而引起精神上的异常反应。许多专家认为，这样的胎儿出生后大多数出现感情障碍、感觉迟钝、神经质、情绪不稳、疲乏无力、体质差等。因此孕妈妈在妊娠期间应排除这些不良的意识，应将善良、温柔的母爱充分体现出来，爱护胎儿，关心胎儿的成长。

细节备忘录

轻度的肿胀是正常的，但如果伴随高血压及蛋白尿，那孕妈妈就有患“子痫前症”的危险，必须做好产检并充分配合医生治疗。

第190天 孕期阴道炎的防治

优生百宝箱

对于孕期阴道炎，孕妈妈应积极配合医生进行治疗。医生往往会针对不同类型的阴道炎来选择外洗药物和局部用药。孕妈妈千万不可擅自用药，以免对胎儿产生不利影响。

阴道炎的治疗一定要彻底，否则很容易复发，前功尽弃。同时，准爸爸也应该在医生指导下同时用药，一般多使用外洗药物，同时切记炎症期间夫妻应严格禁止性生活。

孕期营养滋味

有些孕妇长期素食不利于胎儿发育。据研究认为，孕期不注意营养，如果蛋白质供给不足，可使胎儿脑细胞数目减少，影响其日后的智力，还可使胎儿发生畸形或营养不良。如果脂肪摄入不足，容易导致低体重胎儿的出生，婴儿抵抗力低下，存活率较低。对于孕妇来说，也可能发生贫血、水肿和高血压。研究发现，吃素食的女性所生的婴儿，由于缺乏维生素 B_{12}，往往会患不可逆的脑损害，婴儿出生3个月后就显示出感情淡漠，丧失控制头部稳定的能力，出现头和腕等不自主运动，如不及时治疗，就会引起巨幼细胞性贫血或显著的神经系统损害。

每日胎教

妊娠7个月后，子宫内的空间对胎儿而言已太狭窄。这时候孕妈妈最好采用腹式呼吸法，才能给胎儿足够的新鲜空气。腹部呼吸法会使人体分泌微量的激素，使心情愉快，使胎儿的心脏感觉非常舒服。腹式呼吸法在任何地方均可进行。当孕妈妈感觉疲倦时，可以坐在椅子上，挺直背脊做深呼吸，这样就可以恢复精神。腹式呼吸法的正确姿势为：背部挺直紧贴在椅背上，膝盖立起，全身放松，双手轻放在腹部，想象胎儿目前正居住在一个宽广的空间。然后，用鼻子吸气，直到腹部鼓起为止。吐气时稍微将嘴噘起，慢慢地、用力地将体内空气全部吐出，吐气时要比吸气更为缓慢且用力。腹式呼吸法每天做3次以上，并且要持之以恒。

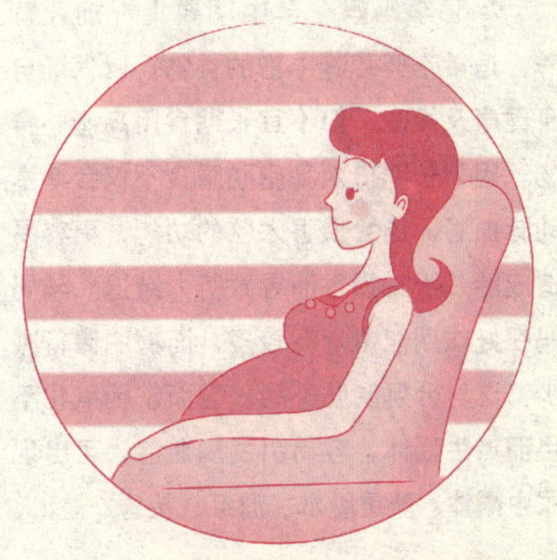

第191天 孕28周，孕妈妈的身体变化

优生百宝箱

孕妈妈子宫宫底在脐上8厘米，距耻骨联合处约28厘米。到这一周，孕妈妈的体重较妊娠前增加7.5千克~10千克。

这时候，孕妈妈妊娠纹的颜色更加深了。偶尔觉得肚子一阵阵发硬发紧，这是假宫缩，不必紧张。动作变得笨拙、迟缓。由于身体新陈代谢消耗氧气量加大，活动后容易气喘吁吁。腹部向前挺得更为厉害，所以身体重心移到腹部下方，只要身体稍微失去平衡，就会感到腰酸背痛或腿痛。有时这种疼痛放射到下肢，引起一侧或双侧腿部疼痛。心脏的负担也在逐渐加重，血压开始增高，静脉曲张、痔疮、便秘等麻烦接踵而至地烦扰着孕妈妈。

孕期营养滋味

尽管孕妈妈在孕中期要重视加强营养，适量吃些营养丰富的食物，以保证自身健康及优生，但不宜长期食用高脂肪食物。因为长期摄入高脂肪膳食不仅会堵塞动脉血管，还会损害大脑的功能，更容易造成胎儿听觉损害而导致听力减退。孕妈妈在妊娠期能量消耗较多，而糖的储备减少，这对分解脂肪不利，因而常因氧化不足而产生酮体，容易引发酮血症，可出现尿中酮体、严重脱水、唇红、头昏、恶心、呕吐等症状。

每日胎教

在室内待久了，连空气也变得不那么新鲜了，那就在一个风和日丽的日子里去户外，听听来自大自然的天籁之音吧。这时，孕妈妈可以唱一支动听的歌，也可以让准爸爸在空旷的绿野里来一曲纯粹的山歌；或者谁也不唱，就静静地手牵手，听小鸟欢叫，听小溪哗啦啦的声音，听树叶沙沙的响声，听田野里的蛙鸣……爸爸妈妈还可以告诉肚子里的宝宝，“哗哗”响的是一条小溪，小溪边有一片什么颜色的小花……这种和谐的感觉是任何制作精良的CD都无法比拟的。需要注意的是，孕妈妈要注意休息，不能太过劳累。如果是夏天，准爸爸还要照顾好爱人，提防蚊虫的叮咬。

细节备忘录

孕妈妈们，孕中后期都不适宜烫、染头发。目前，烫发都属于化学烫发，需要使用到冷烫精对头发进行卷曲和定型，染发剂也是由比较复杂的化学成分组成。因为孕中期是胎儿器官发育最关键的阶段，在这个阶段如保护不当或使用了有害的物质，可能会造成胎儿畸形。

第192天 孕期逛街大忠告

优生百宝箱

很多孕妈妈在已经进入了孕中后期还是要满足逛街欲望。谨记，不要选择人流高峰期逛街。孕妈妈对拥挤环境的适应性差，外出时要尽可能避开人流高峰，免受拥挤之累，尤其不要在节假日时跑去凑热闹。上街购物要有计划，减少在一些拥挤场所的逗留时间。购物时间不宜过久，最好不要超过2个小时。尤其是在一些密闭的商场或娱乐场所不要久留，要注意呼吸新鲜空气，及时补充身体所需的氧气。也可在逛街途中选择一些街心花园或人静境幽处休息一会儿。逛完商场后回到家里应当及时洗手、洗脸，换下外衣，坐定后闭目养神或听听优雅音乐，以消除躯体疲劳，缓解紧张情绪。不要去刚装修完的商场、商店游逛或长时间停留，以免装修材料中的污染物刺激到孕妈妈的眼、鼻、咽喉及皮肤，引起流泪、咳嗽、打喷嚏等反应。

孕期营养滋味

孕妈妈们，请注意饮食细节：罐头食品中含有添加剂和防腐剂，对健康不利；进食过多味精或者含咖啡因的饮料食品可影响锌的吸收，不利于胎儿神经系统的发育。味精的主要成分是谷氨酸钠，它也是引发癌症的罪魁祸首之一，因此，孕妈妈一定要注意少食味精。

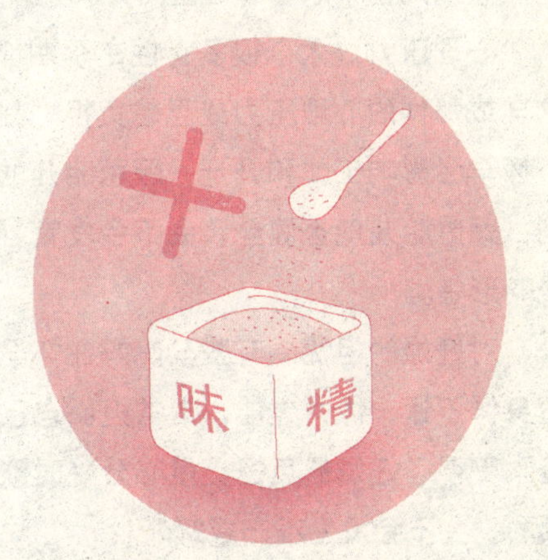

每日胎教

好久没看笑话了吧，今天和胎儿一起看几个小笑话，爽朗的笑声是胎儿最爱的胎教之一。

经典笑话：天才儿童

老师："小明，你用'果然'这个词造个句子。"

小明："先吃水'果'，'然'后再喝汽水……"

老师："不对，不对，不能将'果'与'然'两个字分开！"

小明："老师别急，我还没有说完，整个句子是——先吃水果，然后再喝汽水，果然拉肚子。"

第193天 孕期多梦有原因

优生百宝箱

孕妈妈在孕期总有一些压力和担忧。

心理压力过大：很多女性在孕期都有这样或那样的心理压力或思想负担，如担心怀孕会影响工作和升迁；顾忌胎儿的性别；顾虑胎儿能否健全，会不会发育异常或畸形等。

对妊娠的担忧：有些孕妈妈在怀孕以后身体不适、体力欠佳，常常担心自己能否承受得了妊娠的负担，担心分娩时能否顺利，会不会发生难产或意外。

总之，各种各样的精神压力或心理障碍，久思不得其解，就会造成失眠、多梦甚至做惊险的噩梦。多梦的后果就是降低孕妈妈的睡眠质量，进而影响孕妈妈和胎儿的健康。而有效减少多梦症状的办法，就是加强孕期的心理卫生。有什么思想疑虑和心理负担应找医生咨询或治疗，使身心处于健康状态，愉快地度过孕期。

有多梦症状的孕妈妈需要放松心情，不可对做梦过分关注，睡前半小时到1小时之间，不宜思考问题或看书等，应作适当的体力活动（如散步），避免紧张的脑力活动。

孕期营养滋味

孕妈妈如果想控制体内的脂肪不致过量，可以吃一些具有降脂作用的食物，“吃”掉体内脂肪。如葡萄、苹果、大蒜、韭菜、洋葱、冬瓜、胡萝卜、玉米、燕麦、牡蛎、牛奶、香菇等，均具有良好的降脂作用。

每日胎教

唐诗欣赏：

忆江南（白居易）

江南好，风景旧曾谙。
日出江花红胜火，
春来江水绿如蓝，
能不忆江南？

在吟诵时，可以看着一幅美丽的江南图画，会带给你直观的感受，带着这种美好的感情反复吟诵给宝宝，唤起宝宝心灵中对美与自然的感知和向往。

如果天气不错，到不太远的公园或近郊去吧，呼吸呼吸新鲜空气，在阳光的沐浴下无忧无虑地畅想，想象着眼前仿佛一幅幅水墨画，朦胧而有诗意，缥缈而又隽永。梦境中的江南，有着不食人间烟火般的空灵和神韵。

第194天 孕妈妈阴道出血详解

优生百宝箱

一般情况下，孕妈妈孕期的阴道出血状况最常见的原因是前置胎盘。前置胎盘引起阴道出血的特点是无痛、无原因的突然出血，大部分见于夜里。另外，胎盘早期剥离即正常位置的胎盘在妊娠晚期有一部分或全部与子宫壁分离也会造成阴道出血，不同的是，此现象伴有剧烈的腹痛。无论是前置胎盘还是胎盘早期剥离都属于严重的产科出血性疾病，一旦发现就应该立即送往医院治疗。少量出血也可能是由与怀孕毫不相干的情况造成的。阴道感染（比如酵母菌感染俗称霉菌或细菌性阴道炎），或性传播感染疾病（比如阴道毛滴虫病、淋病、衣原体，或疱疹），都会使阴道、子宫颈感染并发炎。发炎的组织在接受宫颈涂片检查、阴道检查或性生活之后，就容易出现少量出血的现象。

孕期营养滋味

预防贫血小帮手——淮山瘦肉煲乳鸽

材料：淮山100克，莲子25克，乳鸽1只，姜2片。

调料：盐适量。

做法：

1. 淮山、莲子冲洗净。

2. 乳鸽宰净，除去内脏洗净，放入姜、葱，开水内煮3分钟，取出冲净。

3. 瓦煲注入清水煲滚，加入乳鸽、姜片、淮山、莲子煲30分钟，改慢火再煲2小时，下盐调味即成。

每日胎教

今天和准爸爸一起下一盘五子棋吧，锻炼智商的同时要和胎儿商量下一步怎么走，你的思维一定会被胎儿感知。

五子棋的玩法：传统五子棋的棋子分为黑白两色，采用19×19棋盘，棋子放置于棋盘线交叉点上。两人对局，各执一色，轮流下一子，先将横、竖或斜线的5个或5个以上同色棋子连成不间断的一排者为胜。

细节备忘录

孕妈妈们一旦发现阴道出血，不管少量还是多量，都要及时去医院，在去医院途中，尽量避免公交车等人多的公共交通以免感染病菌。

第195天 双胎妊娠，双倍呵护

优生百宝箱

很多孕妈妈都希望拥有一对可爱的双胞胎，但双胎妊娠对母体的影响也相对严重，比如早孕反应加重，下肢水肿及静脉曲张、羊水过多、贫血等，分娩时还可导致产程延长、胎盘早期剥离、产后出血、新生儿死亡率较高等严重情况。双胎妊娠的孕妈妈更要注意加强营养及休息，应尽可能多地吃营养食品，特别是含铁剂的食物，预防贫血，更要注意饮食卫生和保证充足的睡眠，加强产前检查。

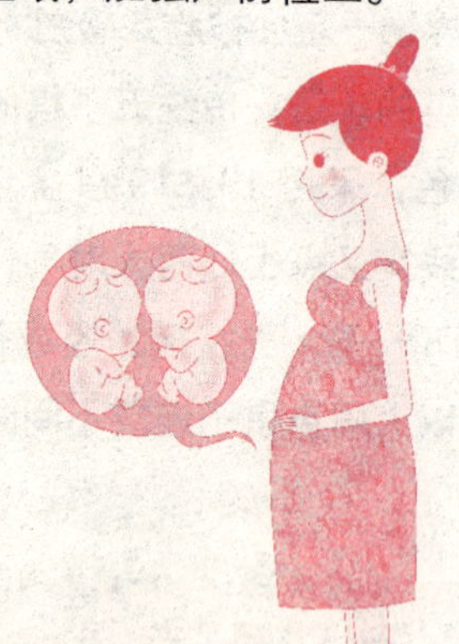

孕期营养滋味

添加零食和夜餐。孕晚期除正餐外，孕妈妈可以添加零食和夜餐，如牛奶、饼干、核桃仁、水果等食品，夜餐应选择容易消化的食品。

摄入充足的维生素。孕晚期需要充足的维生素，尤其是维生素 B_1。如果孕妈妈缺乏维生素 B_1，就容易引起呕吐、倦怠，并在分娩时子宫收缩乏力，导致产程延缓。

忌食过咸过甜或油腻食物。过咸的食物可引起或加重水肿；过甜或过于油腻的食物可致肥胖。孕妈妈食用的菜和汤中一定要少加盐，并且注意限制摄入含盐较多的食品。

忌食刺激性食物。刺激性食物包括浓茶、咖啡、酒及辛辣调味品等。特别是怀孕 7 个月以后，这些刺激性食物易导致大便干燥，会出现或加重痔疮。

每日胎教

夫妻感情直接影响着胎教。研究发现，孕妈妈在争吵后，3 周以内仍情绪不宁，此间的胎动次数也较前增加一倍。有些女性在怀孕时脾气不好，所生的婴儿也多有消化功能不良等现象。所以，无论有什么矛盾，孕妈妈和准爸爸都要记得理智第一。

细节备忘录

双胎妊娠的孕妇要特别注意休息，因为充足的休息可以避免早产等意外的发生。因此，到妊娠 28 周 ~30 周以后，就应注意多卧床休息，休息时宜采取左侧卧位，而不宜采用坐位、半坐位及平卧位等姿势。

第196天 美丽的大肚子，一定要留下纪念

优生百宝箱

美好的照片承载了多少幸福和记忆是不可细数的，所以，当你的肚子里有一个无比可爱的宝宝时，又怎么能不用相机记录下这无法复制的幸福呢？所以，到胎儿发育到足够明显的时期，孕妈妈一定要选择一个风和日丽的好天气，和准爸爸一起，记录下只属于你们的幸福。当然，孕妈妈在拍照时一定要注意安全，比如选择的拍摄地点是否宽敞、不要用影楼的公共化妆品、提前预约避免等待等。

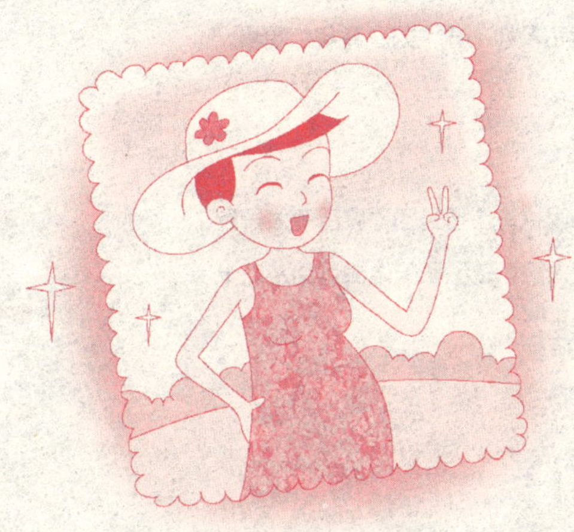

孕期营养滋味

由于孕妈妈胃肠功能减弱，所以要将少量营养价值高的食物制成易消化的状态食用，不要吃生冷的食物。

金钩西芹

材料：海米10克，芹菜200克，酱油10克，盐2克。

做法：将海米用温水浸泡；芹菜理好洗净，切成短段，用开水烫过。锅置火上，放油烧热，下芹菜快炒，并放入海米、酱油，用旺火快炒几下即成。

每日胎教

时间过得真是快，孕妈妈在今天怀孕满7个月了！你一定非常激动，胎儿都感觉得到呢，不妨在临睡前好好和胎儿说说话。

另外，孕妈妈在每天入睡前，可以想象一下可爱的胎宝宝，不用注意性别，而只要想象他的漂亮和可爱就好，还可伴以轻抚肚皮的动作。

一些想象力丰富的孕妈妈，在看完恐怖片或侦探小说后，就会变得“神经过敏”，经常会处于担惊受怕的情绪中，这会对孩子的身心发展造成不良影响。孕妈妈睡前一定不要看恐怖片或侦探小说，即便要看，也应在白天进行，如果在晚上看这些很刺激的电影或书籍往往容易造成孕妈妈失眠，从而对胎儿产生极大危害。

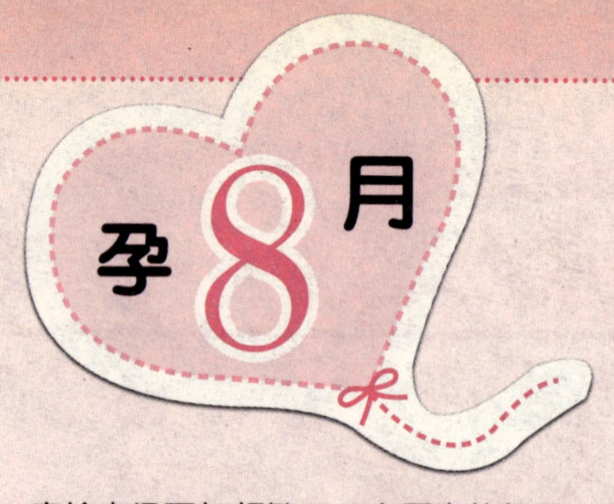

进入孕8月后，产检变得更加频繁了，由原来的每月1次增加到每月2次。因为胎儿快速成长，孕妈妈的腹部更加凸出，不论是站立还是走路，不得不昂首挺胸了，日常的行为一定要加倍小心。

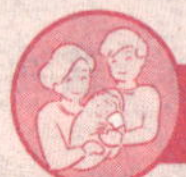

孕妈妈的变化

★分泌物增加

到了孕8月，子宫颈腺体的分泌会变得较为旺盛，许多孕妈妈会有霉菌感染的困扰。若有感染的症状，应尽快就医。

★孕期不适加重

子宫迅速增大，宫高达到25厘米～28厘米，腹部隆起极为明显。随着腹部隆起，肚脐突出，动作越来越笨拙，孕妈妈特别容易感到疲劳和各种不适，如腰背痛、便秘、水肿等在本月都有可能加重。

★小腿肚抽筋

孕晚期的孕妈妈常会有睡觉时小腿肚或脚底抽筋的困扰，主要是因为腹部变大导致下半身的血液循环变差及钙质不足。平时可多散步、晒太阳，做缓和的体操运动及简单的下肢按摩来促进下半身血液循环， 预防抽筋症状的发生。

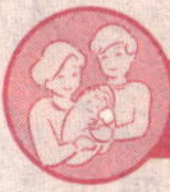

胎儿的成长

★胎儿多大了

满 8 个月时，身长约 45 厘米，重 1800 克。

★胎位较固定

由于胎儿身长、体重的增加，在子宫内的活动余地相对减少了，胎儿在子宫内的活动显得较为迟缓。胎位较为固定，大多数胎宝宝的头朝下，头部位于孕妈妈的骨盆入口处。少数胎儿的臀部位于孕妈妈的骨盆入口处，形成臀位，这是一种异常的胎位。

★胎动减少

由于胎儿越来越大，在母体内的空间相对变小，所以胎动也会逐渐减弱，但还是比较好动的。可能在孕妈妈想睡觉的时候，胎儿醒来了，动个不停，而等妈妈醒来时，胎儿却睡着不动了。

★五官大致发育成熟

怀孕过了第 7 个月后，胎宝宝五种感觉器官（听觉、视觉、触觉、味觉与嗅觉）大致都已发育完成。因此，此阶段可以好好地通过胎教和腹中的胎儿一起互动，以增进亲子之间的感情交流。

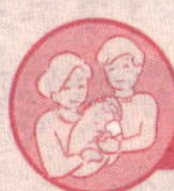

本月孕期检查

本月要进行两次孕期检查。为了评估患妊娠高血压疾病的可能性，要进行一次尿蛋白检查。如果从小便中检查出蛋白或一天里浮肿始终不消的话，患妊娠高血压疾病的可能性就比较大。

第197天 孕29周，胎儿逐渐“成熟”

优生百宝箱

即将进入孕晚期的胎儿身长约为43厘米，体重约有1300克。随着体重的增加，头部与身体的比例更加匀称。此时，由于子宫内空间越来越狭小，胎儿很难像以前那样做各种“杂耍”动作了。但他（她）仍会设法活动四肢，偶尔还在孕妈妈的腹部踢上一脚。通常，每天早上孕妈妈都会感到10次以上明显的踢动。此时，胎儿大脑的发育程度令人惊喜。颅骨非常柔软，以适应发育迅速的大脑需要。在大脑的表面，出现了越来越多的不规则皱褶和沟痕，即大脑的沟回，它们是神经细胞建立联系的结果。现在，大脑功能相当完善，能够控制呼吸和体温。另外，胎儿的各项感官更加敏感。睡觉时，眼睛晶体会不时地移动，同时对光线、声音、味道和气味也非常敏感。

孕期营养滋味

最后3个月是胎儿生长最快的阶段，膳食要保证质量，品种要丰富，以充分保证孕妈妈的营养需要，但也不能过量进补，不要顿顿吃大鱼大肉。

在孕中期的基础上，适当增加热能、蛋白质和必需脂肪酸的摄入量，适当限制碳水化合物和脂肪的摄入，减少米、面等主食的量，少吃水果，以免胎儿过大，对分娩不利。

妊娠8个月的孕妈妈，在饮食安排上应以优质蛋白质、矿物质和维生素多的食品为主。

每日胎教

胎教是贯穿于整个孕期的行为，它不仅在于如何直接使胎儿受到教育，而且在于如何提高胎儿的生活环境——母体及母体周围的一切环境质量。所以，孕妈妈生活本身也是一种胎教。

这一周小家伙有个十分可爱的小动作不会被你察觉，那就是“微笑”，这也许是因为你的子宫挡住了噪声和强光，让小宝贝觉得很温暖、舒适的原因吧！孕妈妈也一定要和宝宝一起开开心心地度过生活的每一天。这段时间对宝宝性格的形成有很大的影响，因此，孕妈妈要随时保持乐观的心态。

细节备忘录

此时最易患妊高症，应控制糖分、盐分、脂肪的摄入。定期产前检查，发现水肿、高血压要及时治疗。

第198天 孕29周，孕妈妈的身体变化

优生百宝箱

此时期，孕妈妈子宫在脐上10厘米处，距耻骨联合处29厘米左右。体重较妊娠前增加8.5千克~11千克。29周的时候，孕妈妈会偶尔觉得肚子一阵阵发硬发紧，这是假宫缩，是这个阶段的正常现象，不必紧张。妊娠后期，应注意预防早产、胎盘异常或妊娠高血压等异常现象。

孕期营养滋味

进入怀孕后期，孕妈妈的胃部仍会有挤压感，所以每餐可能进食不多。增加每日进餐的次数和进食量，一次不能吃太饱，进餐次数每日可增至5餐以上。

膳食结构要多样化，食物色、香、味俱全，食品的选择应根据孕妈妈营养需要并照顾饮食习惯，要易于消化吸收。

养成良好的饮食习惯，不偏食，食物搭配得当，适当增加一些副食的种类和数量。

供给充足的卵磷脂和维生素可使脑细胞的数目增多，有利于胎儿智力发育。

多吃含矿物质和维生素丰富的食物，如牛奶、鸡蛋、动物肝脏、豆制品、新鲜蔬菜和水果。

多吃含铁、B族维生素和叶酸丰富的食物，如动物肝、水果、青菜，可预防孕妈妈发生贫血，又可预防胎儿出生后患缺铁性贫血。

每日胎教

乐曲欣赏：《时钟店》

这部作品出自德国作曲家查理·奥尔特之手。它是一首能带给人笑声和快乐的曲子，它还会为你讲述一个古老钟表店的故事。柔和的音乐会把你带到那个美丽的早上，时钟店的门开了，钟表们开始展现自己的魅力。听，那是他们的说话声："我的外观大方，可以放客厅，带我回家吧""我比较实用，选我吧""我小巧可爱"。慢慢地，音乐渐缓，好似接近尾声，突然又恢复如初，哦，原来是粗心的修理工忘记给钟表上发条了……钟表们又开始了自我推销，从那欢快的节奏中可以感受到小店的热闹气氛。黄昏将至，音乐随店老板的关门声渐渐结束。

当你情绪不佳，心情低落时，不妨听听这首乐曲。怎么样，你是不是已经忘记刚才为什么生气了？多么美丽的早晨啊，一切重新开始吧。

第199天 早产的预防

优生百宝箱

在正常情况下，胎儿在280天左右（即38周~42周）降生，称为足月产。但有的孕妇怀孕尚未足月，在怀孕29周~37周之间发生分娩，在医学上称为早产。一般情况下，如果孕妈妈下腹部异常变硬、出血、破水，就要尽快去医院检查。为了避免发生早产，孕妈妈应积极预防早产的发生：

1. 注意孕期卫生，充分认识各种可能引起早产的因素，并加以避免。预防便秘和腹泻，避免因此引起子宫收缩，引发早产。坚持定期做产前检查，一旦发现胎位异常，应及时在医生指导下积极纠正。

2. 注意生活中不要过度劳累，每天按时起居，注意休息。不长时间做压迫腹部的家务活，避免撞击腹部，避免剧烈活动。节制性生活，特别是曾有流产或早产史的孕妈妈，在孕晚期应禁止性生活。

孕期营养滋味

孕妈妈吃鱼越多怀孕足月的可能性越大，出生时的婴儿也会较一般婴儿更健康、更精神。鱼之所以对孕妈妈有益，因为它富含Ω-3脂肪酸，这种物质有延长怀孕期、防止早产的功效，也能有效增加婴儿出生时的体重。另外，鱼的蛋白质丰富，远高于肉类，含有人类必需氨基酸，属于优质蛋白质，而且易于消化，其消化率高达85%～95%。鱼还含有丰富的维生素A、维生素D，矿物质含量也很高，常见的钙、磷、铁、锌、碘、钾等均很多。而且鱼的脂肪含量少，但质量高，鱼油多为不饱和脂肪酸，不仅可预防心血管病，而且有利于神经系统发育。

每日胎教

胎儿在母体内是可以感受到母亲的举动和言行的，孕妈妈在怀孕期间的所为都可以直接影响到胎儿出生以后的性格、习惯、智力等各个方面。那么，孕妈妈应如何提高自身修养，对胎儿进行艺术胎教呢？孕妈妈应多阅读一些引人入胜的文学作品，这不仅可以使孕妈妈自己充实、丰富，同时也熏陶了腹中的宝宝，让他也能感受到诗一般的语言、童话一样的仙境，而且还会促使胎儿快速地生长，使其大脑的发育优于其他胎儿。

第200天 排解孕晚期不良心理

优生百宝箱

进入孕晚期以后，孕妈妈的子宫已经极度胀大，各器官、系统的负担也接近高峰，因而，孕妈妈心理上的压力也是比较重的。由于体型变化和运动不便，有许多孕妈妈会产生一种兴奋与紧张的矛盾心理，从而导致情绪不稳定、精神压抑等心理问题，甚至会因心理作用而自感全身无力，即使一切情况正常，也不愿活动。另外，由于临近预产期，孕妈妈对分娩的焦虑、恐惧和不安会加重，有些孕妈妈对临产时如何应付，如有临产先兆后会不会来不及到医院等问题过于担心，从而影响了自身和胎宝宝的健康。

所以，孕妈妈应了解分娩原理及有关科学知识，稳定情绪，保持心绪的平和，安心等待分娩时刻的到来。不是医生建议提前住院的孕妈妈，不要提前入院等待。

孕期营养滋味

由于在妊娠前7个月里，胎儿吸收了孕妈妈体内的许多营养，孕妈妈体内的各种营养素在孕晚期可以说都处在最低点。此时，吃些西瓜是大有好处的。因为西瓜中含有胡萝卜素、维生素 B_1、维生素C、糖分、铁等大量营养素，可以补充孕妈妈体内的能量损耗，满足体内胎儿的需要。同时，西瓜还可以利尿去肿，降低血压，这对于保护孕妈妈的身体也是有益的。从西瓜中孕妈妈还可以摄取少量的铁，对纠正贫血也很有好处。西瓜含糖分较多，可以补充能量并保护肝脏。吃西瓜还可以补充水分、蛋白质、无机盐和维生素。西瓜还有一个神奇的功效，可以增加乳汁的分泌。

每日胎教

胎儿性格的形成取决于以下3个方面：

孕妈妈的心情。如果妈妈的心情好，宝宝自然也会安静愉快；如果妈妈的心情乱糟糟，那么宝宝也会躁动不安、缺乏耐性。

家庭环境。如果胎儿所处的家庭纷争不断，那么胎儿自然就会吸收这些不良的信息，他的情绪和性格也会随之受到影响。如果家庭关系和睦，那么宝宝以后也易与别人相处，建立良好的人际关系。

父母的习惯。事实表明，准父母的一些不良习惯，也很容易导致胎宝宝的性格发生偏差，这些不良习惯包括吸烟、喝酒、大量食用垃圾食品、听刺耳激烈的音乐等，而胎儿受其影响，有可能形成烦躁易怒、思维偏激、内向自闭、难以驾驭的性格。而准父母良好的生活习惯，则会使胎儿安静，易于形成乐观、积极的性格。

因此，准父母要注意胎教，以塑造宝宝的好性格。

第201天 孕妈妈鼻出血怎么办

优生百宝箱

孕期鼻出血是常见的一种现象，其原因在于孕妈妈体内会分泌出大量的孕激素使得血管扩张，容易充血；鼻腔黏膜血管又比较丰富，血管壁比较薄，所以十分容易破裂引起出血。尤其是当孕妈妈经过一个晚上的睡眠，起床后，体位发生变化或擤鼻涕，更容易引起流鼻血。

要预防孕期鼻出血，孕妈妈要少吃辛辣的食物，多吃含有维生素 C、维生素 E 类的食品，以巩固血管壁，增强血管的弹性，防止破裂出血的情况发生。还要少做比如擤鼻涕、挖鼻孔等动作，避免因损伤鼻黏膜血管而出血。

一旦发生鼻出血，孕妈妈可抬头并用手局部捏住鼻子，然后将蘸冷水的药棉或纸巾塞入鼻孔内。也可以在额头上敷上冷毛巾，并用手轻轻地拍额头，从而减缓血流的速度。如果不能在短时间内止住流血，则应及时去医院就诊。

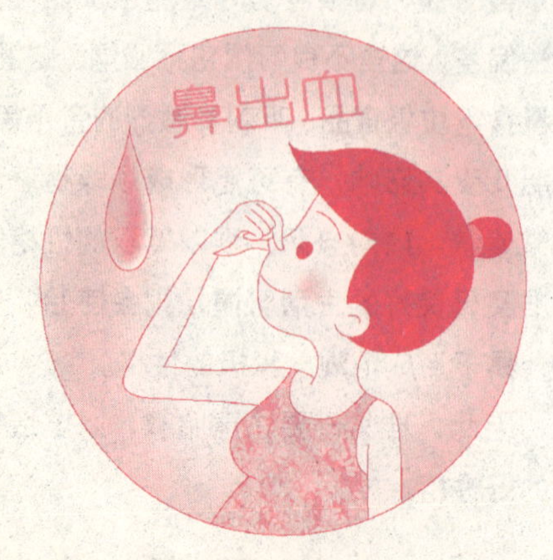

如果血液流向鼻后部，一定要吐出来，不可咽下去，否则将刺激胃黏膜，易引起呕吐。

孕期营养滋味

孕 8 月，孕妈妈需要的主要营养素有蛋白质、碳水化合物、脂肪、维生素、矿物质和水。

其中，要增加摄入优质蛋白质至每天 75 克 ~100 克；保证每天主食（谷类）400 克 ~450 克；总脂肪量 60 克左右。孕妈妈还要适量补充各种维生素，并适量补充各种矿物质。为了减轻水肿和妊娠高血压综合征，在饮食中要少放食盐。此外，每天要喝 6 杯 ~8 杯水，保证水分充足供应。

每日胎教

这个月的胎儿活动有力，听觉功能完善，对外界声音反应灵敏。所以，对话、朗读、音乐、唱歌等胎教显得越来越重要。孕妈妈的修养、兴趣、爱好、职业，以及与丈夫的融洽关系，都能影响胎儿生存的外环境。高尚的情趣、豁达的心胸、丰富的生活、真挚热烈的爱情，都会使胎儿的外环境稳定，让宝宝感受到幸福。

第202天 注意补充锌元素

优生百宝箱

锌是人体生长发育、生殖遗传、免疫、内分泌等重要生理过程中必不可少的物质。锌对生殖腺功能也有着重要的影响，如果孕妈妈在怀孕期间摄取足量的锌，分娩时就会很顺利，新生儿也非常健康。在正常情况下，孕妈妈对锌的需要量比一般人多。孕妈妈分娩时主要靠子宫收缩，而子宫肌肉细胞内ATP酶的活性取决于产妇的血锌水平。而孕妈妈发生缺锌的概率高达30%。如果在怀孕期间尤其是产前注意补锌，就会使体内有一定量的锌储备，既有利于分娩又有助于产后康复。

孕期营养滋味

一般说来，动物性食物含锌量比植物性食物更多。含锌量高的食物有牡蛎、蛏子、扇贝、海螺、海蚌、动物肝、禽肉、瘦肉、蛋黄、蘑菇、豆类、小麦芽、酵母、干酪、海带、坚果等。

孕妈妈宜多补充动物性食物中的锌。植物酸和食物纤维可抑制锌的吸收，大量铁与叶酸皆可妨碍锌的吸收。另外，研究发现，能够使菜肴鲜美、提高人们食欲的味精，竟是引起缺锌的祸首之一，所以怀孕和哺乳期间应尽量减少味精的摄入量。

每日胎教

这个时期，孕妈妈可以教胎儿学习汉字。可以自制识字卡，也可以去书店买些识字卡片（这些卡片将来都是有用的）。卡片要求一面是文字，一面是图画。

教胎儿认汉字要本着先易后难、循序渐进的原则，就像是真正教一个幼儿学汉字一样，先从“人”“口”“手”开始。孕妈妈要先看着文字慢慢发音几次，再转到卡片背后的图画上，慢慢重复发音几次。注意，要把汉字的形状与图片想象在脑海里传递给胎儿，让胎儿感受到这些信息，胎教才达到了目的。有理由相信，通过这样的学习，将来孩子识字的能力一定会令人刮目相看的。

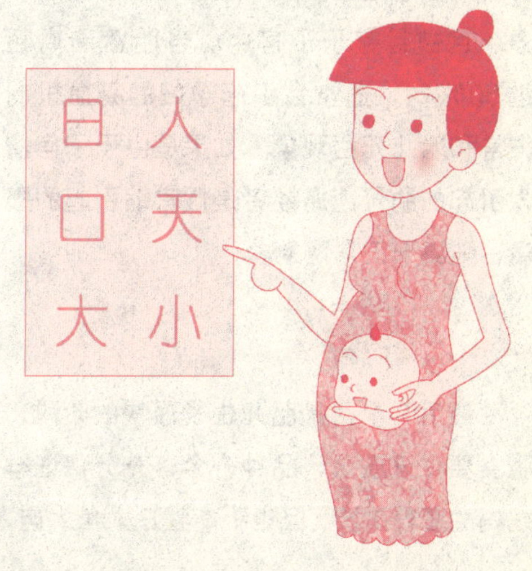

第203天 孕晚期腹痛的鉴别

优生百宝箱

孕晚期的腹痛一定要分清性质，一般情况下，分为生理性腹痛和病理性腹痛。一般情况下，孕晚期病理性腹痛主要包括子宫先兆破裂和胎盘早剥。子宫破裂常发生于瞬间，之前产妇感觉下腹持续剧痛，极度不安，面色潮红，呼吸急促，此时为先兆子宫破裂；子宫破裂瞬间撕裂样剧痛，破裂后子宫收缩停止，疼痛可缓解，随着血液、羊水、胎儿进入腹腔，腹痛又呈持续性加重，孕妈妈呼吸急促、面色苍白、脉搏细数，血压下降陷于休克状态。而胎盘剥离所产生的痛，通常是剧烈的撕裂痛。虽然伴随有阴道出血，但也有些胎盘剥离的孕妈妈，会感受强烈腹痛却无阴道出血的情况，这是因为其出血处皆位于胎盘后方，且被封存于子宫中。当胎盘剥离超过50%时，通常会引起孕妇的凝血机制失常和胎儿死亡现象。如果是由于子宫增大引起的肋骨钝痛或者是假宫缩引起的腹痛，则属于正常现象。

孕期营养滋味

最后3个月是胎儿生长最快的阶段，膳食要保证质量，品种齐全，充分保证孕妈妈的营养需要，但也不能整日大鱼大肉，过量进补。另外，怀孕第29周~32周，孕妈妈在营养胎教上应该以强化大肠机能为主，小米、梅子、牡蛎、蛤蜊、芹菜、白菜和牛奶等食物都是不错的选择。

每日胎教

这个时候胎儿已经熟悉了爸爸妈妈的抚摸，通过充满爱心的抚摩，他可以感受到抚摸的刺激，从而促进感觉系统、神经系统及大脑的发育。这个时期胎教的重点可以放在给胎儿讲画册、色彩，动物形象及动物的性格特点上。此外，准爸爸应多陪妻子散步、做操、听音乐、会朋友、看书画展、玩轻松活泼的游戏等。

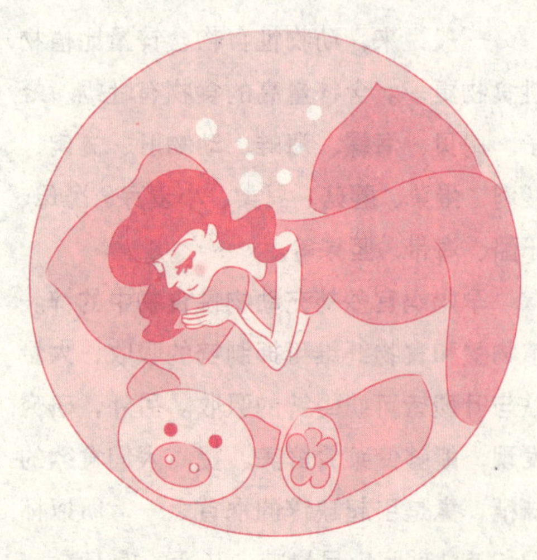

第204天 孕30周，胎儿的成长

优生百宝箱

30周的胎儿身长约44厘米，体重约1500克。大脑快速增长，头部在继续增大，头发开始变得浓密。胎毛（早期的体毛）正在逐渐消失，在几周之内逐渐脱落，但某些部位的小片胎毛将一直残留到出生后。胎儿的眼睛可以开闭自由，大概能够看到子宫中的景象，还能辨认和跟踪光源。如果听到声响，胎儿会以踢腿回应，并且能够做出有节奏的呼吸动作。此时胎儿在子宫中被羊水包围，随着胎儿的增长，胎动逐渐减少。大脑和神经系统已经发展到一定的程度，皮下脂肪继续增长。骨骼已经取代了肝脏的造血功能，肌肉和肺部继续发育成熟。

孕期营养滋味

对于处于大脑发育关键时期的胎儿，卵磷脂是非常重要的益智营养素，它可以提高信息传递速度和准确性，提高大脑活力，增强记忆力。孕期缺乏卵磷脂，将影响胎儿大脑的正常发育，甚至会发育异常。孕妈妈应常吃大豆、蛋黄、核桃、坚果、肉类及动物内脏等富含卵磷脂的食品。

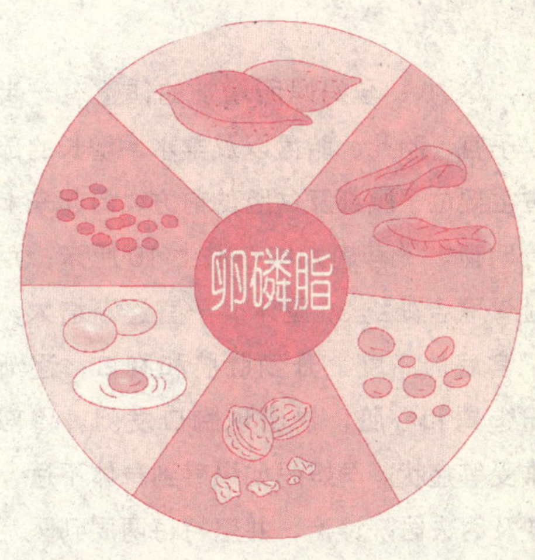

每日胎教

优美悦耳的音乐，可使孕妈妈产生有益的激素，从而促使胎儿的大脑和感官发育。在听的过程中，注意观察胎动的变化和情绪的反应，了解你的宝宝喜欢听哪一种音乐。

细节备忘录

进入孕晚期的孕妈妈们在上下楼梯时，一定要扶着扶手一步一步地前行，一方面可以保障安全，一方面可以减轻腿部负担，千万不要觉得扶手脏就不去扶扶手。

第205天 孕30周，孕妈妈的身体变化

优生百宝箱

这时，孕妈妈所增加的体重有一半是子宫、胎儿、胎盘以及羊水，增长的部位主要位于腹部及盆腔的前方，看起来十分明显。子宫底大约在脐上10厘米，距耻骨联合处约30厘米。子宫逐渐增大，子宫底的高度上升到肚脐和胸口，逐渐压迫胃和心脏，易出现胸口发闷、胃部难受等症状。孕妈妈如果感到身体不适，要及时去医院诊治，并坚持每两周到医院检查一次。

孕期营养滋味

进入孕晚期，孕妈妈要少吃盐、盐腌制品、刺激性大的食品（如某些香辛料）和被污染食品。因为这些食品可影响胎宝宝的健康，需要特别加以注意。孕妈妈要摄入足够的新鲜蔬菜、水果和海藻类，以供给多种维生素（其中海藻类还可供给适量的碘），并且预防便秘。

每日胎教

在抚摸胎儿前，孕妈妈需事先排空小便，仰卧在床上，全身放松，也可将上半身垫高，采取半卧姿势。先用手在腹部从上至下、从左至右轻轻地有节奏地抚摸和拍打。胎儿的反应有快有慢，当胎宝宝用小手或小脚给予还击时，孕妈妈可在被踢或被推的部位轻轻地拍两下，一会儿胎宝宝就会在里面再次还击，这时孕妈妈应改变一下拍的位置，改拍的位置距离原拍打的位置不要太远，胎宝宝会很快向改变的位置再作还击（如果胎儿有过强的反应时应立刻停止抚摸）。

这样反复几次，准爸爸也可以参与进来协同孕妈妈一起完成。抚摸胎儿的时间以5分钟~10分钟为宜，一般早晚各一次，要选择在胎儿精神状态良好时进行，如傍晚胎儿活动频繁时。动作要轻柔，不宜过度用力，一般可用双手手指配合轻揉。若孕妇有不良产史，如流产、早产、产前出血等情况，则不宜使用抚摸胎教。

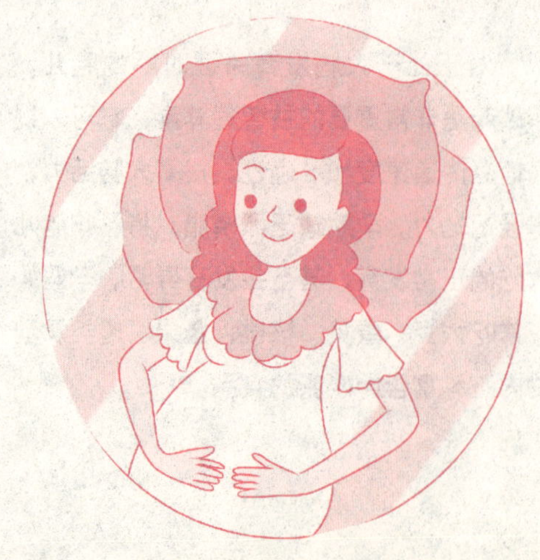

第206天 预防静脉瘤

优生百宝箱

一旦进入孕晚期，似乎什么“毛病”都开始和孕妈妈过不去，除了便秘、痔疮，静脉瘤也容易来“凑热闹”，一些孕妈妈会在外阴部或膝盖脚踝等部位浮现出青色的肿块。最好的预防和治疗方法就是孕妈妈必须注意夜晚睡觉时把脚抬高并尽量杜绝久站。适当的运动或者穿上孕妈妈专用的弹力袜，对缓解恼人的静脉瘤都有一定的好处。大部分静脉瘤在胎儿出生后会自己痊愈，少数情况略有不适，但几乎不必手术治疗，所以孕妈妈不必过于紧张。

静脉的扩张轻微时只是静脉曲张，扩张越强就会越显扩大而成为静脉瘤。平时在以下几方面稍加注意，就能做到预防孕期静脉曲张，从而预防静脉瘤。

每天锻炼。即使只是绕着小区散散步，也有助于促进血液循环。

控制体重。在怀孕的每个阶段，都要尽量将体重保持在推荐体重范围内。

可能的话，随时举起腿和脚。坐着的时候，用一个凳子或盒子垫起双腿；躺着的时候，则用一个枕头垫高双脚。坐着的时候，不要把一条腿或脚搭在另一侧的腿或脚上。不要一直长时间地坐着或站着，每隔一段时间要活动活动。

睡觉的时候，采取左侧卧位，将脚放在枕头上。在背后塞上个枕头，使自己向左侧倾斜。因为下腔静脉在右侧，向左躺着，可以减轻子宫对静脉的压迫，从而降低对腿及脚部的静脉压力。

穿专门的孕妇静脉曲张弹性袜。这种袜子也称医用循序减压弹力袜，它可以从脚踝开始，顺着腿部向上，逐级减轻腿部受到的压力。

孕期营养滋味

孕晚期是胎儿大脑发育特别快的时期，此期间孕妈妈的营养摄入非常重要，应注意食品多样化，荤素搭配，粗细搭配，摄入均衡营养。一日以4餐~5餐为宜。

每日胎教

怀孕到了八九个月，孕妈妈已是大腹便便。这个时期孕妈妈做什么事都觉得麻烦，很容易过起非常邋遢的生活。事实上，美容、穿衣也是胎教，孕妈妈完全有必要精心打扮自己。美丽是每一位女性所追求的，娇好的容颜会给孕妈妈带来许多欢乐。怀孕了，就更应精心打扮，这是自娱的一种方式，对自己容颜、服装的关心会使孕妈妈忘掉妊娠中不快的反应。

第207天 孕妈妈的交通安全

优生百宝箱

交通法规规定，孕妇同样有行车时系安全带的义务。相关调查发现，几乎一半的孕妈妈并不知道正确系上安全带可以在行车过程中最大限度地保障自己和胎儿的安全。即使是知道的孕妈妈，在实际操作过程中也存在很多误区。

系安全带时，安全带的肩带置于肩胛骨的地方，而不是紧贴脖子；肩带部分应该以穿过胸部中央为宜，腰带应置于腹部下方，不要压迫到隆起的肚子。身体姿势要尽量坐正，以免安全带滑落，压到胎儿。

开车时，时速不要超过60公里，避免紧急刹车。车内始终保持适宜的温度，绝对禁止吸烟。建议安装防晒窗帘或者贴车窗防晒膜，避免阳光直射。

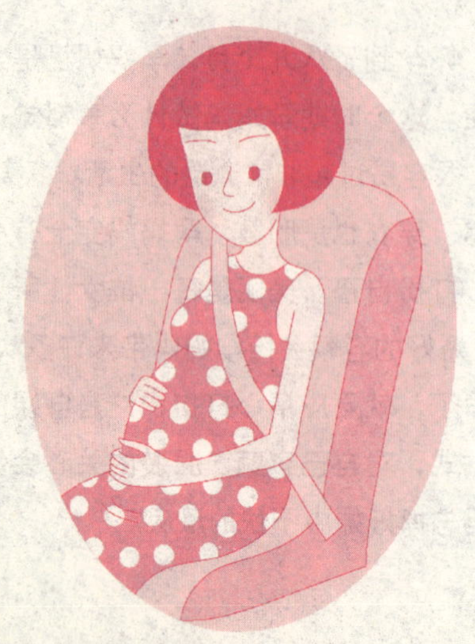

应尽可能避开交通堵塞的高峰时段，事先要做好路况调查。为防止长时间疲劳开车，可以准备一些舒适的头枕、靠垫等。每天只开熟悉路线，而且连续驾车尽量不超过1小时。

孕期营养滋味

孕晚期摄入食物的质量要好，并且数量也要相应的增加，特别是含蛋白质、铁、钙、维生素A、维生素B_2多的食品(如鸡蛋、牛奶等)。为了预防贫血，应多摄入含铁高的食物，如动物肝脏、肉类、鱼类、大豆及其制品等。

每日胎教

定时念故事给腹中的宝宝听，会让胎儿有一种安全与温暖的感觉，如果经常反复念同一则故事给胎儿听，会令其神经系统对语言更加敏锐。

准爸爸的声波以中低频为主，很容易透入宫内，是宝宝非常喜欢的声音。所以，准爸爸可不要把语言胎教的工作都推给劳累的孕妈妈，应该主动经常和胎儿对话，既对孕妈妈是一种安慰，对胎儿的情感发育也有莫大好处。

第208天 胎位不正怎么办

优生百宝箱

胎位是指胎儿在子宫内的位置与骨盆的关系。正常的胎位应该是胎头俯曲，枕骨在前，分娩时头部最先伸入骨盆，医学上称之为“头先露”，这种胎位分娩一般比较顺利。除此以外的其他胎位，就是属于胎位不正了，包括臀位、横位及复合先露等。

通常，在孕7个月前发现的胎位不正，只要加强观察即可。因为在妊娠30周前，胎儿相对子宫来说还小，而且母亲宫内羊水较多，胎儿有活动的余地，会自行纠正胎位。若在妊娠30周～34周还是胎位不正时，就需要矫正了。

建议孕妈妈在医生的指导下，用以下的“膝胸卧位操”来矫正胎位。具体做法是：孕妈妈先排空膀胱，松解腰带，在硬板床上，俯撑，膝着床，臀部高举，大腿和床垂直，胸部要尽量接近床面。这种姿势可使胎臀退出盆腔，借助胎儿重心改变，使胎头与胎背所形成的弧形顺着宫底弧面滑动而完成胎位矫正。

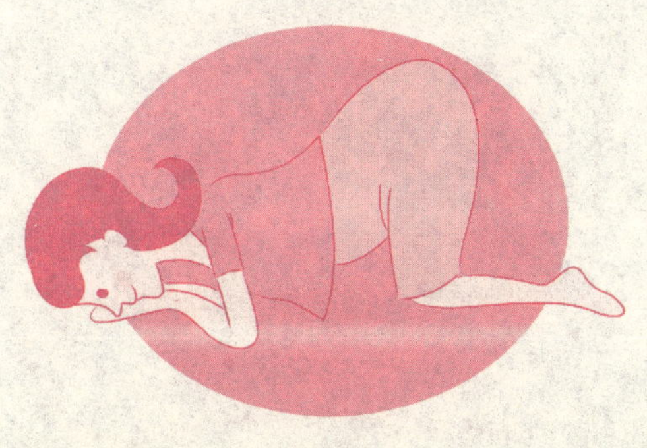

每天早晚各1次，每次做15分钟，连续做1周。1周以后去医院复查。

孕期营养滋味

保证蛋白质的摄入是整个孕期都要重视的。虾不仅口感好，还容易被人体消化吸收。此外，虾的通乳作用也非常好。

推荐食谱：米酒炒大虾

材料：大虾450克，姜3克，米酒100毫升，盐、白糖、酱油各少许。

做法：将虾去泥肠洗净，放入米酒中浸泡15分钟后取出；姜切片。油锅烧至七成热，下入姜片、大虾，大火炒熟，用盐、白糖、酱油调味，略微翻炒即可。

每日胎教

不少准父母喜欢通过用手抚摩肚皮的方式安抚胎儿。手抚摩肚皮的方向在怀孕8个月前最好固定为从左到右和从上到下。而8个月后需改成从下到上，否则胎儿会随着父母的手势来回翻动，造成脐带绕颈的危险。

第209天 烦人的坐骨神经痛

优生百宝箱

经调查，多数孕妈妈在孕晚期都会出现坐骨神经痛的症状。主要是腰腿疼造成活动障碍，随着子宫增大，病状会逐渐加重，给孕妈妈带来不小的困扰。如果孕妈妈确诊患了坐骨神经痛，可以在疼痛时用热毛巾或者热水袋做局部的热敷；每天在温水中浸泡一会儿；不要久站或长时间保持一个姿势；每星期练习几次瑜伽。

推荐瑜伽动作：半鱼式

动作说明：仰卧，曲膝，把右脚放在左侧大腿上；右膝盖尽量向外、向地面展开，根据自身情况，自然呼吸，保持尽量长的时间；慢慢放下右腿，同步骤做另一边。

运动量：每侧各做 1 遍 ~2 遍，以感觉舒服为限。

孕期营养滋味

由于子宫压迫骨盆的深部，易使孕妈妈患便秘和长痔疮，每天早晨喝牛奶和水，多吃水果和蔬菜。这样做可预防便秘。

孕晚期孕妈妈体内钙的水平较低，有可能出现抽筋。因此在保证全面营养的同时，还要补充钙。应多食大豆、牛奶、排骨汤、虾皮等。

注意少吃含热量高的食物，适当限制脂肪和碳水化合物的摄入量，避免孕妈妈自身过于肥胖、胎儿过大而发生难产。

每日胎教

怀孕第 8 个月直至生产前，是施行阅读胎教的最佳时机。医学研究发现，胎儿的意识萌芽大约发生在怀孕第 7 个月 ~ 第 8 个月的时候，此时胎儿的脑神经已经发育到几乎与新生儿相当的水平，一旦捕捉到外界的信息，就会通过神经管将它传达到胎儿身体的各个部位。此时，胎儿脑外层的脑皮质也很发达，因此可以确定胎儿具有思考、感受、记忆事物的可能性。

细节备忘录

怀孕中后期易发生坐骨神经痛的原因与孕妈妈身体特殊的改变有关系。孕程中后期孕妈妈的身体会释放一种耻骨松弛激素，来使骨盆以及相关的关节和韧带放松，为将来宝宝的顺利娩出做好准备。关节和韧带的放松会无形中使孕妈妈腰部稳定性减弱。而且，怀孕的中后期宝宝发育得很快，使腰椎负担加重。如果身体给予坐骨神经过多的压力，就很容易引起坐骨神经痛，臀部、背部以及大腿等就可能感到刺痛。如果有些孕妈妈以前有过腰肌的劳损和扭伤，就很可能发生腰椎间盘突出，势必压迫坐骨神经，产生坐骨神经痛。

第210天 如何预防便便"塞车"

优生百宝箱

怀孕后，孕妈妈身体内激素的变化、运动量减少、体内水分减少都是导致便秘的原因。一般情况下，三天不排便就是便秘了。但有些人即使只有一天不排便，也会觉得肚子胀、没有食欲，很痛苦，这也是便秘。

要想更有效地缓解孕期便便"塞车"状况，就要记得每天早晨空腹喝一杯柠檬蜂蜜水并且不要等口渴了再喝水；早餐要营养丰富，最好有可以生吃的蔬菜；每天最好在固定时间排便；每天坚持在固定时间做适宜的小运动来促进便便的通畅。另外，洗澡能使体温升高，并促进肠胃的运动，还能起到很好的放松作用。但要注意水温不宜过高，洗澡的时间不宜过长。

孕期营养滋味

海藻类、薯类等富含食物水溶性纤维的食品不仅能提高小肠的吸收速度，并且能有效排出不好的胆固醇。孕妈妈每天应科学安排饮食，选择两种以上富含膳食纤维的食物搭配进餐。

选择含有对身体有益的乳酸菌，能促进肠的蠕动。特别是酸奶中含有的乳清，会增加乳酸菌在肠道内的停留时间，保持肠道的蠕动，促进排便。孕妈妈可以适当饮用添加了双歧因子的酸奶、孕妇配方奶粉等，抑制有害菌，促进肠胃消化、吸收，提高孕期母体的免疫力，保护胃肠神经，促进肠蠕动。

此外，每天摄入足够的维生素，可以帮助预防便秘。富含维生素的食物有麦麸、玉米、燕麦、豆类和瘦肉等。

每日胎教

《三字经》是中国古代历史文化的宝贵遗产，是学习中华传统文化不可多得的启蒙读物。它短小精悍、朗朗上口，千百年来，家喻户晓。因此，可以把《三字经》当做阅读胎教的教材。

人之初 性本善 性相近 习相远
苟不教 性乃迁 教之道 贵以专
昔孟母 择邻处 子不学 断机杼
窦燕山 有义方 教五子 名俱扬
……

第211天 孕31周，胎儿的成长

优生百宝箱

在此期间，胎儿头臀长约28厘米，体重为1600克左右。眼睛已经开始为出生作准备了。眼睑常常在胎儿活跃时张开，而在睡觉时则闭合，在一定程度上能辨别黑暗和光明，腹部外面如果有亮光，胎儿的头会转向亮光。肺和消化器官都已接近成熟。脑部的神经连接继续建立。

小宝贝身体和四肢继续长大，直到和头部的比例相当；皮下脂肪更加丰富，皱纹减少，看起来更像一个初生的婴儿了；各个器官继续发育完善，这时胎儿的肺部和消化系统已基本发育完成，消化系统可以分泌消化液；味蕾更加发达。这时小家伙喝进去的羊水已经可以经过膀胱排泄在羊水中，这是在为出生后的小便功能进行锻炼。

孕期营养滋味

有些孕妈妈，特别是妊娠中晚期的孕妈妈，由于食欲欠佳，烹调时往往会加入一些花椒、茴香、桂皮等热性作料来增强食欲，殊不知这可能会给孕妈妈和胎儿的健康带来不良影响。

容易发生便秘的女性一旦怀孕，子宫里胎宝宝的发育成长将使孕妈妈的肠道受压迫，特别容易引发便秘，而作料由于其性热，容易消耗肠道水分，使胃肠腺体分泌较少，从而促使便秘和粪石梗阻形成。患上便秘后，孕妈妈必须用力屏气排便，使腹压增加，造成胎动不安，胎儿发育受影响，重则发生羊水早破、早产等不良后果。

所以，孕妈妈的饮食中热性作料量要少。

每日胎教

由于这个月的胎儿在听觉功能方面比较完善了，对外界声音反应也较为灵敏，所以，音乐胎教、朗读胎教、对话胎教等就显得更加重要。孕晚期是胎教的巩固时期，此阶段，胎儿各器官发育较为成熟，对外界的各种刺激反应会更积极。

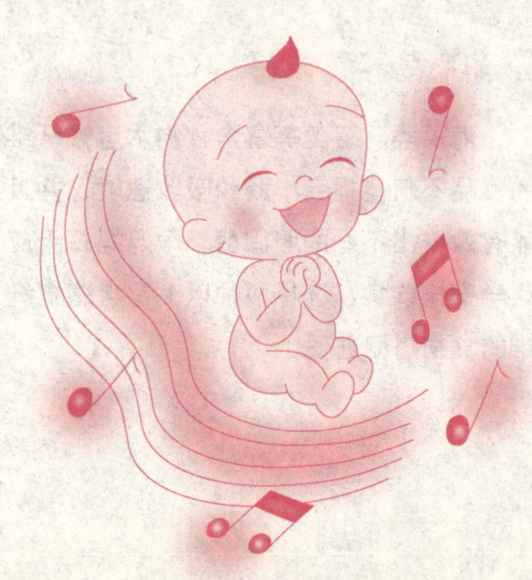

第212天 孕31周，孕妈妈的身体变化

优生百宝箱

随着胎儿在母体内逐日增大，孕妈妈子宫距离脐上11厘米左右，子宫底距耻骨联合处约31厘米。子宫已几近占据了整个腹腔。到本周为止，孕妈妈的体重应较妊娠前增加9.5千克~12.5千克。有些孕妈妈的皮肤变得敏感，腰部附近瘙痒，皮下组织增厚。有些孕妈妈会感到呼吸更加困难，喘不上气来，吃下食物后也总觉得胃里不舒服。3周后，这种情况会有所缓解。

孕期营养滋味

大豆中含相当多的氨基酸（对胎儿大脑发育很重要）和钙，正好弥补米、面中这些营养的不足。大豆中蛋白质不仅含量高，而且多为适合人体智力活动需要的植物蛋白。因此，从蛋白质角度看，大豆是高级健脑品。另外，大豆含脂肪量也很高，约占20%。在这些脂肪中，油酸、亚油酸、亚麻酸等优质聚不饱和脂肪酸又占80%以上，这就更说明，大豆确实是高级健脑食品。由此观之，孕妈妈如果怀孕前不习惯吃豆制品，孕后从胎儿健脑出发，也应改变原有习惯，努力多吃些豆类和豆制品。

每日胎教

“白日依山尽，黄河入海流。欲穷千里目，更上一层楼。”王之涣的这首《登鹳雀楼》可谓家喻户晓。

“白日依山尽，黄河入海流”，是写诗人登楼远眺落日之景，远眺天际仿佛感到天边像是从山那头渐渐消失；俯瞰黄河，滚滚流入东海，中华大地山河是何等辽阔壮美。虽是写景，却抒发了诗人内心的感慨与想象力。

“欲穷千里目，更上一层楼”，从字面上看，是说要想看得更远，必须登上更高一层楼。“穷”是极尽的意思，但从意境上却有更深远的意思。古人好登高，是民俗，是习惯，更是为抒发内心的感慨，因此常常把追求事业新高度与登高作比。然而要取得更大成就必须更加一把劲，再往高处走，再高些，更高些，才能达到一种新的境界，新的意境。

此句与杜甫“会当凌绝顶，一览众山小”的才情有异曲同工之妙，只是少一分霸气，多几分默默攀登的谦逊和探索真理的志向。因此它一直被当做一种追求崇高境界的象征，千百年来为人们所传诵。孕妈妈可以耐心为胎儿解读此诗，再加上自己的思索与体会，就可以让胎儿感受到此诗的意境了。

第213天 警惕早产

优生百宝箱

也许是胎儿急于看见这个世界和妈妈的笑脸，所以很多孕妈妈都可能面临早产的意外。由于早产的胎儿发育还不成熟，所以会有一部分在新生儿阶段夭折，即便能存活，也可能身体极为不健康。所以，及时做产检和注意平时的生活习惯是非常重要的。

早产预防的关键是要及早诊断，及时治疗。当出现以下3种情况之一时必须去医院检查。

1. 下腹部变硬。在妊娠晚期，随着子宫的胀大，可出现不规则的子宫收缩，几乎不伴有疼痛，其特点是常在夜间频繁出现，翌日早晨即消失，称之为生理性宫缩，不会引起早产。如果下腹部反复变软变硬且肌肉也有变硬、发胀的感觉，至少每10分钟有1次宫缩并持续30秒以上，伴有宫颈管缩短，即为先兆早产，应尽早到医院检查。

2. 阴道出血。少量出血是临产的先兆之一。但宫颈炎症、前置胎盘及胎盘早剥时均会出现阴道出血，这时出血量较多，应立即去医院检查。

3. 破水。温水样的液体流出，就是早期破水，但正常情况下是破水后阵痛马上开始，此时可把臀部垫高，最好平卧，马上送医院。

孕期营养滋味

孕妈妈应注意补充维生素E。如果孕妈妈缺乏维生素E，容易引起胎动不安或流产后不易再受精怀孕，还可致毛发脱落，皮肤早衰多皱等。因此，孕妈妈要多吃一些富含维生素E的食品。各种植物油（麦胚油、葵花子油、玉米油、花生油、芝麻油）、谷物的胚芽、许多绿色植物、肉、奶、蛋等都是维生素E良好或较好的来源。葵花子富含维生素E，你只要每天吃两勺葵花子油，即可以满足需要。

每日胎教

胎儿具有出色的学习能力，他将利用一切可能的机会抓紧学习。

在孕妈妈的子宫里，胎儿学会了吞咽、吮吸、运动、呼吸……当然，他还是一个小小的“心理学家”，通过孕妈妈传递过来的一切信息揣摩着孕妈妈的心绪，学习心理感应。从出生的第一天起，他就能辨认出妈妈的声音，而且对这种声音表现出极大的兴趣。

鉴于胎儿这种潜在的学习能力，孕妈妈在妊娠期间，尤其是后半期应强化与胎儿的交流，坚持胎教，通过各种可能的渠道，使胎儿接受有益的刺激，获得良好的宫内教育。

第214天 孕妈妈何时停止工作好

优生百宝箱

怀孕后期孕妈妈的身体已经非常笨拙不便，一些孕妈妈会坚持工作到分娩前一天，而有的孕妈妈很早就在家休息调养，这要根据个体差异分别对待。

一般来说，孕妈妈健康状况良好，一切正常，工作又比较轻松，可以到预产期前4周左右再停止工作，有些身体、工作条件好的孕妈妈即使工作到出现临产征兆也不为晚。

但是，如果孕妈妈患有较严重的疾病，或产前检查发现有显著异常，或有严重的妊娠并发症，则应提前休息。

孕期营养滋味

推荐食谱：鸡丝馄饨

材料：面粉200克，猪瘦肉100克，熟鸡肉丝50克，紫菜5克，青蒜苗10克。

调料：淀粉、香油、清汤、盐、葱末、姜末各适量。

做法：

1. 将面粉加温水和成面团，擀成大薄片，再切成梯形馄饨皮若干片。

2. 把猪肉洗净，剁成肉泥，放在碗内加酱油、盐、葱末、姜末、淀粉、香油，搅拌成馅，用面片包馅，逐个包好。

3. 青蒜苗择洗干净，切成细末。

4. 在锅内加入清汤烧开，放入馄饨煮熟后捞出放入碗中，撒上紫菜片、青蒜末、熟鸡丝，再把烧开的清汤浇到盛馄饨的碗内，即可食用。

每日胎教

西班牙萨拉戈萨省一所胎儿教育研究中心对“是否腹中胎儿的大脑功能会被强化”的课题进行了研究，结果表明胎儿对外界有意识的激励行为的感知体验，将会长期保留在记忆中直到出生后，而且对婴儿的智力、能力、个性等均有很大的影响。

因此，训练胎宝宝的记忆力很重要，孕妈妈应该时刻保持着愉快、平和、稳定的心态，多接触美好的事物，多做一些有意义的好事，为胎宝宝大脑的全面发展提供有利的基础，从而促进胎宝宝记忆的发展。

细节备忘录

按照国家规定，育龄妇女可以享受不少于90天的产假。这90天的产假实际上有两周是为产前准备的。因此，怀孕满36周的孕妈妈，就可以在家中休息，一方面调养身体，一方面为临产作一些物质上的准备。

第215天 别忘了及时调整内衣

优生百宝箱

处在妊娠期的孕妈妈的乳房会不断增大。从怀孕到生产，乳房会增加大约两个罩杯。过紧的胸罩会压迫到乳房，还会因与乳头摩擦而影响以后的哺乳。所以，孕妈妈要按乳房大小更换胸罩。选购胸罩时要测量好自己的尺码，选择最适合自己身型的胸罩。胸罩的肩带尽量宽，以免勒入皮肤；扣带应该可以随着胸围的增大进行调节；前扣型胸罩便于穿着及产后哺乳。胸罩最好要有钢托，以支撑住乳房的重量，以免乳房下垂。也可以选择没有钢托，但必须是采用了特殊承托设计的休闲胸罩。胸罩的材质要柔软舒适，以免压迫乳腺、乳头，或造成发炎现象。另外，不同厂家生产的胸罩在尺码上可能会有出入，所以购买胸罩时不能只看尺码就买了。最好是亲自试穿一下，看看胸罩是否合身、舒适。到孕晚期的时候，可以直接选用哺乳胸罩，这类胸罩不仅适用于孕期，在哺乳期使用同样方便。

孕期营养滋味

肉类虽然营养丰富，但也不宜食用过量。国外研究发现，食谱中蛋白质含量过高，生殖系统中铵的含量就会相应提高，从而影响H19基因的正常印记和胎儿发育，并导致流产概率增加。为了胎儿的健康，孕妈妈每日蛋白质的摄入不应超过总能量的20%。

每日胎教

行为是一种无声的语言，孕妈妈的行为通过信息传递可以影响到胎宝宝。所以，孕期的孕妈妈和准爸爸除了要做好各项胎教工作，还要注意自己的一言一行对胎宝宝可能产生的影响。尤其是孕妈妈，行为的好与坏会对胎宝宝乃至其一生的行为产生重大的影响。

一个家庭的教养与礼貌就是从孩子的身上表现出来的。如果你希望宝宝将来成为一个有教养、有礼貌的好孩子，那么就从自己和家人身上开始做起吧。

细节备忘录

孕妈妈们在居家时就不必穿内衣了，不要担心不穿内衣会导致乳房下垂，孕晚期的你更需要的是最大限度的舒适。出门穿内衣时，一定要选用不压迫乳房的大号乳罩，并选用肩带宽的，以便有效拉起乳房重量。可以选择全罩杯包容性好的款式，最好有侧提，可以将乳房向内侧上方托起。

第216天 拒绝五颜六色的指甲油

优生百宝箱

很多爱美的女性都喜欢隔三差五地给指甲涂上缤纷的色彩，即便在怀孕后也念念不忘。但要告诉孕妈妈们，指甲油基本上是以硝化纤维为本料，配上丙酮、醋酸乙酯、乳酸乙酯、苯二甲酸酊类等化学溶剂制成的。这种指甲油涂在指甲上，能使指甲红艳润泽，并长期不褪色。但这些材料大都有一定的生物毒性。同时，指甲油含有一种名叫“酞酸酯”的物质，这种物质容易引起孕妈妈流产及胎儿畸形。所以，孕妈妈应尽量避免使用指甲油，尤其是含“酞酸酯”的指甲油。

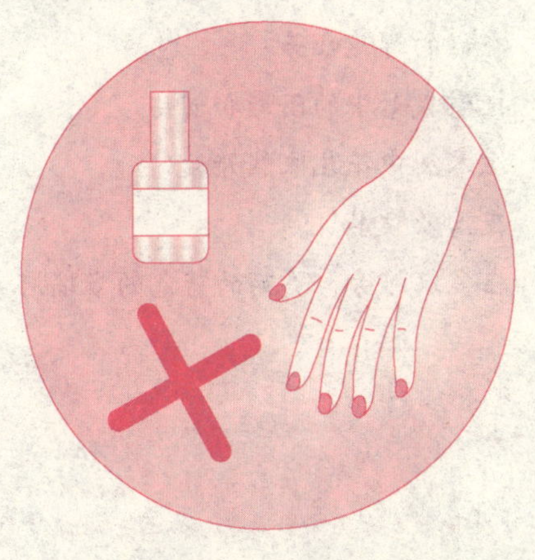

另外，指甲油中的有毒化学物质很容易随食物进入孕妇体内，并可以通过胎盘和血液进入胎儿体内，长时间积累，可影响胎儿的健康。

孕妈妈去医院检查时尤其不要涂指甲油，指甲油掩盖了指甲颜色，妨碍了医生的检查和诊断。

孕期营养滋味

水果富含多种维生素，孕妈妈食用适量的水果，对自己和胎儿的健康都有益。但吃水果要控制好量，尤其是高糖水果，如西瓜、香蕉等，过量摄入易导致肥胖，严重的还会导致妊娠糖尿病。把水果当饭吃，其实是不科学的。

另外，某些地区鼓励孕妇多吃燕窝补身体，其实要特别注意的是，燕窝里含有动物性蛋白质，有过敏体质的孕妈妈要小心吃燕窝而引起过敏反应。

每日胎教

有研究指出，经常给胎儿听英文歌，有可能使胎儿将来成为精通两种语言的人才。

为了对胎儿进行英语启蒙教育，应选用温柔舒缓的英语歌曲，不能选用摇滚乐。要进行英语启蒙教育，孕妈妈应学会观察胎儿的蠕动，确定胎儿是醒着的时候，再打开播放器，而且音量要适当。

第217天 干净整洁每一天

优生百宝箱

生活中养成良好的卫生习惯，可以保证孕妈妈和胎儿的身体健康。同时，做一个干净清爽的孕妈妈还有利于保持良好的精神面貌。

首先要注意乳房的清洁。洗澡时，注意用温水冲洗乳房，动作要轻柔，不要用力揉搓，避免引起子宫收缩。为了防止以后哺乳时发生乳头皲裂，擦洗乳头后可涂一些油脂。此外，肚脐、耳朵、耳背、指甲、脚趾等部位的日常清洁也不能忽视。对于肚脐的清洗，可在每次洗澡前，用棉花棒蘸点乳液来清洗污垢，等其软化后再洗净。

空气中不仅有大量的尘埃，而且其中还混杂不少的有毒物质，如铅、氮、硫等元素，它们会落在孕妈妈的嘴唇上，所以，孕妈妈还要注意嘴唇的卫生。外出时，最好涂上能阻挡有害物质的护唇膏。如果喝水或吃东西，一定要先用清洁湿巾拭干净嘴唇。回到家中，洗手的同时也别忘了清洁一下嘴唇。

孕期营养滋味

与黄豆相比，黑豆的健脑作用更明显。毛豆则含有较多的维生素C，煮熟后食用有益健脑。豆豉是豆制品中含维生素B_2较丰富的。豆腐、冻豆腐、豆腐干、豆腐片（丝）、卤豆腐干等都营养丰富，可交替食用。豆浆和豆乳可谓比牛奶更好的健脑食品。孕妈妈应经常喝豆浆，或与牛奶交替食用。

每日胎教

今天的胎教内容不妨重复欣赏圆舞曲《蓝色多瑙河》吧，这首曲子的灵感来自于卡尔·贝克的诗句。

你多愁善感
你年轻，美丽，温顺好心肠
犹如矿中的金子闪闪发光
真情就在那儿苏醒
在多瑙河旁，美丽的蓝色的多瑙河旁
香甜的鲜花吐芳
抚慰我心中的阴影和创伤
灌木丛中花儿依然开放
夜莺歌喉啭
在多瑙河旁，美丽的蓝色的多瑙河旁

细节备忘录

孕妈妈们，在怀孕期间如果有什么身体变化使你感到烦恼、焦虑和不安，不要犹豫，要尽快地请医生诊断，因为过分焦虑本身对宝宝的发育也是不利的，而且很多时候妈妈的感觉都是非常准确的。

第218天 孕32周，胎儿的成长

优生百宝箱

32周的胎儿身长约45厘米，体重约1800克。视觉、听觉、味觉、嗅觉和触觉功能已较为完善。四肢和躯干继续生长，并且身体比例越来越匀称。已经长出一头的胎发。另外，胎儿的指甲已经长到了指尖，脚趾甲完全长出。如果胎儿是男孩，睾丸可能已经从腹腔进入阴囊，但是有的胎儿可能会在出生后当天才进入阴囊；如果胎儿是女孩，大阴唇明显隆起，左右紧贴。这说明胎儿的生殖器发育接近成熟。胎儿每天有90%~95%的时间是在睡眠中度过的，在睡醒的时候胎儿特别调皮，并且频繁地睁眼、闭眼。即使在睡觉时，也会表现出活动性（可能在做梦或处于活动睡眠状态），比如转动眼球或做呼吸动作。作为出生前的准备，胎儿在子宫里开始出现头朝下的姿势。头位于母亲的盆骨底部，小脚经常会向上踢到母亲的胸腔。

孕期营养滋味

推荐几款对抗水肿的菜肴：

番茄山楂炖牛肉。山楂和番茄中的有机酸，不仅可调剂低盐对食物口味的影响，还有助于纤维粗大的牛肉变得软烂易熟。每餐进食1克食盐，全天不超过3克，即可满足孕妇水肿时对低盐饮食的要求。

醋烹翅中。醋烹的方法能让餐桌上荡漾着诱人的焦香和醋香，可以很好地弥补低盐使食物味道不足的缺憾，也同样适用于其他食材的烹制。

酸辣冬瓜汤。夏天孕妈妈胃口较差，这道低盐酸辣冬瓜汤兼有消暑、开胃、补水又利水的功效，是孕妈妈的理想选择。但不要太辣。

每日胎教

孕8个月，孕妈妈别忘了继续适当地给胎儿进行光照胎教。当胎儿活跃的时候，用手电筒的微弱光线一闪一灭地照射腹部，可以促进胎宝宝视觉功能和大脑的健康发育。

细节备忘录

怀孕晚期更要注意高温或会引致早产及增加流产的危机。其实，孕妈妈们不用恐慌，而应该积极采取措施保护自己及胎儿，包括出门戴帽子、营养均衡、避免做剧烈运动等。

第219天 孕32周，孕妈妈的身体变化

优生百宝箱

子宫宫底距耻骨联合处约32厘米，在脐上约12厘米处。在这个时期，孕妈妈的体重每周增加500克左右，因为此时胎儿的生长发育相当快，胎儿正在为出生做最后的冲刺。这一阶段孕妈妈阴道的分泌物增多，并且会感觉尿意频繁，这是由于胎儿头下降，压迫膀胱的缘故。下腹部的妊娠纹更加密集。这个时期常见的下肢水肿，上几周已经出现了，现在或许更严重了。沉重的腹部会使孕妈妈不愿意走动，并且感到疲惫，这些都是正常现象。为了在生产时候更加轻松些，孕妈妈还是要适当地活动。

这个时期，胎动次数减少了，动作也减弱了，胎儿再也不会像原来那样在孕妈妈的肚子里翻筋斗了，但只要你还能感觉得到小家伙在蠕动，就说明一切正常。

孕期营养滋味

怀孕晚期的孕妈妈常会有“烧心感”，在弯腰、咳嗽、用力时这种状况更容易发生。所以日常饮食要注意：不要过于饱食，也不要一次喝入大量的水或饮料，特别是不要喝浓茶及含咖啡因、巧克力的饮料，它们都会加重食道肌肉松弛；辛辣食物、过冷或过热的食物少吃为宜，因为它们会刺激食道黏膜，加重“烧心感”；用餐后不要立即躺下，防止食物积压在胃部，加重“烧心感”。

每日胎教

孕晚期，孕妈妈动作常常会很笨拙，行动上也不方便。许多孕妈妈因此而放弃孕晚期的胎教训练，这样不仅影响到对胎儿前期训练的效果，而且影响孕妈妈的身体与生产准备。因此，在孕晚期不要轻易放弃自己的运动以及对胎儿的胎教训练。因为适当的运动既可以减轻自己分娩的困难，又可以促进胎儿的运动平衡功能，增强胎儿体质。为了巩固胎儿在孕早期、孕中期对各种刺激已形成的条件反射，孕晚期更应坚持各项胎教内容。

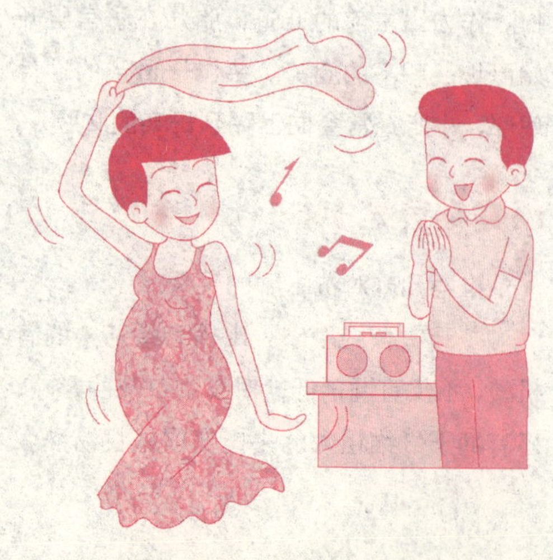

第220天 腰酸背痛怎么办

优生百宝箱

随着孕期的推进，孕妈妈腹部日渐膨隆，站立时身体重心一定要往后移才能保持平衡。长期采用背部往后仰的姿势，会使平常很难用到的背部和腰部肌肉因为突然加重的负担而疲累酸疼。除此之外，黄体素使骨盆、关节、韧带软化松弛，易于伸展，但也造成腰背关节的负担。

接近预产期时，连结骨盆的耻骨联合渐渐地松弛，这也是腰痛原因之一。但是背部引起的腰痛只有背侧感觉痛，这种耻骨联合松弛的腰痛连前方都会感觉疼痛。

要缓解孕期的腰酸背痛，孕妈妈应维持良好的姿势——腹部内收、背脊平直。而且不宜久坐或久站，应注意多休息。避免穿高跟鞋，多穿平底鞋或低跟的鞋子。

孕妇专用的托腹带可以减轻腹部的负担；而侧睡枕则可在睡觉或采坐姿时使用，可以避免腰部悬空，且同样能减轻腰部的压力。

孕期营养滋味

一般情况下，怀孕的最后3个月是胎儿生长最快的阶段，孕妇的膳食要保证质量，品种齐全。应在孕中期的基础上，适当增加热能、蛋白质和必需脂肪酸的摄入量，适当限制碳水化合物和脂肪的摄入，即减少米、面等主食的量，少吃水果，以免胎儿长得过大。如临近分娩出现浮肿，还应减少盐的摄入。

每日胎教

胎教不仅仅是未来父母的责任，家庭的其他成员，尤其是孩子未来的爷爷、奶奶、外公、外婆等人也都在胎教中占据一席地位。

一些老人，尤其是爷爷、奶奶往往希望生一个的小孙子，而不想要孙女。这样，就给孕妈妈带来了一定的精神压力，甚至造成心理障碍，以至于影响腹中胎儿的发育。

此外，还有一些老年人，认为孕妈妈现在变得又懒惰又娇气，这对孕妈妈来说是一种不良刺激，往往是给孕妈妈原本就烦躁不安的情绪火上浇油，甚至发生口角，进而殃及胎儿。

家庭其他成员应共同努力为孕妈妈营造一个宽松的生活环境，多体谅、关心孕妈妈，使胎儿在祥和的气氛中健康地成长。

第221天 令人抓狂的痔疮烦恼

优生百宝箱

孕期，逐渐增大的子宫会慢慢影响盆腔内静脉血液的回流，使得肛门周围的静脉丛发生淤血、凸出，引发痔疮。孕期的痔疮一般分娩后可不治自消。即使需要手术治疗，也要等到生育之后再做。为了避免痔疮随着孕期推进而加重，孕妈妈应该注意以下几个方面：

要养成每天定时排便的良好习惯。排便后，最好能用温水坐浴，以促进肛门局部血液循环。若便秘，则应遵医嘱服药治疗。

避免久坐。适当做提肛运动有助于缓解痔疮症状。注意，孕妈妈不要擅自使用痔疮膏，以免不明药物对胎儿产生影响。

孕期营养滋味

孕妈妈们要想击退恼人痔疮，一定要多吃富含膳食纤维的新鲜蔬菜，比如韭菜、芹菜、白菜；不要吃刺激性强的调味品，比如辣椒、胡椒、姜、蒜等。另外注意及时饮水。

推荐食谱：凉拌海带菜

材料：新鲜海带300克，黄豆100克，葱花适量。

调料：盐、酱油、醋、味精各适量。

做法：先用开水汆烫熟海带，再把黄豆用水煮熟。海带、黄豆一起放入盘中，放入盐、酱油、醋、味精、葱花，充分拌匀即可。

每日胎教

这个月教胎儿算术也是个不错的胎教方法。准备彩笔和图画纸。把要教胎宝宝的算术题写在图画纸上，可以由易到难。

此外，还可以将实物与卡片对照起来运用。例如，在一个苹果的旁边再放一个苹果，就变成两个苹果，用算式表示就得出“1+1=2”这个式子，再通过你的视觉将其印在脑子里，同时出声地对胎儿讲：“这里有一个苹果，我再从筐里拿一个摆在这里，现在变成几个了？”用于算式的实物可以选一些孕妈妈喜欢吃的东西，像小熊饼、梅子、香蕉等。

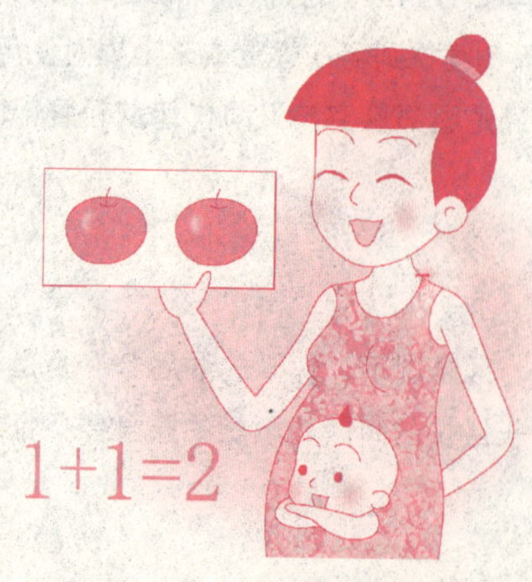

第222天 维生素C可以减少分娩危险

优生百宝箱

在怀孕期间，由于胎儿发育占用了不少营养，所以孕妇体内的维生素C及血浆中的很多营养物质都会下降。孕妈妈在妊娠期间如果加量服用维生素C，可以降低在分娩时遇到的危险。胎儿羊膜早破为孕期常见问题，而羊膜过早破裂会给孕妇带来危险。专家认为，维生素C能够帮助加固由胶原质构成的羊膜。在怀孕前和怀孕期间未能得到足够维生素C补充的孕妇容易发生羊膜早破。专家建议，在孕妇的饮食中加强维生素C的补给能够防止白血球中的维生素C含量下降。孕妈妈不仅要服用维生素C片，同时还应当多吃一些含丰富维生素C的水果和蔬菜，如橙子和西蓝花。半斤橙汁的维生素C含量通常能达到100毫克。

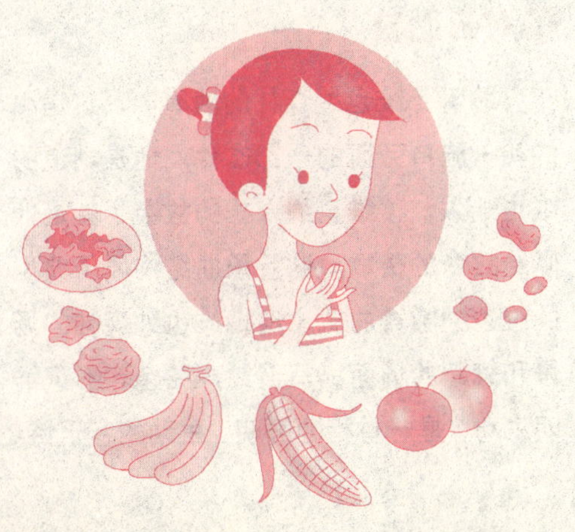

孕期营养滋味

维生素C补充食谱：素炒荠菜

材料：荠菜250克，植物油、黄酒、精盐各适量。

做法：荠菜整理，去杂质，用清水洗净。炒锅上旺火，放油烧热，投入荠菜，急火翻炒至软，注入少量水，盖好锅，煮3分钟~5分钟，加入精盐、黄酒翻炒几下，盛起即成。

每日胎教

培养胎儿语言能力的捷径，便是在胎儿期对他进行语言诱导。这种诱导包括两个方面的内容：日常性的语言诱导和系统性的语言诱导。

日常性语言诱导：指的是父母经常对胎儿讲一些日常用语。对胎儿日常性语言的诱导比较简单，通常可以在轻松愉快的环境中对胎儿进行讲述。父母与胎儿讲话，不仅能够增加夫妻间的恩爱，共同享受天伦之乐，还能将父母的爱传达给胎儿，对于胎儿的情感发育也具有好处。

系统性的语言诱导：指的是有选择、有层次地给胎儿唱一些简易的儿歌等。父母用充满爱的歌声刺激胎儿的听觉和语言中枢神经，可使胎儿的语言中枢神经、大脑发育得早，发育得快，发育得好。

第223天 糟糕！胎儿被“缠住”了

优生百宝箱

脐带绕颈是指脐带缠绕在胎儿颈部，少者可缠绕1周，多者可达7周。

脐带绕颈后，如果剩余的脐带足够长，对胎儿不会造成危害，但如果剩余的脐带过短，则可能出现危险。

胎儿已经发生了脐带绕颈，孕妈妈着急是没用的，要从以下几个方面加以注意：1. 学会数胎动，胎动过多或过少时，应及时去医院检查。2. 羊水过多或过少、胎位不正的要做好产前检查。3. 通过胎心监测和超声检查等间接方法，判断脐带的情况。4. 不要因惧怕脐带意外而要求剖宫产。

此外，孕妈妈要相信胎宝宝是有智商的，有不适感时他会主动运动摆脱窘境。

当脐带缠绕胎宝宝，而且缠绕较紧、胎宝宝感到不适时，他会向周围运动，寻找舒适的位置，左动动、右动动，当胎宝宝转回来时，脐带缠绕自然就解除了，胎宝宝就会舒服地休息一会儿。当然，如果脐带绕颈圈数较多，胎宝宝自己运动出来的机会就会少一些。

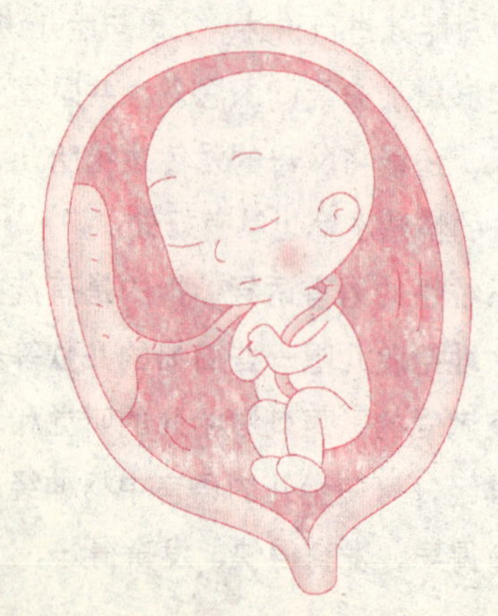

孕期营养滋味

孕期经常吃些白菜，可以促进机体新陈代谢，对母体和胎儿都有好处。

白菜对于促进造血机能的恢复、抗血管硬化和阻止糖类转变成脂肪、防止血清胆固醇沉积等具有良好的功效。白菜汁所含的硒除有助于防治弱视外，还有助于增强人体内白细胞的杀菌力和抵抗重金属对机体的毒害。当牙龈感染引起牙周病时，饮用白菜和胡萝卜混合汁，不仅可以为人体供应大量维生素C，同时还可以清洁口腔。

每日胎教

聆听《维也纳森林的故事》，这是小约翰·施特劳斯的一部杰作。他是地道的维也纳人，《维也纳森林的故事》就是他献给故乡的赞歌。这首乐曲结构属于典型的维也纳圆舞曲式。他把维也纳森林的场景和舞蹈的场面描写得绘声绘色，形象鲜明生动，是一首标题鲜明、生动的音乐诗。

第224天 仰卧位综合征来袭

优生百宝箱

仰卧综合征主要表现为头晕、恶心、呕吐、血压下降。

到了孕晚期，孕妈妈腹腔几乎完全被子宫占据。如果还坚持仰卧姿势睡觉，增大的子宫很容易向后压在大动脉上，使流向子宫的血液减少，对胎儿供血不足，从而影响胎儿的生长发育。而且，仰卧时增大的子宫还会压在下腔静脉上，使下肢血液回流受到阻碍，引起或加重下肢水肿。同时，因回心血量减少造成全身各个器官缺血而引起“仰卧综合征”。

因此，怀孕晚期应该避免仰卧姿势睡眠，适宜的体位是左侧卧位。

如果觉得一直侧卧比较累的话，可以在身体一侧垫上舒适的靠枕，这样就能容易地保持侧卧睡眠姿势了。

孕期营养滋味

孕妈妈常吃玉米可以预防及治疗口角炎、舌炎、口腔溃疡、便秘、妊娠高血压综合征、肝胆炎症以及消化不良等症，还可以增强体力及耐力，并有效防治“妊娠巨幼红细胞性贫血”。常吃红薯能使皮肤白嫩细腻，防止心血管的脂肪沉淀，预防心血管疾病。

每日胎教

宝宝就要来到人间了，你体会到家的更深层的含义了吗？

听一听这首关于爱和家的歌吧！

“我的家庭真可爱，幸福美丽又安详，无论我在哪里，都怀念我的家。好像天上降临的声音，向我亲切召唤，我走遍海角天涯，总想念我的家。可爱的家，可爱的家，我走遍海角天涯，总想念我的家。”

这是一首英国的著名歌曲，歌曲中饱含着对家的无限思念。

准爸爸和准妈妈拿出儿时的照片，给胎儿讲讲儿时的趣闻和家里的亲人，让爸爸妈妈的爱感染胎儿，让胎儿感受家庭的温暖。

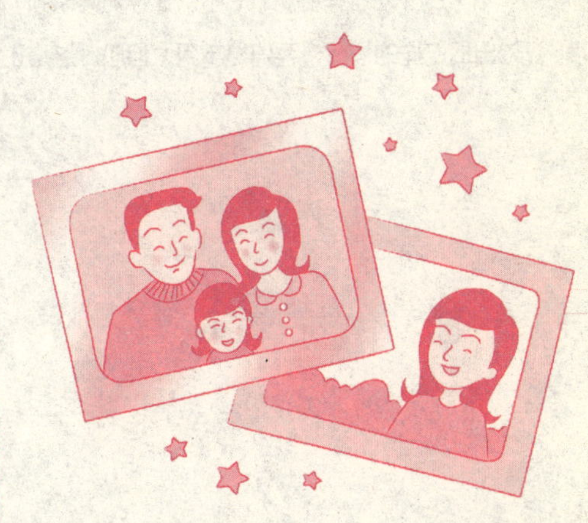

孕9月

进入孕9月，孕妈妈可以作分娩计划了。到医院开办的孕妈妈课堂学习专业的分娩知识，以正确的态度认识分娩，便于消除分娩时的紧张情绪，对顺利娩出胎儿大有裨益。

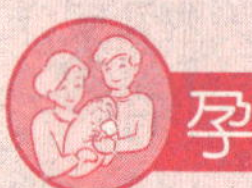

孕妈妈的变化

★胸闷、胃痛情况加重

子宫上移影响到胸腔的肺、心脏等器官，导致呼吸变得短而急促。子宫太大，压迫到胃，会让孕妈妈有胃痛的感觉产生，而且还会有消化不良的症状。

★手脚浮肿加剧

怀孕后期，手臂、腿、脚踝都可能出现浮肿发麻的情况。每个孕妈妈在孕期中都会多少出现浮肿现象，尤其容易发生在夜晚。如果早晨醒来情况还是很严重，一整夜都没有消退，就要考虑是不是患了子痫前症或孕期高血压疾病，建议及时就医检查。

★出现尿失禁

增大的子宫压迫到膀胱，不仅让孕妈妈尿频，还会出现尿失禁。一般在怀孕30周后，开始出现这样的情况，孕妈妈不用太担心，这是正常现象，分娩后就会消失。

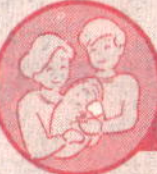

胎儿的成长

★胎儿多大了

满 9 个月时，身长约 49 厘米，重约 2800 克。

★大脑组织迅速发育

这个时期，最大的特征是胎儿大脑组织迅速发育。胎儿的大脑成长很快，大脑组织的数量也急剧增加，形成大脑特有的皱褶和凹槽。

★脂肪快速沉积

胎儿皮下脂肪快速沉积，身体各部位都比较丰满了，看起来全身圆滚滚的，很可爱。脸、胸、腹、手、足的胎毛逐渐消退，皮肤呈粉红色，面部皱纹消失，柔软的指（趾）甲已经达到手指及脚趾的顶端。

★头开始转向

胎儿从现在开始会把头慢慢转向孕妈妈的骨盆下方，但也有胎儿在最后 1 个月才转向。羊水量在这时增加到最多，胎儿可以自己呼吸和调节体温了。

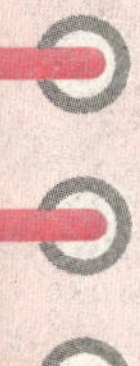

★即便早产也能存活

此时的胎儿发育虽然尚未完全成熟，但由于机体内脏的功能已趋于完善，可适应子宫外的生活条件。出生后能够啼哭和吸吮，能够较好地生活。

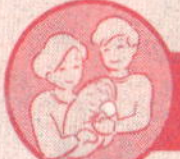

本月孕期检查

为了给分娩作准备，要进行血红蛋白检查，还要进行阴道分泌物涂片检查，这是为了对细菌性阴道炎和滴虫性阴道炎进行诊断，如果发现异常，要及时治疗，或者在分娩时采用剖宫产，以免感染新生儿。

第225天 孕33周，胎儿的成长

优生百宝箱

33周的胎儿身长约46厘米，体重约2000克。虽然胎儿的肺部能够有节奏地做呼吸样动作，但是肺仍然没有成熟。除了肺部之外，胎儿其他身体部位的发育基本停止。为了活动肺部，胎儿吞吐羊水，继续做呼吸练习。胎儿每天从膀胱中排出约0.5毫升的尿液。身体其他部位的骨骼已经变得很结实，钙、铁、磷等物质仍在骨骼内沉淀，骨质硬度还较软。皮肤变成了粉红色，也不再皱了，脂肪继续堆积。呼吸系统和消化系统发育已经接近成熟，调节体温的系统开始运行。胎儿对周围的环境开始熟悉，比如母体外面的各种噪声，或者子宫内部的羊水世界等。

羊水

孕期营养滋味

许多孕妈妈都会觉得自己营养不全面，或者某种营养通过饮食补充得不够，都希望通过营养补充剂来摄入足够的营养成分。但补充营养素之前，切记要先去医院做检查，看看自己是否存在营养不良的问题，然后在医生指导下有针对性地调整膳食并服用营养补充剂。盲目、胡乱、过量补充营养素，只会对胎儿和孕妈妈造成危害。专家指出，复合剂适用于多种营养素不足和摄入量不够或膳食不平衡的孕妈妈；单剂适用于膳食比较平衡而个别营养素不足的孕妈妈。此外，切记营养补充剂不能替代膳食营养源。食补胜于药补！

每日胎教

预产期越来越近，孕妈妈不免会感到焦虑和紧张，主要是担心自己和胎儿出现各种不测，以及害怕分娩。这个时期的胎教，准爸爸的角色特别重要，应加强对妻子的呵护，注意妻子的情绪，和她一起学习分娩知识，以平常之心来迎接分娩。

细节备忘录

孕妈妈是时候了解分娩知识、分娩征兆等内容了，选择分娩方式，为分娩做好物质和心理准备。注意观察早产征象，如伴随着腹部阵痛有无阴道流血。早产时阴道流出血的颜色大多像月经血，但只要腹部发硬就应提高警惕。

第226天 请暂别"亲密接触"

优生百宝箱

孕晚期，孕妈妈的体型和体重发生明显变化，性欲也会随之减退。同时，子宫敏感性增加，任何外来刺激即使是轻度冲击都易于引起子宫收缩，引发早产。因此孕妈妈应尽可能减少性生活次数，以每月1次~4次为好。性交时间要缩短，动作要柔和。最好采用丈夫从背后抱住孕妈妈的后侧位，避免造成腹部受压。孕36周后要禁止性交。

孕期营养滋味

虾肉营养极为丰富，所含蛋白质是鱼、蛋、奶的几倍到几十倍；还含有丰富的钾、碘、镁、磷等矿物质及维生素A、氨茶碱等成分，且其肉质和鱼一样松软，易消化，是孕产妇食用的营养佳品，对健康极有裨益。对于身体虚弱以及病后需要调养的人，虾肉是极好的食物。虾的通乳作用较强，富含的磷、钙对胎儿、孕妈妈尤有补益功效。日本大阪大学的科学家发现，虾体内的虾青素有助于消除因时差反应而产生的"时差症"。虾皮有镇静作用，常用来治疗神经衰弱、植物神经功能紊乱诸症。尤其值得一提的是，孕产妇常食虾皮，可预防自身因缺钙所致的骨质疏松症。饭菜里放一些虾皮，对提高食欲和增强体质都很有好处。

每日胎教

孕妈妈用富于想象力的大脑将画册每一页的幻想世界放大后传递给胎儿，能够很好地促使胎儿的心灵健康成长。

画册的选择。在选择画册时，尽量找一些色彩丰富、内容愉快、富于幻想、情节独特的，能唤起人幸福和希望的幼儿画册。也可以选一些反映自然、动植物生态、科学进步的附有彩色插图和照片的书，以及有关世界上各民族风情或风景、陆海空交通工具等内容的书等。

画册的欣赏。在看这些画册的时候，既要欣赏画册的美，又要把画册的内容或小知识讲给胎儿听。当然，如果对植物了如指掌，可以讲植物；对美术造诣较深，可以介绍美术；若是擅长绘画和文学，可以自己创作并讲给胎儿听。

如果孕妈妈擅长绘画，可以每天很投入地画一些感兴趣的东西，再或者可以把杂志上的照片、插图剪下来，或者贴上有色彩的纸，拼成风景和人物图等。

第227天 孕期为什么会发生静脉曲张

优生百宝箱

有些孕妈妈在孕中晚期外阴部或腿上会出现一条条弯弯曲曲的“青筋”，在医学上称为孕期静脉曲张。这主要是由于孕期内分泌激素的作用，使体内各处静脉发生变化，静脉瓣膜的功能与血管周围肌肉的保护作用受到破坏。静脉曲张一般多发生在外阴和腿部，孕妈妈会感觉外阴、下肢肿胀，站立时间越久感觉越不舒服。不过，孕妈妈不必担心，静脉曲张一般在分娩后会自行恢复。

细节备忘录

不要提重物。重物会加重身体对下肢的压力，不利于症状的缓解。不要长时间保持一个姿势，长时间站立、坐着和躺着都不利于缓解症状。要减轻工作量或仰卧。坐时两腿避免交叠，以免阻碍静脉的回流。远离酒精，饮用含有酒精的饮料和酒水，会加剧静脉曲张的程度。最好采用左侧卧位。在睡觉和休息的时候，采用左侧卧位有利于下腔静脉的血液循环，减轻静脉曲张的症状。避免高温。高温易使血管扩张，加重症状。

孕期营养滋味

孕晚期应供给充足的必需脂肪酸，此期是胎儿大脑细胞增殖的高峰，需要提供充足的人体必需脂肪酸，以满足大脑发育所需。

每日胎教

在这个时期，准爸爸要加强对妻子的呵护，及时关注妻子的情绪，和她一起学习分娩的知识，增加情感上的交流并更多地参与到胎教之中。

丈夫应陪妻子去做产前检查，去孕妇学校学习正确的分娩知识和常识，帮助妻子布置一个自己喜欢的居室环境，以迎接可爱宝宝的到来。当妻子感到内心十分焦虑紧张时，丈夫面对她喋喋不休的宣泄，不要显出不耐烦的样子，以使妻子的情绪得到抚慰和安定。

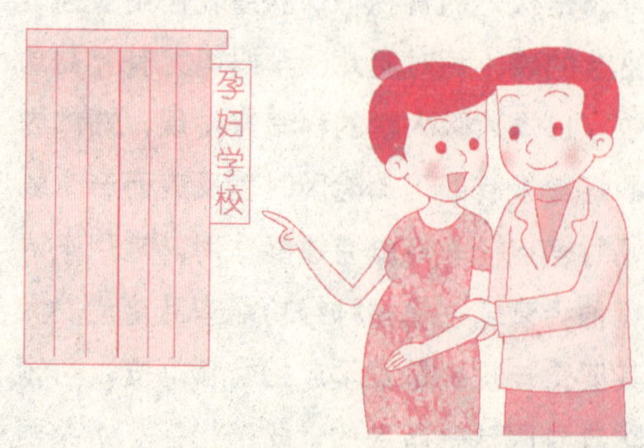

第228天 羊水过多过少都不好

优生百宝箱

羊水，是指怀孕时子宫羊膜腔内的液体。在整个怀孕过程中，它是维持胎儿生命不可缺少的重要成分。羊水的成分98%是水，另有少量无机盐类、有机物和脱落的胎儿细胞。羊水量临床上是以300毫升~2000毫升为正常范围。超过了此范围称为“羊水过多”，达不到这个标准则称为“羊水过少”。羊水太多，子宫膨胀过度，孕妈妈会出现呼吸困难、下肢及会阴水肿，胎盘早期剥离的几率比较大，危及母子的生命。子宫收缩不良、产后大出血都是可能发生的合并症，还容易造成早产。长期羊水过少，会使胎儿受压迫，产生面部畸形或手脚姿势不正确。过期妊娠时羊水少，常提示胎盘功能不良、胎儿窘迫，易发生胎死宫内，或新生儿死亡。

孕期营养滋味

进入孕晚期的孕妈妈要增加钙和铁的摄入。胎儿体内的钙一半以上是在孕晚期贮存的，孕妈妈应每日摄入1500毫克的钙，同时补充适量的维生素D。

胎儿的肝脏在此期以每天5毫克的速度贮存铁，直至出生时达到300毫克~400毫克的铁质，孕妈妈应每天摄入铁28毫克，且应多摄入来自于动物性食品的血色素型的铁。孕妈妈应经常摄取奶类、鱼和豆制品，最好将小鱼炸酥后连骨吃，或饮用排骨汤。虾皮含钙丰富，汤中可放入少许；动物的肝脏和血液含铁量很高，且利用率高，应经常选用。

每日胎教

孕妈妈应多阅读一些引人入胜的文学作品，这不仅可以使孕妈妈自己充实、丰富，同时也熏陶了腹中的宝宝，让他也能感受到诗一般的语言和童话一样的仙境。由于这种教育使胎儿拥有了朦胧美的意识，出生后一般也较其他婴儿聪慧、活泼、可爱。此外，孩子与母亲的关系也会因此而更密切。

另外，要注意的是，100分贝的声音对成人而言相当于从眼前经过的地铁的噪声，但对胎儿来说却是相当吵闹的高分贝音量。过度的噪声会使胎儿吞咽羊水，使羊水量减少。因此，如果为了让胎儿听得清楚而特意提高声音进行对话，反倒会给胎儿造成压力。

细节备忘录

这个月要坚持每2周到医院检查一次，若出现意外情况要及时就医。

第229天 开始准备胎儿的“装备”吧

优生百宝箱

为即将出生的宝宝用心挑选婴儿用品是一件幸福的事情，以下是精心挑选婴儿用品的要领：

1. 仔细检查与婴儿皮肤直接接触的内衣的质地和针脚。

2. 最好选用吸湿、保温性好的纯棉制品。

3. 夏天用透气性好的脱脂纱布或土布，春秋用针织品，冬天用保温性好的棉制品。

4. 内衣要选择透气性、吸汗性好的纯棉制品，忌花边和装饰，样式从简。

5. 脱脂纱布手绢可以在给婴儿哺乳、擦汗及洗澡等时候使用。

6. 应备几张柔软、吸湿性好的手绢。

7. 新生儿的肠胃发育不很发达，容易呕吐，应准备好围嘴。

8. 尿布最好选择柔软、吸湿性好的纯棉制品，并且要准备足够的量。

孕期营养滋味

孕晚期需要充足的水溶性维生素，尤其是硫胺素，如果缺乏则容易引起呕吐、倦怠，并在分娩时子宫收缩乏力，导致产程延缓。

每日胎教

研究显示，胎儿在七八个月大的时候，胎脑就可以捕捉到外界的信息，所以胎儿是有记忆的。如果孕妈妈定时念故事给腹中的宝宝听，可以让胎儿有一种安全与温暖的感觉。怀孕第8个月直至生产前，是施行对话胎教的最佳时机。

下面是进行对话胎教的一些建议。把想象中宝宝的脸画下来，看着画像对宝宝说话，这样有利于加强真实感，使胎教更有效果。

可以告诉胎儿一天的生活。从早晨醒来到晚上睡觉，你或你的家人做了什么，想了些什么，有什么感想，说了些什么话，这些都要用你的语言讲给胎儿听。这既是一般常识课，也是母子共同体验生活节奏的一个方法。如早晨起来，先对胎儿说一声“早上好”，告诉他早晨已经到来了。打开窗帘，啊，太阳升起来了，阳光洒满大地，这时你可以告诉宝宝“今天是一个晴朗的好天气”。关于天气，可教的有很多，像阴天、下雨、下雪等，另外外界气温的冷热、风力的大小、湿度的高低等都可以作为胎教的话题。

第230天 孕9月，孕妈妈健康细节

优生百宝箱

进入孕9月，母体的体力大减，容易疲倦。为了储备体力准备生产，应该有充足的睡眠与休养。做完家务事后的休息时间也应加长，但不可忘了适度的运动。此时不可随意刺激子宫，禁止性生活。不要一次进食太多，以少量多餐为佳，多摄入易消化且营养成分高的食物。想回娘家待产的孕妇，最好此刻就开始动身，应选择震动性不大的交通工具。最好到预定生产的医院做一次检查，不要忘了携带以往的检查记录。应仔细检查生产所需的用品，避免遗漏任何物品。

孕期营养滋味

到了孕晚期也就是第28周~第40周，胎儿的肌肉、骨骼继续发育，脑部结构、功能逐渐完善。这个阶段孕妈妈需要补充含钙、蛋白质和维生素较丰富的食物，如鱼、肉、蛋、肝等。

酸奶、鲜奶和奶制品是钙的最佳来源，不但含量丰富，而且吸收率高。小鱼、虾米、虾皮、豆类及豆制品和蛋黄也是钙的良好来源。一般膳食中的钙只有40%~60%被吸收，要尽量避免含草酸多的食物，否则会使大部分的钙不能被人体吸收而随粪便排出。

每日胎教

每天坚持写孕期日记，可以帮助自己更加了解身体的状态，有助于调整自己的情绪，让自己可以经常保持愉悦的心情。一笔一画写就的孕期日记，可以作为礼物送给宝宝，宝宝将来长大了重温妈妈的记录，会更加懂得父母的关爱。

这个月还可以用闪光卡片进行胎教。

“闪光卡片”就是用彩笔写上语言、文字、数字的卡片，其内容包括：图形、英文字母、汉字、数字以及用这些数字进行加法、减法、乘法、除法的算式。在将上述内容制成卡片时，还要考虑它们相互间的色彩搭配，要用鲜艳的色彩勾画，并用黑色勾边，使卡片的边缘醒目和易于区别。这是为了在进行胎教的过程中强化母亲的意念和集中注意力，并促使母亲获得明确的视觉感。

第231天 适当补碘促进宝宝智力发育

优生百宝箱

碘是人体必需的微量元素，也有人称之为“智力元素”。国际医学界的检测结果显示，人类智力的损害中有80%是因为缺碘导致的。孕期母体摄入碘不足，可造成胎儿甲状腺素缺乏，出生后甲状腺功能低下，影响宝宝的中枢神经系统，尤其是大脑的发育。

人体内80%的碘存在于甲状腺中，碘的生理功能主要通过甲状腺激素表现出来，具有调节体内代谢和蛋白质、脂肪的合成与分解作用。甲状腺素可以促进生长发育，影响大脑皮质和交感神经的兴奋，是维持人体正常新陈代谢的重要物质。

孕期营养滋味

干海带、干紫菜、海虾、海鱼、干贝、海蜇等食物富含碘，与β－胡萝卜素、脂肪一起食用能充分吸收。

食谱推荐：海带煲木耳

材料：水发海带250克，干黑木耳30克，油豆腐100克，葱、姜各少许。

调料：料酒25克，酱油20克，鸡精、香油各4克，醋、花生油、胡椒粉各适量。

做法：

1. 海带洗净，切块，用开水汆烫捞起；黑木耳用水发好，洗净；葱切段，姜拍碎；油豆腐切大块。

2. 砂锅放旺火上，倒入花生油，烧热，煸生姜、葱段，倒入海带、木耳、豆腐，加调味料及适量开水，煲30分钟，调入鸡精，淋香油，撒胡椒粉即可。

每日胎教

母爱对于胎宝宝来说是至关重要的。在整个孕育过程中，母亲的情感逐步得到爱的升华，产生出一种对胎宝宝健康成长极为重要的母子亲情。正是这种感情，使意识萌发中的胎宝宝捕捉到爱的信息，并转入胎教机制，为形成热爱生活、乐观向上的优良性格打下基础。

一项心理学的研究表明，如果孕妈妈盼望得到孩子，爱护自己肚子里的小宝宝，那么她会更顺利地分娩下宝宝，宝宝出生后身心也健康。而如果孕妈妈对宝宝不在乎，甚至很淡漠，那么宝宝出生后出现情绪问题和健康问题的概率会增高。

每一位孕妈妈都应充分认识自己的责任，在妊娠期每一天的活动中，倾注博大的母爱，以一颗充满母爱的心，浇灌萌芽中的小生命。

第232天 孕34周，胎儿的成长

优生百宝箱

34周的胎儿身长约47厘米，体重约2200克。头骨很软，每块头骨之间有空隙，这是为胎儿在生产时候头部能够顺利通过阴道作准备。为抵御感染，胎儿的免疫系统正在迅速发育。由于子宫空间越来越小，胎儿不能继续在羊水上漂浮，动作也比以前更加缓慢了。这时，胎儿的姿势变为头朝下“倒立”了。

孕期营养滋味

孕妈妈饮用牛奶时的注意事项：

1. 不可空腹喝牛奶。最好喝牛奶前吃点东西或边吃食物边饮用，以降低乳糖的浓度，利于营养成分的吸收。

2. 避免与茶水同饮。乳糖中含有丰富的钙离子，茶叶中的鞣酸会阻碍钙离子的吸收。

3. 不宜采用铜器加热。铜能加速对维生素C的破坏，并对牛奶中发生的化学反应具有催化作用，因而会加速营养成分的损失。

4. 冲调奶粉的水温控制在40℃~50℃为宜，过高会破坏牛奶中的奶蛋白等营养物质。

5. 牛奶忌与含植酸的食物（如菠菜）同食，以免影响人体对钙的吸收。

每日胎教

心情愉悦的孕妈妈可以放着音乐，做一个“花的爱”的水果拼盘，补充一下维生素，而且把“爱”加进去。

第一步：将番茄切下1/3；

第二步：将剩下的2/3个番茄侧切为两半；

第三步：将切好的两瓣番茄拼在一起就成了一个心形，放在盘中；

第四步：为“花的爱”点缀上一些漂亮的水果块，摆成花的样子，即成一盘美味又漂亮的水果拼盘。

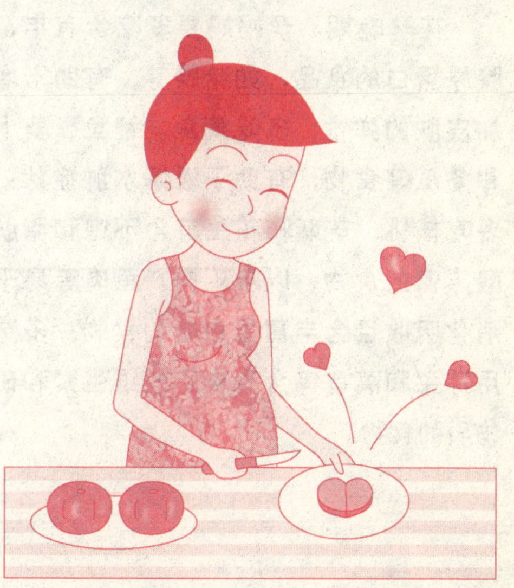

第233天 孕34周，孕妈妈的身体变化

优生百宝箱

孕34周，从耻骨联合处向上测量到子宫底的距离约为34厘米。子宫不规则的、无痛性宫缩的次数增多。由于胎儿的头部开始下降，这时孕妈妈会觉得呼吸和进食舒畅多了。腹部的压力明显增大，有些孕妈妈会觉得盆腔、膀胱、直肠等部位有压迫感，甚至出现"针刺样"的感觉。现在孕妈妈的肚脐凸出在皮肤外面。由于腹壁变薄，有时在孕妈妈的肚皮外面都能看到胎儿在动。下肢水肿更加严重。沉重的腹部使孕妈妈更加懒于行动，更易疲惫，但还是要适当活动。

孕期营养滋味

在孕晚期，孕妈妈要多吃含有丰富胶原蛋白的食品，如猪蹄等，有助于增加皮肤的弹性；多吃鲫鱼、鲤鱼、萝卜和冬瓜等食物，有助于缓解水肿症状；多吃核桃、芝麻和花生等含不饱和脂肪酸丰富的食物，以及鸡肉、鱼肉等易于消化吸收且含丰富蛋白质的食物；多选用芹菜和莴苣等含有丰富的维生素和矿物质的食物。

每日胎教

日本专家发现，所有刚出生的婴儿的行动并不都是一样的，而是存在很大差别。这种差别与孕妇所处环境的声音有关。他们通过调查说明了这样一个事实：家庭环境嘈杂的孕妈妈，生下来的婴儿对门铃声、玩具碰击声、针刺的疼痛以及光线刺激等反应极为敏感，并且大都缺乏自制能力，待不住。夫妻经常吵架的家庭的婴儿也是这样。很显然，嘈杂的声响不仅使孕妈妈心烦意乱，而且会对胎儿产生极为不利的影响。

因此，孕妈妈应当有一个安静的环境。在妊娠期间，要避免刺激性大的音响，说话也要心平气和。在这种情况下孕育胎儿，才会收到良好的效果。

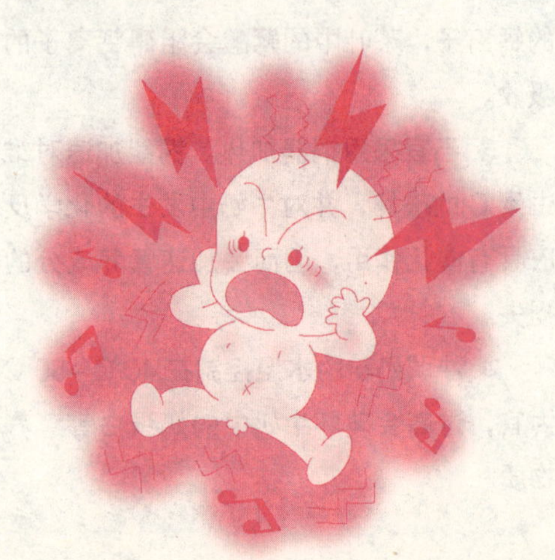

第234天 准爸爸的"妊娠行动"

优生百宝箱

胎儿是准爸爸和准妈妈共同完成的作品。虽然10月怀胎是在妻子的身体中进行，但丈夫的重要性毋庸置疑。为了令怀孕的妻子和今后出生的胎宝贝都能健康、顺利地度过这个特殊时期，准爸爸必须要积极行动起来，切实尽到自己的义务和责任。在日常生活中要积极分担家务，关心胎儿的成长，多抽出时间与妻子交流，陪妻子一起去医院定期检查，和妻子一起准备分娩用品，给妻子按摩身体，和妻子一起练习分娩呼吸法等。

准爸爸还要为孕妈妈分娩做好经济上、物质上、环境上、知识上的充分准备，要和孕妈妈一起学习哺育、抚养婴儿的知识，检查孩子出生后用具是否准备齐全，不够的要主动补充上。

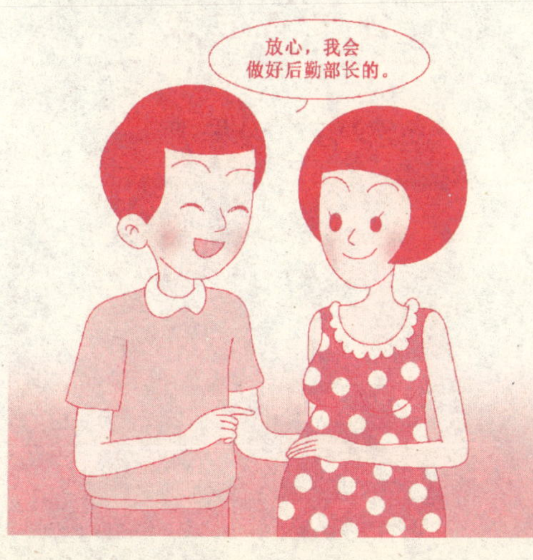

孕期营养滋味

妊娠中后期，孕妈妈对叶酸的需要量增加。由于孕妈妈胃酸分泌减少，胃肠功能减弱，吸收率降低，所以这个时期导致巨幼红细胞贫血比较多见。叶酸最丰富的食物来源是动物肝脏，其次是豆类、深绿色蔬菜及坚果等，孕妈妈应适当摄入。

每日胎教

孕妈妈今天给胎儿讲《乌鸦喝水》的故事吧！

既然胎儿已经长大到可以聆听和感受到孕妈妈的声音和感情了，在轻松的状态下，孕妈妈可以用娓娓动听的声音讲《乌鸦喝水》的故事：一只乌鸦口渴了，到处找水喝。乌鸦看见一个瓶子，瓶子里有水。可是瓶子里水不多，瓶口又小，乌鸦喝不着水。怎么办呢？乌鸦看见旁边有许多小石子。想出办法来了。乌鸦把石子一个一个地放进瓶子里，瓶子里的水渐渐升高，乌鸦就喝着水了。

这样的小故事短小精悍，孕妈妈一边讲还可以一边问胎儿小问题，以达到沟通和互动的效果，把胎儿当做就站在你身旁的小人儿一样对待，胎儿一定会兴致勃勃听孕妈妈讲故事的。

第235天 孕妈妈当心胎膜早破

优生百宝箱

胎膜早破是产科常见的并发症，它不仅可以引起早产，而且也往往潜在着难产的因素或引起围产期感染。胎膜早破实际上是指早于正常破膜时间的破膜。一般认为，在怀孕 24 周后，分娩之前的胎盘破裂者为胎膜早破。80% 的胎膜早破发生于怀孕 37 周以后。

胎膜早破对孕妈妈影响最大的是感染。感染的原因有阴道内酸碱平衡失调、宫腔与外界的屏障作用受到破坏、破膜后羊水流出及羊水量减少等。破膜距分娩发动间期越长，感染的机会越多。难产是胎膜早破给孕妈妈带来的另外一种危险。

胎膜早破对胎儿的影响主要表现在早产、胎儿窘迫、胎儿感染及胎儿畸形。

因子宫颈功能不全而反复发生胎膜早破的孕妈妈，应卧床休息或于怀孕 16 周左右实施子宫颈环扎术。多胎妊娠和羊水过多的孕妈妈，应卧床休息（以左侧位为宜），避免久坐久立，预防便秘，避免提重物。

孕期营养滋味

孕晚期，在菜单中加入足量的避免贫血发生的铁成分是这个阶段的营养调理重点。由于铁质是胎儿造血的重要材料，因此在这个期间要特别注意摄入含铁丰富的食物，如肝、蛋等。此外，一定要在这个时候控制糖分、盐分和饱和脂肪的摄入。调味要尽量清淡，少吃盐和酱油。如果味道太淡实在难以下咽，可用果酱、醋来调味。

每日胎教

继续美妙的音乐胎教吧，本月的胎教音乐要以舒缓孕妈妈的紧张情绪为主，今天推荐《让世界充满爱》。

《让世界充满爱》歌词节选：

轻轻地捧起你的脸，为你把眼泪擦干，这颗心永远属于你，告诉我不再孤单。深深地凝望你的眼，不需要更多的语言，紧紧地握住你的手，这温暖依旧未改变。

细节备忘录

孕妈妈们一旦发现自己胎膜早破，先不要惊慌失措并不要乱动，然后在家属的帮助下平卧于床上。如果出现胎儿臀先露或是双胎妊娠时，家人可将枕头或折叠好的毛巾被褥垫在孕妇的臀下，使其臀部抬高。然后家人应尽快将孕妈妈送往医院。需提醒的是，发生胎膜早破后，孕妈妈绝对不可以走着去医院。

第236天 胎盘前置怎么办

优生百宝箱

胎盘的正常附着处在子宫体部的后壁、前壁或侧壁。如果胎盘附着于子宫下段或覆盖在子宫颈内口处，位置低于胎儿的先露部，称为前置胎盘。

其实，通过B超检查，胎盘定位准确率达95%以上，并且可以重复检查。所以，孕妈妈一定要坚持做产检，有问题的话，可以早发现早治疗。

前置胎盘是既定的事实，并不能改变，所以，所谓的治疗就是尽量预防症状的发生，并等待胎儿发育至最成熟的阶段时，采取必要的剖宫或是自然生产的方式。原则上在母亲安全的前提下，尽量避免胎儿早产，以减少其死亡率。

孕期营养滋味

香菇营养丰富，多吃能强身健体，增加对疾病的抵抗能力，促进胎儿的发育。营养学家对香菇进行了分析，发现香菇内有种一般蔬菜缺乏的物质，它经太阳紫外线照射后，会转化为维生素D，被人体利用后，对于增强人体抵抗疾病的能力起着重要的作用。香菇除了具有抗病毒活性的双链核糖核酸类以外，还有一种多糖类，它们是由7个分子以上的醛糖、酮糖通过糖苷键综合而成的多聚物。因此，孕妈妈可以多吃些香菇。

每日胎教

妊娠9个月后，由于胎儿的进一步发育，在孕妈妈的腹壁用手便能清楚地触到胎宝宝的头部、背部和四肢。可以轻轻地抚摸胎儿的头部，有规律地来回抚摸宝宝的背部，也可以轻轻地抚摸胎宝宝的四肢。当胎儿感受到触摸的刺激后，便会作出相应的反应。触摸顺序可由头部开始，然后沿背部到臀部至肢体，要轻柔有序，有利于胎儿感觉系统、神经系统及大脑的发育。

触摸胎教最好定时，可选择在晚间9时左右进行，每次5分钟～10分钟。

在触摸时要注意胎儿的反应，如果胎儿是轻轻地蠕动，说明可以继续进行；如胎儿用力蹬腿，说明你抚摸得不舒服，胎儿不高兴，就要停下来。请记下每次胎儿的反应情况。

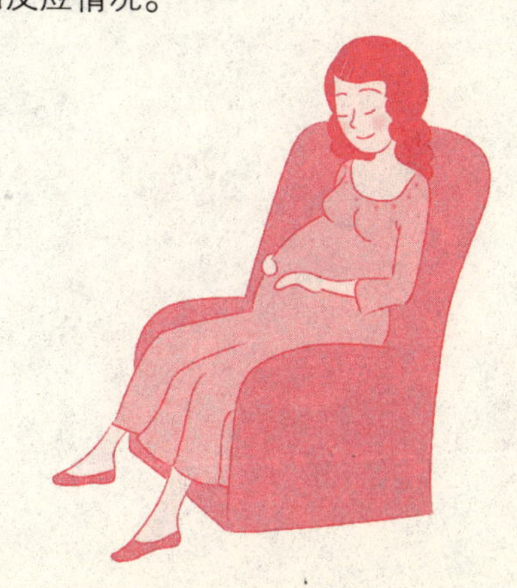

第237天 产前适度运动有利于分娩

优生百宝箱

下蹲运动比较适合孕晚期的孕妈妈练习，可以锻炼腰部和腿部的肌肉，有利于顺利分娩。

开始时完全蹲下会感到有些困难，所以可以先扶着椅子练习。两脚少许分开，面对一把椅子站好，保持背部挺直，两腿向外分开并且蹲下，用手扶着椅子。只要觉得舒服，这种姿势尽量保持长久一些。

如果感到两脚底完全放平有困难，可以在脚跟下面垫一些比较柔软的物品。起来时，动作要缓慢一些，扶着椅子，不要过于快，否则可能会感到头昏眼花。孕妈妈可以每天坚持下蹲运动，每天两次，每次 5 分钟 ~10 分钟为宜。

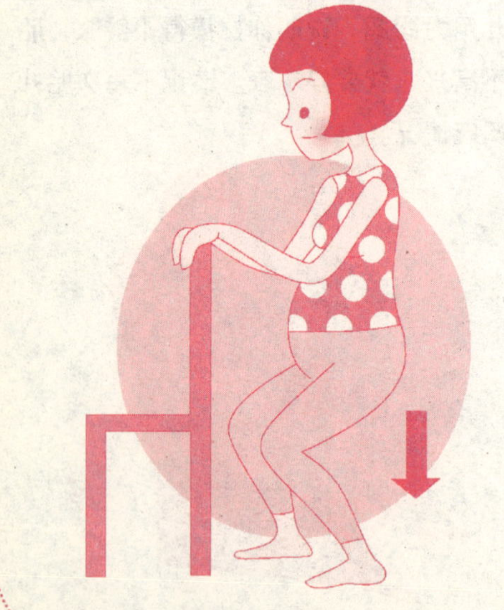

孕期营养滋味

板栗富含蛋白质、脂肪、碳水化合物、钙、磷、铁、锌以及多种维生素等营养成分，孕妈妈常吃板栗不仅可以健身壮骨，还有消除疲劳的作用。

奶汁板栗烧菜心

材料：大白菜心 250 克，牛奶 100 克，板栗 100 克。

调料：植物油，盐，葱末，水淀粉，鸡汤。

做法：

1. 剥去板栗外壳，把板栗在油锅内炸一下，捞出沥油。

2. 炒锅上火，放油烧热，下葱末，鸡汤烧开，放入洗好切成长条的白菜心、板栗，再烧开，加牛奶、盐，文火烧至入味，用水淀粉勾芡，淋少量熟油，盛入盘内即成。

每日胎教

孕妈妈为未出生的胎儿唱歌，并播放音乐，相当于一种“产前免疫”，可为胎儿提供重要的“记忆痕迹”。

孕妈妈哼唱歌曲将会有一举两得的效果：一方面母亲在自己的歌曲中陶冶性情，获得良好的胎教心境；另一方面，母亲在哼唱时产生的物理振动和谐而又愉快，使胎儿从中得到感情和感觉上的双重满足。

第238天 帮助妻子练习拉梅兹呼吸法

优生百宝箱

通常，孕妈妈从怀孕7个月开始进行拉梅兹呼吸法的训练，由丈夫陪伴进行，效果将会更好。我们就先来了解一下其中的5个步骤。

基本姿势

在客厅地板上铺一条毯子或在床上练习，室内可以播放一些优美的胎教音乐。孕妈妈可以选择盘腿而坐，在音乐声中，孕妈妈首先让自己的身体完全放松，眼睛注视着同一点。

第一阶段——胸部呼吸法

胸部呼吸是一种不费力且舒服的减痛呼吸方式，每当子宫开始或结束剧烈收缩时，孕妈妈可以通过这种呼吸方式准确地给家人或医生反映有关宫缩的情况。

第二阶段——嘻嘻轻浅呼吸法

首先让自己的身体完全放松，眼睛注视着同一点。孕妈妈用嘴吸入一小口空气，保持轻浅呼吸，让吸入及吐出的气量相等，呼吸完全用嘴呼吸，保持呼吸高位在喉咙，就像发出“嘻嘻”的声音。

练习时由连续20秒慢慢加长，直至一次呼吸练习能达到60秒。

第三阶段——喘息呼吸法

孕妈妈先将空气排出后，深吸一口气，接着快速做4次~6次的短呼气，感觉就像在吹气球，比嘻嘻轻浅式呼吸还要更浅，也可以根据子宫收缩的程度调解速度。

练习时由一次呼吸练习持续45秒慢慢加长至一次呼吸练习能达90秒。

第四阶段——哈气运动

孕妈妈学习快速、连续以喘息方式急速呼吸如同哈气法，直到不想用力为止，练习时每次需达90秒。

第五阶段——用力推

孕妈妈下巴前缩，略抬头，用力使肺部的空气压向下腹部，完全放松骨盆肌肉。需要换气时，保持原有姿势，马上把气呼出，同时马上吸满一口气，继续憋气和用力，直到宝宝娩出。当胎头已娩出产道时，孕妈妈可使用短促的呼吸来减缓疼痛。

孕期营养滋味

木瓜含番木瓜碱、木瓜蛋白酶、凝乳酶、胡萝卜素等，并富含17种以上氨基酸及多种营养元素，其中所含的齐墩果成分是一种具有护肝降酶、抗炎抑菌、降低血脂等功效的化合物，孕妈妈经常食用木瓜，可明显调理胃肠功能，并增强机体免疫力。

每日胎教

本月应选择轻松、柔和、舒缓、充满希望的音乐，以舒展紧张情绪，减少焦虑情绪，做好生产的准备。《梦幻曲》《我将来到人间》等，都是非常适宜这个月欣赏的胎教音乐曲目。

孕35周，胎儿的成长

天优生百宝箱

胎儿身长约48厘米，体重2400克左右。随着脂肪的增加，胎儿现在开始变胖，胎儿的皮下脂肪形成后将会在胎儿出生后调节体温。随着神经中枢系统的发育成熟，胎儿比过去更易惊醒。消化系统的发育即将完成，肺部也已近乎完善。子宫内空间狭小，胎儿很难四处移动，显得老实多了。如果这时小家伙“提前报到”，存活的可能性为99%。

细节备忘录

胎宝宝已经很大了，此时，很多年轻的准父母为了能给别人看看自己的“硕果”而特地去拍四维彩超。专业医师提醒大家，四维彩超是针对高龄产妇胎儿缺陷检查用的，主要检查胎儿心脏是否有缺陷，如果为了拍照而拍照其实没有必要，因为超声波反复照射还可能对胎宝宝造成危害。

孕期营养滋味

素食孕妈妈须注意营养均衡，尤其是在蛋白质需求量很高的孕产时期，如果单以一种不完全的植物性蛋白质作为蛋白质的来源，必定会缺乏某几种氨基酸，严重影响胎儿的生长发育。所以，饮食中要包含多种不同的植物性蛋白质，可以使氨基酸的组成更趋于完全。

每日胎教

研究证实，胎儿喜欢听优美的欧洲古典音乐，如巴赫、莫扎特、舒伯特的乐曲。在这些乐曲中蕴藏着一种犹如河水潺潺流动样的周期波声音，与大脑中的阿尔发波和心跳波动图形很相似，很容易被胎儿喜欢。孕妈妈可以多听一些类似的音乐，每次播放2支~3支乐曲即可，以防胎儿听得过于疲乏。要避免选择节奏强烈、节奏变化大的刺激性音乐，或带有悲伤、忧愁情绪的音乐。

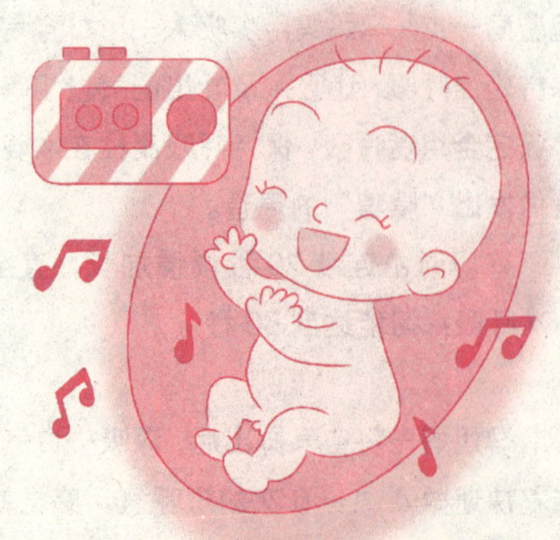

第240天 孕35周，孕妈妈的身体变化

优生百宝箱

此时期，从耻骨联合处测量到子宫底的距离约为35厘米，脐部到子宫底约为14厘米。截至本周，孕妈妈的体重应该较妊娠前增加10.5千克~13千克。由于胎儿增大，并且逐渐下降，相当多的孕妈妈此时会觉得腹坠腰酸。下降到骨盆的胎儿影响肠道蠕动，常发生便秘和痔疮。同样由于胎儿压迫骨盆内侧神经，会引起腹股沟疼痛抽筋，行动变得更为艰难。

临近分娩时，孕妈妈会出现明显的情绪波动，自控能力差，易怒、易失眠等，对分娩、对腹中胎儿的健康情况、对产后如何带胎儿等，会有些莫名其妙的忧虑。这一阶段，孕妈妈出现一些情绪波动是正常的，应学会自我调节，避免自己沉溺在不良情绪中。

孕期营养滋味

孕晚期更要少吃盐腌渍类食物，如咸蛋、咸鱼、咸菜等；加工食品如腊肉、火腿、香肠、腐乳等也要少吃或不吃。另外，孕妈妈们不必额外补充其他补品，均衡饮食就可供给足够的营养。

每日胎教

现在是怀孕第9个月了，下个月，小天使就要来到人间跟你见面了。这个月结束时，胎儿将完全发育成熟。因此，孕妈妈和准爸爸还有其他家人在这段时间都要围绕分娩这件事进行准备了。建议孕妈妈不要做过于复杂和劳累的工作。在这个时候，还是不要忘了和胎儿的互动和交流，《幸福拍手歌》是不错的选择。

如果感到幸福你就拍拍手（拍手），
如果感到幸福你就拍拍手（拍手），
如果感到幸福你就赶快拍拍手，我们大家一起拍拍手（拍手）。
如果感到幸福你就踩踩脚（踩脚），
如果感到幸福你就踩踩脚（踩脚）。
如果感到幸福你就赶快踩踩脚，我们大家一起踩踩脚（踩脚）。

如果你感到幸福，你就拍拍手。手与手的接触是你愉悦的交点，手与手的合并是幸福的港湾。

如果你感到幸福，你就轻轻地抚摸，孕育的生命唤起你无限的遐想，你可以说，亲爱的宝贝，快乐地成长吧！妈妈为你幸福地拍手，你听到了吗？

如果感到幸福，你就唱起这首歌，如果感到幸福，你就感激腹中的胎儿吧，是他让你成为母亲，让你领略世间最美妙的情感。

第241天 选择适合自己的分娩方式

优生百宝箱

越来越接近预产期了，这个时候有必要了解一些分娩知识，根据自己的身体状况和家人、医生共同商讨分娩计划，究竟采取什么样的分娩方式，最终还要医生来决定。

自然分娩也就是顺产，是指在产力的作用下，胎儿头部以最小径线通过母体产道，而不用外力干涉，自然娩出胎儿的过程。

自然分娩是人类繁殖后代的主要分娩方式。对母亲来说，没有手术可能出现的并发症和创伤，分娩后就能恢复自如活动，身体恢复快，子宫上不留疤痕。对胎儿来说，经过产道的挤压，呼吸中枢活跃，出生后能迅速正常呼吸。

剖宫产是产科中一种最大的助产术，其目的是通过切开孕妈妈的腹部和子宫将胎儿直接取出来。剖宫产最大的好处是保证了特殊情况下母婴的安全，降低了孕产妇及围产儿的死亡率。

孕期营养滋味

这个阶段，胎儿长得特别快。如果营养摄入得不合理或是摄入过多，就会使胎儿长得太大，出生时造成难产。因此，孕妈妈一定要注意饮食安排，体重增加每周不应超过500克。此外，适当限制甜食、油炸食品及肥肉的摄入；选量少、营养价值高的食物，如动物类食品；避免吃体积大、营养价值低的食物，如土豆、红薯，这样还可减轻胃部的胀满感。

每日胎教

越是临近分娩，音乐胎教的效果越好，所以，如果在离产期的最后10天依然坚持进行的话，孕妈妈很可能会获得一个特别聪慧的宝宝，因为，胎儿的大脑在这段时期发育更快，音乐会唤醒他生命中的精灵。而且，音乐会让孕妈妈气息平稳，心率更规则，有利于顺利分娩。

细节备忘录

剖宫产虽然比较安全，但对母体毕竟是一种损伤。为了母子的健康，应严格掌握剖宫产的指征，如无必要，尽量不要采取剖宫产。

优生百宝箱

自然分娩的优点：胎儿在分娩过程中受到产力和产道的挤压，发生了一系列形态变化，特别是适应机能方面的变化。胎头出现一定程度的充血、淤血，使血中二氧化碳分压上升，处于一时性缺氧状态，因此呼吸中枢兴奋增高。胎儿胸廓受到反复的宫缩挤压，使吸入呼吸道中的羊水、胎粪等异物被排出，同时血液中的促肾上腺激素和肾上腺皮质激素以及生长激素水平提高，这对于胎儿适应外界环境是十分有益的。另外，阴道产母亲身体恢复得比较快，也比较好。

自然分娩的缺点：阴道产的缺点是产程较长，会出现产前阵痛、阴道松弛、外阴血肿等。产时可能会损伤会阴或留下膀胱脱垂后遗症。当胎儿难产或母体精力耗尽，需以产钳或真空吸引协助生产时，会引起胎儿头部血肿。产后可能会因子宫收缩不好而出血，早期破水、产程延长者产后易感染或发生产褥热。

对于多数孕妈妈来讲，除非经医生诊断确有剖宫产的必要，否则，最好还是选择自然分娩的方式。

孕期营养滋味

推荐食谱：枸杞双仁炒芹丁

原料：芹菜300克，核桃仁50克，松仁、枸杞子各20克。

制作方法：

1. 将核桃仁、松仁分别炒酥出锅。枸杞洗净，芹菜切成丁。

2. 将精盐、鸡精、醋、汤、湿淀粉对成芡汁。

3. 芹菜丁下入沸水锅中焯至断生倒入漏勺。炒锅内加植物油烧热，下入枸杞、桃仁、松仁略炒。下入焯好的芹菜丁炒匀，烹入兑好的汁颠翻至匀，出锅装盘即成。

每日胎教

今天欣赏名画《维纳斯的诞生》吧。

欣赏这幅画时，可以对胎儿讲：“孩子，这幅画描述的是维纳斯诞生的场景，看起来既美丽又富有神秘色彩。维纳斯从张开的白色贝壳中现身，身畔是无数瑰丽的玫瑰花朵。周遭聚拢着许多等待维纳斯出世的人们。孩子啊，我也像这幅画里的人们一样守候着你健康的诞生。我亲爱的孩子，你很快就要见到爸爸妈妈了。”

第243天 什么情况下选择剖宫产

优生百宝箱

什么情况下需要做剖宫产？医学上对剖宫产有严格的规定，也叫做剖宫产的指征，它包括孕妈妈和胎儿两方面。

孕妈妈方面有以下几种情况可行剖宫产：

1. 头盆不称。如骨盆明显狭窄或畸形，相对头盆不称者经严密观察试产失败。

2. 子宫先兆破裂。

3. 软产道异常。如盆腔有肿瘤阻碍先露下降，或宫颈水肿、坚硬不易扩张者。

4. 宫缩乏力经处理无效，伴有产程延长。

5. 胎位异常。如臀位、横位等。

6. 胎盘因素。如前置胎盘或胎盘早离。

7. 高龄初产妇（35 岁以上）。

8. 孕妇合并严重心肺疾患或子痫产妇。

胎儿有以下几种情况可行剖宫产：

1. 多胞胎。

2. 胎儿畸形。

3. 胎位不正，如臀位、横位等。

4. 胎儿过大，母亲的骨盆无法容纳胎头。

5. 胎儿窘迫，胎心音发生变化，或胎儿缺氧，出现胎便。

6. 胎儿过重（预估体重超过 4000 克）或胎儿过小（预估体重小于 1500 克）。

7. 子宫颈未全开而有脐带脱出。

孕期营养滋味

孕晚期孕妈妈对钙的需要量明显增加，因为胎儿牙齿、骨骼钙化需要大量的钙，孕妈妈要多喝骨头汤、虾皮汤，多吃芝麻、海带、动物肝脏、蛋等食物。

每日胎教

一位著名的催眠医学专家在治疗患者的过程中，发现了胎儿期的潜在记忆对人的一生会产生巨大影响。有位患者在遭受巨大不安时，全身常出现暂时性发热感觉。为查明原因，催眠医学专家将患者引入睡眠状态，于是这位患者回想起胎儿 7 个月以前的情况时，语速平缓，神情自若。当开始叙述其后的情况时，突然嘴角僵硬，浑身颤抖，身体发高烧，露出惊惧的神色。此后，医生走访了患者的母亲，得知在她妊娠 7 个月后曾洗过热水浴，试图堕胎。

在出生前数月，胎儿的行为渐趋复杂、成熟，这是因为迅速增多的记忆储存促进了自我的形成，并开始引导胎儿行为的发展。在某一阶段内，人的对立情绪皆起源于记忆，不管这一记忆是有意识的，还是无意识的。胎儿期的记忆会对人的一生产生巨大的影响。所以，孕妈妈要用自己的爱心带给宝宝美好的初始记忆。

第244天 不要盲目选择剖宫产

优生百宝箱

据统计，我国的剖宫产率呈逐年上升趋势。世界卫生组织对于剖宫产率的要求是占总分娩率的15%以下。很多人对剖宫产的风险认识不足，认为剖宫产可以避开宫缩阵痛，可以保护产道，不影响将来性生活的质量，剖宫产对婴儿比较安全……其实，剖宫产只是用来解决难产、保全胎儿和孕妇生命的一种应急措施，不可盲目选择。

与正常阴道分娩相比，剖宫产容易导致母婴并发症。

对母亲来讲：手术中存在麻醉风险，失血量多于自然分娩，手术时可能发生大出血，损伤腹内其他器官；术后可能发生子宫弛缓性出血，也可能发生泌尿、心血管、呼吸等系统的合并症；产妇活动受限制，不能很快恢复饮食，可能引起乳汁减少，使哺乳时间推迟；腹部手术伤口愈合较自然分娩慢得多。剖宫产妈妈通常需要10天左右才能恢复精神，而自然分娩的妈妈几乎一两天内就能感觉良好。

对婴儿来讲：剖宫产分娩儿由于没有经过产道挤压过程，湿肺等并发症比自然分娩儿高。阴道分娩，胎头娩出过程中经产道多次挤压，使胎儿的大脑及肺受到规律性、渐进性的良性刺激，有利于新生儿的智力发育，同时肺内液体被挤压出来，可明显减少新生儿肺炎湿肺的发生。

孕期营养滋味

孕晚期需要摄入充足的维生素，尤其是维生素B_1，可多吃富含维生素B_1的粗粮。如果缺乏维生素B_1容易引起呕吐、倦怠等类早孕反应，并在分娩时子宫收缩乏力，导致产程延缓。

忌食过咸、过甜或油腻的食物。过咸的食物可引起或加重水肿，过甜或过于油腻的食物可致肥胖。

每日胎教

继续听听优雅的音乐吧，可以多听一会儿，因为孕晚期的胎儿各方面器官已经很“成熟”，所以在胎教方面可以稍微复杂一些，比如，在进行音乐胎教的时候可以同时进行抚摸胎教。

细节备忘录

很多年轻的孕妈妈在怀孕前习惯裸睡，在容易出汗的孕期更加喜欢不穿睡衣睡觉。要提醒孕妈妈们的是，不要以为干净整洁的床上是没有细菌的，还是穿一件薄薄的纯棉睡衣比较好。

第245天 重视孕晚期的异常情况

优生百宝箱

异常1：阴道流血。一旦出现阴道流血，要警惕前置胎盘和胎盘早剥的发生，应立即去医院就诊。

异常2：阴道流水。临产前发生胎膜破裂，称胎膜早破，表现为阴道流水。胎膜破裂后，胎儿就失去了完整的羊膜保护，受感染的机会较多，同时脐带也容易脱垂，会造成胎儿死亡。因此，一旦出现阴道流水的情况，要立即去医院检查。

异常3：面部和四肢浮肿现象迅速加重。当孕妈妈发生妊娠高血压综合征时，就会出现这种情况。严重者因水肿体重一周内会增加500克以上。如属此病，胎盘血管也会发生痉挛，容易造成胎儿的血液和营养供应不良。严重时，胎儿血供可减少2/3，胎儿发育就会明显迟缓，出生时常属于低体重儿。

异常4：胎动过多或过少。如胎儿缺氧、胎盘功能不佳，都易造成胎动过多或过少，胎动消失意味着胎儿已经濒临死亡或已经死亡。

对于上述几种异常情况，一定要引起重视，及早就医。

孕期营养滋味

孕妈妈妊娠全过程都需要补充钙，但胎儿体内的钙一半以上是在怀孕期最后两个月储存的。如第9个孕月里钙的摄入量不足，胎儿就要动用母体骨骼中的钙，致使孕妈妈发生软骨病。因此，孕妈妈在此期一定要保证铁和钙的摄入，多吃含铁、钙丰富的食物，必要时，可补充一些营养片剂。

每日胎教

对胎宝宝说话的范围可以适当扩大，孕妈妈可以解释每天习以为常的行为，为何洗脸、刷牙，爸爸为什么刮胡子，肥皂为什么起泡沫，吹风机为什么能把头发吹干。即使一个小小的洗脸也有着足够让你每天讲一点的话题。孕妈妈自己准备穿着时，头脑中想的及实际形象都用语言表达出来，把思考内容转变为语言的过程中，你的思维印象变得更加鲜明，胎儿就会逐渐地接受这些信息。

总之，要把生活中的一切都对胎儿叙述，这是胎教中最重要与最基本的。一天的生活通过胎教与胎儿一起感受、思考和行动，使母子之间的纽带更牢固，并培养胎儿对母亲的信赖感及对外界的感受力和思考力。

第246天 孕36周，胎儿的成长

优生百宝箱

孕36周，胎儿身长约49厘米，体重2800克左右。继续平稳生长。胎儿的肾脏发育完毕，肝脏也开始处理血液中的废物。借助超声扫描仪，通过一系列的面部表情可以看出，胎儿醒着的时间越来越长了。胎儿的脸蛋儿已经圆润饱满，手指甲已经完全覆盖了指尖。

皮下脂肪发育良好，全身呈现淡红色的皮肤没有了皱褶；体型圆圆胖胖的；手和脚的肌肉很发达；胎儿的头部进入到妈妈的骨盆中，身体的位置稍稍下移；如果此时分娩，已经具备在体外独立生存的能力，而且哭声响亮，四肢活动有力，但吸吮力弱。

宝宝的头骨现在还很柔软，而且每块头骨之间还留有空间，这是为了在分娩时使宝宝的头部能够顺利通过狭窄的产道。但是现在身体其他部分的骨骼已经变得结实起来。

孕期营养滋味

怀孕后期是开发胎儿大脑的重要时期，因此需要多食坚果类、有助于脑部发育的优质蛋白质和富含B族维生素的食物。谷类食物中含有B族维生素，可以经常吃一些糙米五谷饭、豆类菜肴、松仁粥、核桃粥等。另外，为了应对分娩时的出血，需要大量摄取维生素C、维生素K和叶酸等。此外，瘦肉、鱼贝类和糙米有助于预防妊娠中毒症，孕妈妈可经常食用。

每日胎教

孕妈妈们在孕晚期进行瑜伽练习会对胎儿的成长以及其头脑发育产生直接的正面影响。因为在练习瑜伽的过程中，冥想和呼吸可以使人的精神变得十分清醒，此外通过瑜伽体操使身体内部的气息流动顺畅之后，这些气息也会对胎儿的脑部发育产生积极的作用。孕妈妈的身体若能保持清爽，胎儿也会在腹中感受到情绪上的安定并健康地成长起来。

细节备忘录

预产期越来越近，孕妈妈不免会感到焦虑和紧张，主要是担心自己和胎儿会出现各种不测，以及害怕分娩。这个时期的胎教，准爸爸的角色特别重要，应加强对妻子的呵护，注意妻子的情绪，和她一起学习分娩知识，以平常之心来迎接分娩。这是胎教的巩固时期，和前几个月相比，胎教内容可适当增加，胎教时间可适当延长。

第247天 孕36周，孕妈妈的身体变化

优生百宝箱

随着体重的增加，这时期孕妈妈的行动越来越不方便，应保证足够的睡眠和休息，为分娩贮存体力和精力。

孕妈妈还会感觉膀胱受到压迫使尿频的现象继续，白带增多。子宫颈和阴道变得柔软，肚子有鼓胀感，有的孕妇感到下腹部坠胀，甚至会有宝宝时时要出来的感觉——不要担心，这些感觉主要是由于小宝贝的位置在逐渐下降引起的。

孕期营养滋味

消灭浮肿小帮手——赤小豆粥

材料：赤小豆、粳米各100克，白糖10克。

制作方法：赤小豆洗净浸泡过夜，粳米淘洗干净，一起放入锅内，加水适量，煮沸后，用文火煮至豆米熟透，白糖调味即可食。

每日胎教

近年来瑜伽专家发明出了适合怀孕女性的呼吸法，即韵律呼吸法。如果孕妈妈定期练习韵律呼吸法，将更能轻易地放松自己，加强和胎儿的联结。

孕妈妈先以舒适的姿势坐着，确定有半个小时独处的时间。开始时双手握着，放在腹部上方约15厘米的地方，持续3分钟~5分钟。低头看着腹部，并想象肚子里的胎儿。想象胎儿的小身体，从10根小手指到10根小脚趾，从大大的头到脚，想他舒服地蜷曲着身体。想象小脸上精巧的五官，他的嘴巴张开又合上，想象他的眼皮颤动着，四周包围着温暖的羊水。

当孕妈妈以心灵的眼睛尽可能深入地吸收了胎儿的意象后，站起身来，将两手放在腹部上。现在，心里存着胎儿的意象，一面吸气一面往前突出腹部，然后吐气并往后缩回腹部。重复一次，然后再一次。在进行想象和同时，前后地摇摆身体。

花几分钟的时间用这种方式练习。练习的重点不在使呼吸技巧做到完美，而是在强化胎儿间的联结。让孕妈妈的情绪尽可能融入腹部摇摆的动作，融入胎儿的感觉之中。

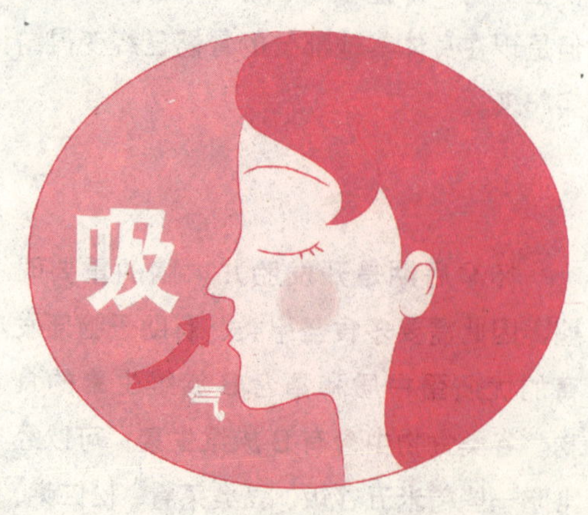

第248天 孕晚期不要出远门

优生百宝箱

孕妈妈在怀孕晚期一般不要离家远行。怀孕晚期，孕妈妈生理变化很大，适应环境的能力远不如平时，长时间的车船颠簸会使孕妈妈难以入睡，精神烦躁，身体疲惫，而且旅途中孕妈妈免不了要经常受到碰撞、拥挤。车船上空气一般都很污浊，各种致病菌也比其他环境多，很容易使孕妈妈感染疾病。在这种条件下，孕妈妈往往容易发生早产、急产等意外。孕妈妈分娩绝非小事，稍有不慎，将会危及孕妈妈和胎儿生命。

如果孕妈妈由于特殊原因必须远行，应从以下几方面作准备。

不要临近预产期时才开始动身，最好提前1个月~2个月动身，以防途中早产。出发前最好随身带些临产用的东西，如纱布、酒精、止血药品等。若有医护人员护送，最为理想。

外出最好乘火车，并购买卧铺票，以利于孕妈妈中途休息，尽量不要乘汽车。

应事先考虑目的地的气候条件，带好必要的衣物，以防受凉受寒。

有晕车、晕船现象的孕妈妈应带上一些防晕车的药物，必要时遵医嘱服用。因为晕车、晕船造成的恶心、呕吐易诱发子宫的收缩，导致早产。

出现腹部阵痛、阴道出血等分娩先兆症状时，应立即报告车船上的工作人员，以采取紧急措施。

孕期营养滋味

孕晚期的孕妈妈们要多吃一点儿豆腐皮。豆腐皮性味甘、淡、平，有清肺养胃、止咳、敛汗的作用，主治肺热咳嗽、便秘等症。豆腐皮与粳米及冰糖共煮成粥，具有益气通便、保胎顺产、滑胎催生的作用，是产前保健佳品。

每日胎教

准爸爸和准妈妈不要因为胎儿已经很成熟了就过度进行胎教，这样对胎儿是不利的，适当地加长胎教的时间即可。并且要将胎教时间分散开而不是一口气把一天的胎教内容都集中起来。

细节备忘录

妊娠后期早产的危险性很大。有可能是胎盘早期剥离或宫颈内口松弛导致早产，也有可能是早期破水导致产期提前。如果出现异常出血等不正常的现象，应立即去医院进行检查。

第249天 脐血检查——高龄孕妈妈孕晚期必查

优生百宝箱

高龄孕妈妈之所以被列为高危孕妇，其中原因之一是胎儿畸形发生率较低龄孕妇高。高龄妇女由于卵细胞中纺锤丝老化，在进行有丝分裂时，往往会出现不均等的分裂，导致子代细胞染色体畸变。这种情况在受到外界不良因素刺激时更易发生。染色体畸变的结果，轻者可引起胎儿畸形，严重者则发生早期流产、中晚期死胎。为了避免这种不幸事件的发生，必须在产前及时发现。目前很多医院已能对高龄孕妈妈进行脐血检查，对母体和胎儿很少有危险。为了优生，高龄产妇最好还是去做脐血检查，已达到早发现早治疗的目的。

孕期营养滋味

孕晚期，由于阵阵发作的宫缩痛常影响孕妈妈的胃口，所以要学会宫缩间歇期进食，饮食以富含糖分、蛋白质、维生素，易消化为好。可根据自己的爱好，选择蛋糕、面汤、稀饭、肉粥、点心、牛奶、果汁、苹果、西瓜等食品。每天进食 4 次 ~5 次，少食多餐。

每日胎教

宝宝的生活习惯在母亲腹内就受到母亲本身习惯的影响，并且潜移默化地继承下来。

实验结果证明，新生儿的睡眠类型是由母亲怀孕后几个月内的睡眠类型所决定的。一般将孕妇的睡眠类型分为早起型和晚睡型两种，通过对孕妇进行追踪调查，结果发现，早起型的母亲所生的孩子天生就有同妈妈一样的早起习惯，而晚睡型母亲所生的孩子也同其妈妈一样喜欢晚睡。

宝宝在出生前的几个月内，就可能和母亲在某些方面有着共同的节律。母亲的习惯将直接影响到胎儿的习惯。如果有些母亲本身生活无规律、习惯不良，那么从怀孕起，就要养成一个良好的习惯，这样才能培养出具有良好习惯的孩子。

细节备忘录

如果你是高龄孕妈妈，别忘了在孕晚期更要警惕自己的身体不适。提醒高龄孕妈妈们，今天是不是该去医院进行孕晚期的体检了呢？

第250天 双胞胎孕妈妈应注意的问题

优生百宝箱

由于胎儿较多，导致子宫过度膨大，往往难以维持到足月而提前分娩。

预防早产的办法有：

妊娠28周~30周后，应多卧床休息，必须采取左侧卧位，不宜取坐位、半坐位及平卧位。左侧卧位可以增加子宫血流量，减少胎儿对宫颈的压迫和扩张。

妊娠28周~30周，可服用硫酸舒喘灵片，每次1片，每日4次，至妊娠37周停药。

有子宫颈发育不良、内口松弛者，可在妊娠中期行宫颈内口结扎术。

有先兆早产征兆者，应及时住院接受治疗。

孕期营养滋味

增强食欲小助手——鲜奶滑蛋

材料：鲜牛奶250毫升，鸡蛋白2个。

调料：白糖1匙。

做法：先将蛋白打散，然后加入牛奶和白糖并调匀；把调匀的蛋白鲜奶用滤网过滤，放入器皿中；锅上放置蒸笼，将笼底的水煮沸，把器皿放入笼中，以中小火蒸10分钟左右；待器皿中蛋白鲜奶液凝固即成。

功效：这款小点心鲜香嫩滑，非常富有营养，是临产前因宫缩痛而不愿意进食的孕妈妈很好的点心。

每日胎教

准爸爸有意识地对孕妈妈进行精神刺激，比如准爸爸逗着妻子玩的喜闹剧，使妻子的情绪有片刻的波动，让这种波动影响胎宝宝，使他得到锻炼。在怀孕后期，准爸爸可以趁妻子不备时给将要出生的孩子买漂亮的衣物，或给妻子买一件纪念品，不动声色地放在床头，等妻子发现后得到一个意外的惊喜。在临产时，准爸爸更要多方帮助和鼓励妻子克服分娩时的紧张情绪，坚信分娩顺利。这些有益的刺激，将给胎宝宝日后坚强、自信的性格奠定基础。

实施以上精神刺激法要在妻子毫无心理准备，心情最好的时候，并且这种精神刺激只能是小小的，刺激不能过分，时间应是短暂的，愉悦的心情是浓浓的。

细节备忘录

妊娠期平均动脉压超过11.3~12.0千帕（85毫米汞柱~90毫米汞柱），可适当服用阿司匹林及钙片等，注意一定要在医生指导下服用。

第251天 重视产前检查

优生百宝箱

产前的定期检查可为胎儿出生前检查提供依据。有以下情况之一的孕妈妈更应重视胎儿出生前检查，以便早期发现胎儿疾患，及时采取相应措施。

高龄孕妈妈。35岁以上的孕妈妈卵巢排出的卵子可能老化，甚至异常，其胎儿先天性畸形、先天性痴呆发生率较高，应做胎儿出生前检查。

生过畸形胎儿的孕妈妈，特别是生过无脑儿、脊柱裂胎儿的孕妈妈，再生同样病胎的可能性为5%~10%，所以一定要做胎儿出生前检查。

生过患新生儿溶血症胎儿的女性如果再次妊娠，胎儿的病情会更重，所以一定要做胎儿出生前检查。

出现上述情况的孕妈妈应定期做产前检查，以便给胎儿检查提供依据。通过羊膜囊穿刺术、胎血化验、超声波检查等技术可早期发现胎儿疾患。

孕期营养滋味

助产小食谱：核桃酪小点心

材料：核桃仁50克，糯米200克，大红枣数颗，牛奶250毫升，白糖适量。

做法：把核桃仁用开水浸泡，去皮并捣成碎末；大红枣开水浸泡，剥去外皮、去核并捣碎。糯米用清水洗净后捣碎。锅里加上250毫升清水，把核桃仁、大红枣末、糯米末放入，一同煮成粥，然后加入牛奶，快要熟时放入白糖，一直将粥煮熟即可。

每日胎教

孕妈妈的心理体操

布置一个温馨的环境。可适当添一些婴儿用的物品，让那些可爱的小物件随时提醒你：一个生命即将来到你的身边。

通过语言传递心声。每天花几分钟的时间同宝宝说几句悄悄话，比如“宝贝，我爱你”“你知道吗？我是你的妈妈”等。

接受音乐的洗礼。我们都知道音乐不仅能促进胎儿的身心发育，对孕妈妈本身也能起到一定的放松作用。每天花20分钟静静地接受音乐的洗礼吧。

与幽默亲密接触。笑是人生极大的生活享受。你不妨多多为自己创设能使自己开怀大笑的机会。欣赏喜剧，看一些幽默、风趣的散文和随笔，还可以收集一些幽默滑稽的照片，每天欣赏一次。

第252天 准爸爸的最忙时期将至

优生百宝箱

再过一个月，准爸爸们就要面临“转正”的关键时刻了，但能否顺利转正当然需要一番努力。妻子临产前的这一个月，准爸爸要及时打扫居室卫生，包括清扫墙面、加固松动的家具、注意房间的采光和通风，检查是否有蟑螂和蚂蚁等；及时拆洗被褥和衣服；购买足够的营养食品和洗涤用品。另外，准爸爸们在保持居住环境卫生的同时，也不要忘记个人卫生，回家后第一时间用除菌香皂洗手，不要把外界病菌带到家中，埋下传染病的隐患。

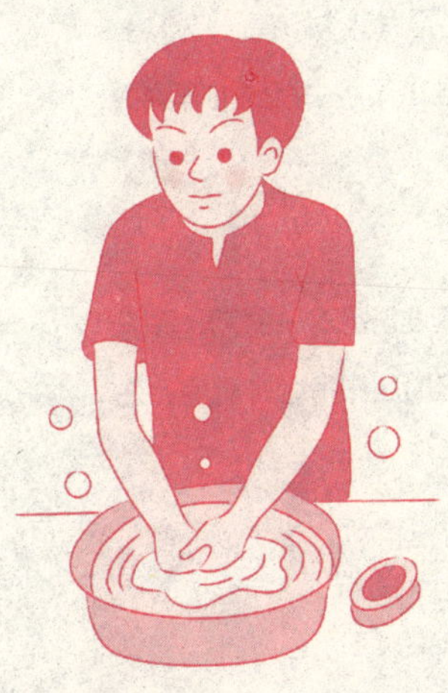

孕期营养滋味

有一些孕妈妈认为野菜的营养价值很高，所以经常吃点野味。野菜虽然清香鲜嫩，但并不是所有野菜均能食用的，尤其是在城市人口密集地区、工厂和居民区附近以及受污染的河流附近的野菜不能食用，还有就是马路边的野菜，因受汽车尾气的污染，含有毒素。吃野菜应作必要的筛选，叫不出名字的野菜不要吃，久放的野菜不要吃，最好现采现吃，确保吃得新鲜，最大限度地吸收营养。为了安全起见，每次煮食前，把野菜放在清水里浸泡两个小时以上，然后再烧煮、食用。

每日胎教

孕妈妈与胎宝宝分别有其独自的神经系统和血液循环机能，但是胎宝宝还是会通过孕妈妈机体的变化，来理解孕妈妈的情感。

日本幼儿开发协会理事长井深大先生曾经利用B型超声波仪对两组孕妈妈和胎宝宝进行观察，结果得出：胎宝宝能够理解孕妈妈的情感。

一组是因为孕妈妈因为担忧而哭泣。从映像来看，胎宝宝开始时，动作比较缓慢，接着是吃惊般的动作，后来动作越来越奇怪了。头部、胸部及腹部抽动着，也曾出现了轻微的痉挛，最后全身抽搐起来。

另一组是孕妈妈因为高兴而哭泣。从映像上看，胎宝宝总是缓慢而不停地活动着。随之，胎宝宝的脉搏跳动也逐步加速，但却没有出现痉挛或其他特殊的动作，一直是比较舒畅的大动作。

孕10月

10个月的孕期生活就要接近尾声了，孕妈妈现在可能会既紧张又激动，既盼望宝宝早日降生，又对分娩的痛苦有些恐惧。这时候需要调整好心态，补充足够的营养，保持充足的体力，耐心等待胎儿的到来。

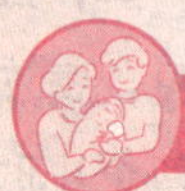

孕妈妈的变化

★胃口好起来了

由于胎儿的先露部位开始下降至孕妈妈的骨盆入口处，孕妈妈对胎儿活动的次数及强度感觉不如以前明显。因胎儿位置的降低，胸部下方和上腹部变得轻松起来，对胃的压迫小了，胃口也好了起来。

★时常感到腹部疼痛

随着预产期的临近，孕妈妈时常感到腹部收缩疼痛，有时，甚至会认为阵痛已经开始，如果是不规则的阵痛，那么这时的疼痛并不是阵痛，而是身体准备适应生产时的阵痛而出现的正常现象。

★子宫为分娩做好准备

子宫逐渐变得潮湿柔软，且富有弹性，这是在为胎儿出生作准备。这一时期，子宫内的分泌物增多，有的孕妈妈会出现子宫口提前张开的现象，这时应保持心神稳定，注意观察身体变化。

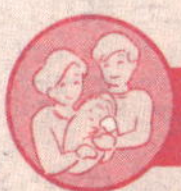

胎儿的成长

★胎儿多大了

满 10 个月时，身长 51 厘米，重约 3200 克。

★胎儿发育成熟

这个阶段的胎儿全身都有皮下脂肪，形成胎儿圆滚滚的可爱体形。覆盖在胎儿身上的胎脂脱离，胎毛也逐渐消失，拥有美丽的玫瑰色肌肤，内脏、肌肉、神经系统也充分发育，已经做好出生后立即呼吸、调节体温与喝奶的准备。

女婴乳房部能触及乳腺组织结节，乳头突出，乳晕明显。男婴睾丸已经下降至阴囊，阴囊皮肤形成褶皱；女婴大阴唇覆盖小阴唇。出生后啼哭声音响亮，四肢运动活泼有力，肌肉组织相当发达，身体维持一定的张力，而非迟缓状态，并有强烈的吸吮、觅食反射。此时，胎儿离开妈妈的子宫，在外界的生活能力极强。

★头部进入骨盆

此时的胎儿头部开始或已经进入了孕妈妈的骨盆入口或骨盆中，这样，也腾出了更多的地方长小胳膊、小腿和小屁股。胎儿在子宫内的剧烈运动变少了，与妊娠 9 月相比，宫内活动次数减少。

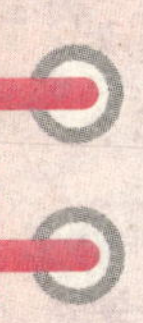

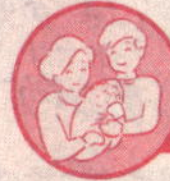

本月孕期检查

超声波检查：为准确掌握胎儿的位置和大小，以及胎盘的位置、羊水量、胎儿的呼吸运动等情况，需要再进行一次超声波检查。

内生殖器检查：通过此项检查可以确定宫颈状态、胎儿的下降程度、产道状态等，为决定分娩方式提供依据。

第253天 孕37周，胎儿的成长

优生百宝箱

本周胎儿身长约50厘米，体重约3000克。在剩余的几周内继续生长，体重继续增加。每天脂肪的生成量达到38克以上。胎儿的大脑仍在发育，却不能像过去那样伸展四肢，但通过蠕动身体也能达到活动的目的。此时胎儿能够继续转动并使头转到下方。肺和其他呼吸器官已经成熟，大多数胎儿出生时可以自主呼吸。大脑内部开始形成髓鞘（包扎着神经纤维）。

胎儿的头现在已经完全进入骨盆，如果此时胎位不正的话，医生通常会建议孕妈妈采取剖宫产的方法分娩。本周末以后出生的小宝贝就可以称为“足月儿”了。这意味着，宝宝随时可能降临人间。

孕期营养滋味

这个时期，保证足够的营养，不仅可以供给宝宝生长发育的需要，还可以满足自身子宫和乳房的增大、血容量增多以及其他内脏器官变化所需求的“额外”负担。另外，孕妈妈如果想尽快摆脱各种产后后遗症的困扰并让虚弱的身体恢复起来，就必须在怀孕第10个月进一步增加维生素C的摄取量。补充维生素C的最佳方式莫过于吃蔬菜和水果了。西芹、白菜、青椒、菠菜、橘子和莴笋是最佳的选择。此外，莴笋还可以对乳汁分泌起到明显的促进作用。

每日胎教

即将临产，孕妈妈要保持轻松愉悦的心情，此时胎教的任务还没有完成。一定要振奋精神，将胎教进行到底。

孕妈妈要常在心里祈求母子平安和顺产，而不要对生产充满焦虑。孕妈妈可以常对胎宝宝说：“我的宝宝，妈妈好盼望这一天。你一定很想和妈妈见面了，是吗”“爸爸妈妈为了迎接你的到来，已经等了10个月”“你不知道你在爸爸妈妈心中是多么重要”“爸爸妈妈很爱宝宝，现在时机马上成熟了，爸爸妈妈好希望宝宝喜欢外面的世界”“要好好和妈妈配合，乖乖地诞生”等。这些充满爱的交流可以促进母子、父子之间情感的建立和心灵的沟通。

此时，孕妈妈一定要调节好自己的情绪，不要对分娩过于恐惧和担忧，忌急躁不安，否则会对胎儿的情绪带来较大的刺激。

第254天 孕37周，孕妈妈的身体变化

优生百宝箱

此时期，从耻骨联合处到子宫底的距离约为37厘米，从脐部到子宫底约为16厘米。子宫口变软，且富有弹性。同时，子宫分泌物会增多，应勤洗澡，勤换内衣。有些孕妈妈的乳房会分泌少量乳汁，为哺乳作准备。这时胎儿在母腹中的位置仍然不断下降，所以孕妈妈会感到下腹有坠胀感。由于子宫压迫，孕妈妈常感到有尿意和便意，便次增加，阴道分泌物也更多了。大多数孕妈妈此时睡眠质量发生变化，夜间容易失眠。但切记不可吃安眠药。

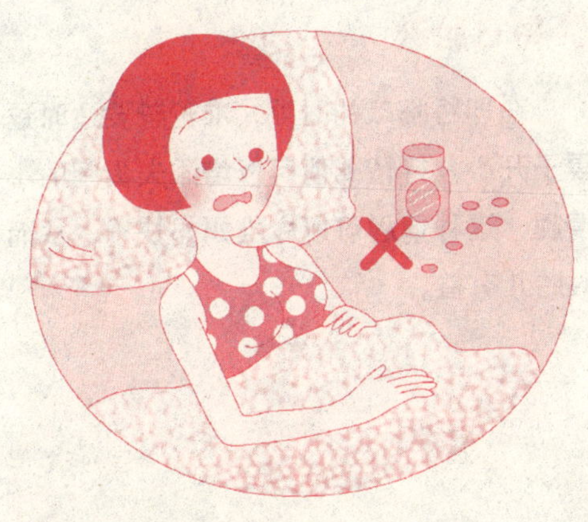

孕期营养滋味

在妊娠的最后1个月，孕妈妈一定要保证充足的营养，以蓄积体力，为分娩作准备。在此期，孕妈妈饮食应注意以下几方面的问题。

在保证每天所需热量的前提下，增补较完善的蛋白质，要求动植物类蛋白质食品同时搭配吃。同时监测血锌、铜和碘的情况，注意血钙低时对缺锌的掩盖现象。

增补DHA食品或鱼类DHA营养品，以便促进胎儿大脑神经元和视网膜光杆细胞膜磷脂的合成。最好保持血清DHA含量在每毫升不低于60微克。

每日胎教

对于分娩的恐惧，也会给胎儿的情绪带来较大的刺激。在分娩过程中，母体产道产生的阻力和子宫收缩帮助胎儿前进的动力相互作用，会给你带来一些不适，这是十分自然的现象，不用害怕、紧张。你的承受能力、勇敢心理，也会传递给婴儿。

细节备忘录

随着身体负担越来越重，体力大减，身体容易疲倦。这时，一定要注意充分休息和保持足够睡眠。只要感到累就要休息，不要勉强，避免引起高血压，也为越来越临近的分娩储备力量。

第255天 为宝宝到来而时刻准备着

优生百宝箱

离分娩的日子越来越近了，大约在预产期前两周就要开始做好准备。不要对分娩过程过于担心。经过多次产前检查，又听过多次分娩知识讲座，孕妈妈应该认识到分娩是正常的生理现象，分娩要经历一个过程，只要与医护、助产人员密切配合，这个过程并不十分艰难。一般均是到做产前检查的医院分娩。如果产前检查发现孕妈妈存在贫血、心脏病、妊娠高血压综合征、胎位不正、骨盆狭小、双胎等特殊情况，应按医嘱提前待产，以免发生意外。孕妈妈在预产前几天要勤换内裤，每天用温水清洗外阴、大腿内侧和下腹部。临产前应再清洗一次，尽量保持外阴清洁。应把入院分娩所需要的物品整理好并放置一处，以备用时迅速拿取。

孕妈妈自己的物品：

1. 围产期保健卡、准生证、身份证和钱。

2. 两件前开口的睡衣、一件长袍和一双拖鞋。

3. 超长卫生巾5包，卫生纸和几条换洗内裤。

4. 哺乳胸罩和一次性乳垫。

5. 脸盘、毛巾、便盆等洗浴用品。

6. 准备好碗、吸管、水杯等餐具。

7. 准备一把极柔软的牙刷，及时刷牙，避免分娩后对牙齿造成伤害。

8. 水果、小点心等。

婴儿需要的物品：

包被、奶瓶、水瓶、小毛巾、连体衣、纱布、湿纸巾、纸尿裤、布尿布、润肤露等。

孕期营养滋味

可选择体积小、营养价值高的食物，如动物性食品；少吃体积大、营养价值低的食物，如土豆、红薯；适当限制甜食、油炸食品及肥肉的摄入，油脂也要适量；少吃过咸食物，每天摄盐控制在5克以下，不宜大量饮水。

每日胎教

在即将临产的时期，准爸爸要适时逗妻子开心，打情骂俏可以增添夫妻间的小情趣，这种情趣可以令准妈妈快乐，从而对胎儿有益。

细节备忘录

这个时期，由于胎儿会向下滑动，减轻了对胃部的压迫，食欲随之增加，很容易暴食。分娩之前不要放松警惕，应坚持有规律的生活，注意控制体重。

第256天 胎儿“压力大”，孕妈妈及时查

优生百宝箱

胎儿在子宫内缺氧的状态称为“胎儿窘迫”。通常所说的胎儿窘迫是指急性胎儿窘迫，常发生于分娩期。慢性胎儿窘迫多见于妊娠末期，系因胎盘功能不全所致，主要表现为早期可见胎心率过速（每分钟超过160次），继而减慢（每分钟100次~120次），胎心音弱且不规则，羊水混浊，胎动早期躁动频繁，继而减少或消失。

发生胎儿窘迫的诱因有母体血氧含量不足、胎盘病变或血行受阻、胎儿因素等。

为了及时应对胎儿窘迫，孕妈妈要加强产前检查与孕期保健，加强分娩期监护，严密观察产程，及时掌握产程进展情况，如产力、产道、胎位、破膜等情况，随时确定分娩方式。

孕期营养滋味

我国一些地方有给孕妇吃糯米甜酒的习惯，认为其具有补母体、壮胎儿的作用。其实不然，糯米甜酒中主要成分是酒精，吃糯米甜酒和饮酒一样，只是糯米甜酒的酒精浓度比普通酒低。但即使微量酒精，也可以通过胎盘进入胎儿体内，使胎儿大脑的分裂受阻，而致发育不全。如果中枢神经系统发育受阻碍，会造成胎儿畸形和智力低下。

每日胎教

孕妈妈想象躺在太阳下，金色的阳光透过你的皮肤，沐浴着你的胎儿、你体内的器官和你的肌肉与骨骼。感觉你整个人里里外外因为太阳的能量和温暖而散发出光辉。

现在吸气、吐气，吸气、吐气，尽可能做深呼吸。每一次你吸气时，想象你正吸入太阳温柔、散发着光辉的温暖，想象阳光以能量和健康浸透你和你胎儿的身体，想象阳光扩散开来充满你身体的每一部分，想象阳光不断扩散直到它以明亮橙黄的光辉包围着你。

现在想象那种光辉在你身体感到紧张或不适的地方显得特别明亮，想象那种光辉在紧张或不适的地方不断震动激荡着，直到疼痛和紧张完全消除为止。

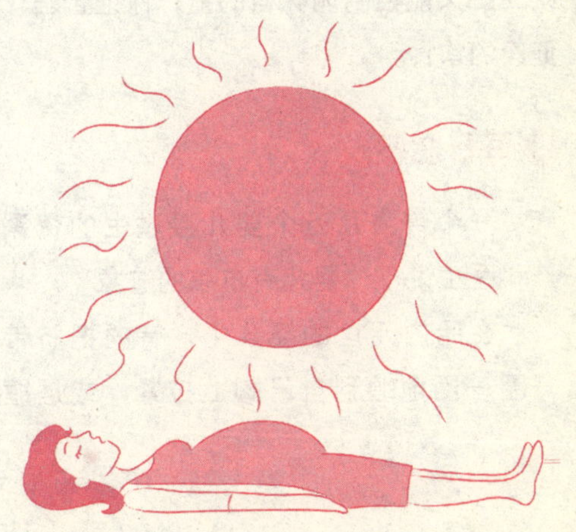

第257天 孕10月孕妈妈必须了解的事

优生百宝箱

进入怀孕第10个月，为了尽早发现异常状况，产前检查要一周一次；每天洗澡尤其是注意外阴的清洁；避免对自己身体产生不利的动作和姿势尤其是压迫腹部；要摄取充分的营养和保证睡眠；此时期的孕妈妈随时都有可能破水、阵痛而分娩，应该避免独自外出或长时间在外。此时适当的运动仍不可缺少，但不可过度，以免消耗太多的精力而妨碍分娩，营养、睡眠和休养必须充足。

孕期营养滋味

拒绝快餐店的诱惑。快餐店的烹调方法常是高油、高盐、高糖，其所造成的后果当然是高胆固醇、高卡路里。所以，要减少在外就餐的机会，尽量自己动手做菜，既卫生又能控制调味料的量，保证合理、健康的饮食。

每日胎教

一个曾为几万个婴儿接过生的资深产科医生说，“婴儿有自杀的迹象”。

在胎内死亡的婴儿中，有的把脐带一圈一圈地缠到自己脚上拉紧，或是缠到自己脖子上。看到婴儿以这种姿态死亡的情景，这位医生认为，这只能被认为是按自己意志而为之。

关于人体分娩的机制，不可思议的东西还很多。但可以说，阵痛的根源是子宫收缩。如同挤软管的一端把其中的东西挤出来一样，子宫收缩是把婴儿推到产道，这时产道缓缓充分扩张，婴儿顺利出生，这称为“平安分娩”。反之，产道不充分扩张，子宫收缩想把婴儿挤出来，这是“难产”。即婴儿有出生的意志、子宫收缩、产道扩张这三个条件适时地出现时，婴儿便不受苦平安出世。所以，现在医学界有这样一种推断：如果胎教实施得正确，胎儿是快乐的，就会有出生的欲望，就会使母亲的生产过程痛苦相应减小，相反，生产过程就会漫长痛苦。

细节备忘录

为了避免胎宝宝过期妊娠，孕妈妈要在妊娠最后一个月适当地催催胎宝宝，比如平时可爬单元楼内的楼梯，或者在准爸爸陪护下到有绿色植物的公园里散散步等。

第258天 和“亲密接触”来个短暂的告别

优生百宝箱

在怀孕的最后1个月里，夫妻间必须对“亲密接触”喊停，因为这个时期的孕妈妈阴道的分泌物增多，外阴部不仅容易溃烂，而且对细菌的抵抗力也减弱。被细菌感染后，症状加重就有流产的危险。再加上“亲密接触”会导致子宫口张开，就非常容易引起细菌感染，特别容易引起早产，对于这时的准爸爸来说，一定要理解妻子，克制自己，为了自己健康的宝宝，有什么做不到的呢？温柔的拥抱和轻轻的爱抚，同样可以感受到彼此的浓浓爱意。

孕期营养滋味

在孕晚期最后1个月，应该限制脂肪和碳水化合物等热量的摄入，以免胎儿过大，影响顺利分娩。为了储备分娩时消耗的能量，孕妈妈应该多吃富含蛋白质的食品。另外，在这个月里，由于胎儿的生长发育基本成熟，应该停止服用钙剂和鱼肝油，以免加重代谢负担。

每日胎教

因为孕晚期的胎儿的各项器官已经非常成熟了，所以准爸爸和准妈妈可以进行“复合式”胎教，比如一边进行抚摸胎教，一边进行音乐胎教。今天推荐一个能消除产后抑郁的抚摸胎教法（配合舒缓的音乐进行）。

1. 双手握住整个脚背，模仿掰开一个苹果的动作进行按摩，重复4次~5次。

2. 大拇指和食指依次抓住5个脚趾中的每一个向上提拉。

3. 握住脚底向后扳，重复4次~5次。

4. 大拇指在脚踝侧边的子宫反射区上依照逆时针方向画圆。

5. 两手的大拇指从左右两侧对应着挤压脚底中心的涌泉反射区。一共挤按3次，每次4秒钟。也可以用一只大拇指进行按摩。

在施行“复合式”胎教时，孕妈妈不要长时间躺着，以免增大的子宫压迫下腔静脉，导致胎儿缺氧。最好半卧在沙发或躺椅上。听音乐时，应随乐曲产生美好的联想，并对宝宝加以深切的期望和倾注全部的爱。

细节备忘录

此阶段胎儿生长迅速，子宫增大很明显，对任何外来刺激都非常敏感。夫妻间应尽可能停止性生活，以免发生意外。若一定要有性生活，必须节制，并注意体位，还要控制性生活的频率及时间，动作不宜粗暴。

第259天 注意临近分娩的征兆

优生百宝箱

到了妊娠末期的临产月份，孕妈妈要注意产前征兆。分娩并不是突然开始的，而是逐步发展到这一步的，事先就不断地发出了信号，即征兆。分娩征兆的表现列举如下。

1. 上腹部压迫症状减轻。胃胀、吐酸水、烧心、食欲不振等症状明显减轻或消失，呼吸不畅的状况有所改善，上腹部会感到轻松，这是因为妊娠36周后子宫和产道变软，子宫下移，胎儿下降到骨盆，缓解了对上腹部的压迫。

2. 不规律的宫缩。腹部阵阵无规则的发紧，叫宫缩。宫缩间隔时间不等，可能10多分钟1次，也可能1小时以上1次，没规律，每次持续几分钟到十几分钟不等。尤其在疲劳和兴奋时，更易出现这种现象，称为前驱宫缩或前阵痛，是临近分娩征兆之一，但与真正的产前有规律的宫缩不同，不要紧张。

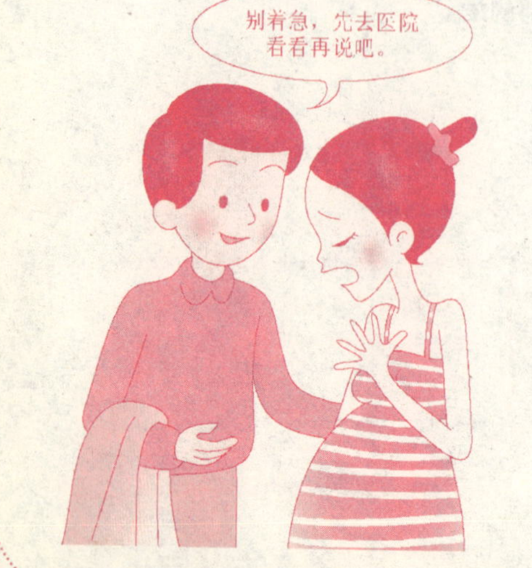

3. 尿频。由于下降的胎头压迫，导致膀胱存尿量少，有点儿尿就感到憋尿，要上厕所，并非有泌尿系统疾病，而是临近分娩征兆之一。

4. 阴道分泌物增多。为准备分娩，子宫颈管张开，所以分泌物增多，这些分泌物呈透明或白色黏稠状。

5. 腰痛。腰痛、大腿根胀及抽筋、趾骨部痛、步履维艰，这是由于胎儿头部下降，压迫骨盆内神经而表现出的症状。

孕期营养滋味

美国一项研究显示，每天食用一定量的优质黑巧克力可降低孕妇患先兆子痫的风险。

每日胎教

在临产前，孕妈妈一般都会有一些心理变化，会有种种的担心，令她们变得焦虑不安，情绪低落。焦虑紧张不仅会影响产妇情绪还会消耗她们的体力，使其对疼痛的敏感性增加，从而不利于胎儿的健康。

第260天 孕38周，胎儿的成长

优生百宝箱

38周的胎儿身长变化不大，约为50厘米，体重3100克左右。胎儿的头现在已经完全入盆，胎儿的头部在盆内摇摆，周围有骨盆的骨架在保护，这样会很安全。这样的位置也有利于胎儿有更多的空间放自己的小胳膊、小腿。现在胎儿身上覆盖着一层细细的绒毛，大部分白色胎脂逐渐脱落，胎儿的皮肤开始变得光滑。

很多胎儿的头发已长到1厘米~3厘米长。这时头发的长度和密度与小家伙出生后头发质量的关系并不是绝对的，不用太在意。

胎毛和胎脂都已经逐渐脱落、消失，这些物质及其他分泌物会被小家伙随着羊水一起吞进肚子、贮存在肠道中，变成黑色的胎便，在出生后的一两天内排出体外。

孕期营养滋味

处于孕晚期的孕妈妈喝牛奶的次数和数量比前一时期要有所增加，一般是早餐一杯牛奶，晚上一杯牛奶。建议孕妈妈临睡前饮用，这样有利于身体充分吸收牛奶中的钙质。

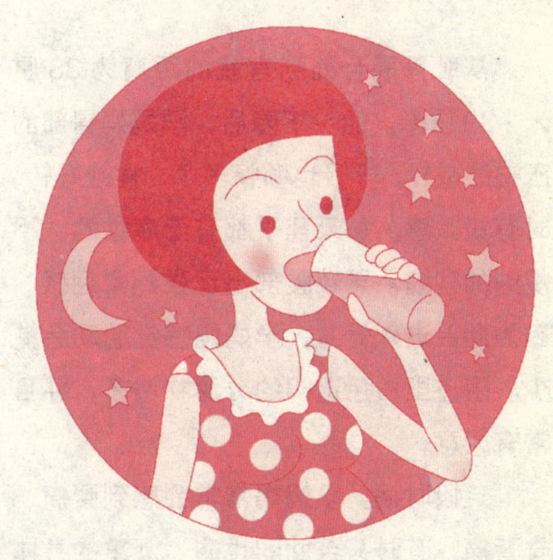

每日胎教

准爸爸要有意识地对孕妈妈进行精神刺激，如前文提到的，准爸爸可以趁妻子不备时给将要出生的孩子买漂亮的衣物，或给妻子买一件纪念品，给妻子一个意外的惊喜。在临产时，准爸爸更要多方帮助和鼓励妻子克服分娩时的紧张情绪，坚信分娩顺利。这些有益的刺激，将给胎儿日后坚强、自信的性格奠定基础。

实施以上精神刺激法要在妻子毫无心理准备，心情最好的时候，并且这种精神刺激，时间不要过长，次数不要过多。

第261天 孕38周，孕妈妈的身体变化

优生百宝箱

从耻骨联合处到宫底的距离为38厘米~39厘米。胎头下降后，孕妈妈胃部的压迫感减轻，呼吸也顺畅多了，食欲好转，时有饥饿感。每天几乎都有无痛性的、不规则的宫缩，导致腹部出现强烈紧绷感。因为胎头进入骨盆，孕妈妈感觉胎动会减少。阴道里白色透明的分泌物增多，并且常有尿意。

这段时期，孕妈妈常常会感到腰痛、脊背痛，有时甚至肋间也痛。沉重的身体加重了腿部的负担，时常出现抽筋和疼痛。尽管身体越发沉重，但是一定要记住，产前经常做力所能及的活动对即将到来的分娩会大有帮助。

孕期营养滋味

在妊娠末期，消化器官功能减弱，所以孕妈妈容易发生便秘。多吃海藻类和含膳食纤维丰富的蔬菜能防止便秘。要注意少吃含脂肪和热量多的食物，以免胎儿过大造成难产。

此期母体代谢增至高峰，并且由于胎儿长大，子宫增大，孕妈妈仍要少食多餐。有水肿的孕妈妈要控制食盐用量。如有条件，可以食用磷脂、螺旋藻及免疫球蛋白。

每日胎教

预产期越来越近，孕妈妈难免会感到焦虑和紧张，主要是担心自己和胎儿出现各种不测，以及害怕分娩。这个时期的胎教，准爸爸的角色特别重要，应加强对妻子的呵护，注意妻子的情绪，和她一起学习分娩知识，以平常之心来迎接分娩。

随着临产期的一天天临近，腹部开始抽痛，心中忐忑不安，全身都进入分娩的准备状态，这时心里再怎么努力保持平静，也难免会紧张。因此，妊娠最后一个月胎教实际上是最难坚持的。不过，可以将前期进行的胎教回顾一下，尽最大的努力迎接分娩的到来。

细节备忘录

心情莫名烦躁时，可以和丈夫一起预演分娩的全过程。练习分娩呼吸法，丈夫应该帮助妻子按摩肩膀和四肢，舒缓妻子身体的不适，抚慰妻子焦虑的心情。妻子应该为顺利生产练习拉美兹呼吸法和放松法，努力以愉快的心情迎接宝宝的到来。

第262天 有助分娩的胸式呼吸法

优生百宝箱

孕妈妈如果能在分娩之前经常练习呼吸技巧，一旦临产就会心中有数，镇定自若。

胸式呼吸法：仰卧，双手放在胸腔，闭上嘴从鼻子慢慢吸气，胸腔充分打开，吸足气后，再轻轻地呼出，2次~3次后，再进行短促而又表浅的呼吸，两者交替，呼气量与吸气量相同，反复进行几次。每天坚持做。这个呼吸法在产前阵痛时能镇定情绪，减轻痛苦，又能使体内充分吸入氧气，促进血液循环，而且大口吸气，能增加腹内的压力，促进分娩。

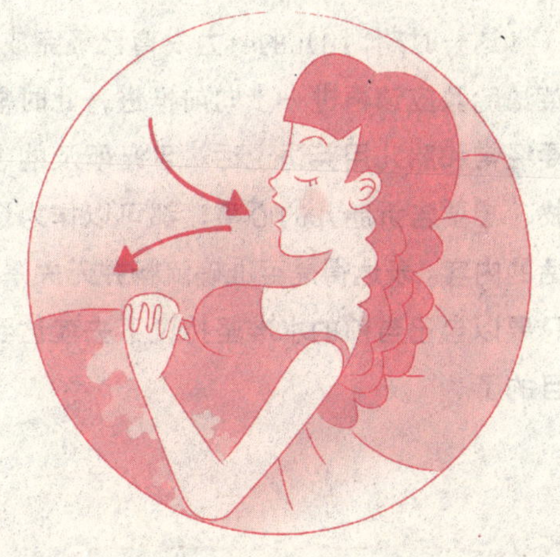

在练习胸式呼吸法时，孕妈妈们别忘了及时关注胎儿胎心和胎动的状况，一般正常时每小时胎动在3次以上，12小时胎动在30次以上表明胎儿情况良好。

孕期营养滋味

有些孕妈妈在孕晚期为了补充营养，喜欢吃宵夜，其实是不好的。吃宵夜不但会影响睡眠质量，还会导致肥胖，且产后不易恢复。如果孕妈妈真的想吃宵夜，必须先弄清是因为肚子饿还仅仅是一种无意识的习惯，如果纯粹因为肚子饿想吃宵夜，建议最好在睡前2小时~3小时吃完，且避免高油脂高热量的食物，如油炸食物、披萨、各式零食等。

推荐食谱：话梅清香手剥笋

材料：鲜笋500克，九制话梅75克，桂皮1段，香叶2片，盐15克，糖25克。

做法：将鲜笋洗净后切去老根，纵向从中间切一刀，将笋一分为二，再对开成一半。锅中倒入水（水量以能没过笋为准），水开后，下入鲜笋，煮一分钟后捞出，以去除笋的涩味。另取一只锅，放入香叶、桂皮、话梅、盐、糖和焯好的笋，然后倒入水（水量以能没过笋为准），大火煮开后，盖上盖子，转中火煮20分钟左右。

每日胎教

如果孕妈妈心情烦躁，不妨将音乐打开，拿起笔，简单地描述一下窗外的景象或者对宝宝想说的话，使身心放松下来。

第263天 理性选择分娩医院

优生百宝箱

原则上应选择孕期体检的医院进行分娩，在此期间应注意了解以下事项：

了解医院基础设施。通过多种渠道收集一下相关信息，了解医生情况。可以先听听护士的介绍，向同事、朋友和亲戚中生过宝宝的人打听一下，不要被广告所迷惑。

了解医院人性化设施。了解一下医院是否提供妊娠培训班。有的医院专门开设妊娠培训班，指导孕全程。有的医院倡导母乳喂养，并给予相关指导，如教哺乳方法和乳房按摩技巧等。了解一下是否可以提前住院待产。需要的话，还可以了解一下准爸爸是否可以进产房陪产。了解医院是否提供导乐式分娩（由助产士一对一陪伴新妈妈）、产后有无专人护理等。

医院的位置很重要。分娩时，车是否能很方便地抵达医院、住院的相关事宜等，也是需要考虑的因素，所以，最好能选择附近的医院。

孕期营养滋味

这一周可以吃一些有补益作用的膳食，以便更好地积蓄能量，迎接宝宝的到来。还可以吃一些淡水鱼，因其具有促进乳汁分泌的作用，为宝宝准备好充足的初乳。

党参淮山排骨汤

原料：排骨500克，党参30克，淮山药30克，莲子60克，红枣8个。

制作方法：

1. 淮山药、莲子（去心）洗净后，用清水浸半小时。

2. 党参、红枣（去核）洗净；排骨洗净，切块。

3. 把全部用料放入锅内，加清水适量，武火煮沸后，文火煲2小时～3小时，下盐调味即可。

每日胎教

这一时期，胎儿的听力发育已经完成，英语胎教应该再进一步向前推进，此时需要经常和胎儿用英语说话。目光所及的事物、想要告诉胎儿的心事，都可以作为谈话的内容。表达得是否准确流畅并无关系，只要以自己当前的水准坚持说下去就达到目的了。

细节备忘录

在医院的选择上没必要追求过高的消费，要量力而行，理性消费。

第264天 关于侧切手术

优生百宝箱

侧切，是顺产过程中一个极小的手术，医学上称之为会阴切开术。会阴是指阴道出口和肛门之间几厘米的狭窄部分，没有开始分娩时，它是紧绷绷的，当阵痛开始变成有规律的正式阵痛时，它就变得像年糕一样软了。这是一种叫做前列腺素的激素被大量分泌而引起的变化，为使胎儿顺利娩出，会阴必须变得柔软并要具有良好的伸展性。当分娩进行到从产道出口就可以看见胎儿的头部，以至于到不用力时也能看见胎头时，会阴被胎儿压迫着伸展，渐渐变得像纸一样薄。

当胎儿即将娩出时，助产士为了保护产妇的会阴，帮助其伸展，防止裂伤而实施会阴切开术。如果会阴具有良好的伸展性，并足够胎儿头部娩出，就不需要将其切开，也不会出现自然裂伤。而事实上，只有10%的初产妇的会阴伸展性极好而能不发生裂伤地娩出胎儿。若会阴的伸展性不佳或胎儿的心跳缓慢，健康状况出现危险时，就必须实施会阴切开术，帮助胎儿娩出。

孕期营养滋味

鸡蛋是孕妈妈孕期当中不可缺少的营养饮食，它含有的卵黄素、卵磷脂、胆碱对神经系统和身体发育有利，能益智健脑、改善记忆力、促进肝细胞再生。鸡蛋吃法多种多样，就营养的吸收和消化来讲，煮鸡蛋是最佳的吃法，但要注意细嚼慢咽，否则会影响吸收和消化。

每日胎教

孕妈妈们别忘了坚持每天进行音乐胎教，时间以5分钟左右为宜，怀孕后期可以选择以下音乐：柴可夫斯基芭蕾音乐《胡桃夹子》，德弗札克《幽默曲》，莫扎特《一首小夜曲》，维瓦尔第小提琴协奏曲《和谐的灵感》第一乐章快板，小约翰·施特劳斯《蓝色多瑙河圆舞曲》，克莱斯勒《爱之欢乐》，圣桑《动物狂欢节》中第13曲《天鹅》等。

细节备忘录

产妇会阴切开后，阴道和会阴大约在一周内愈合，再经过一段时间即可完全恢复正常，阴道仍然可以保持良好的弹性。所以，在做会阴侧切时，产妇不必太过恐惧。

第265天 你准备好分娩了吗

优生百宝箱

孕妈妈在分娩前对产房环境要有所了解，既可以消除对分娩的紧张情绪，也有助于分娩时较好地配合接生。

产床。产床上设有利于孕妈妈分娩的支架，有些部位可以抬高和降低。

胎儿监测仪。可时刻记录下宫缩和胎儿心跳，通过这种仪器可以了解胎儿情况。

保温箱。因早产儿的热量易于丧失，为防止体温降低，有时需要将其放入保温箱内。

吸氧设备。宫缩时胎儿的血液和氧气供应都会受到影响，吸氧会使孕妈妈的氧气储备增加，增加对宫缩的耐受能力，对孕妈妈和胎儿都有好处。

吸引器。胎儿在母体内处于羊水包围之中，口腔和肺内有一定量的羊水存在。新生儿受到产道的挤压，羊水被挤压出去，可减少肺部疾患的发生。少数新生儿口腔内仍有羊水，甚至还会有胎粪，就需要用吸引器吸出，这是产房必备的设备之一。

孕期营养滋味

这一阶段，胎儿的神经开始发育出起保护作用的髓鞘，发育过程将持续到出生。髓鞘发育依赖于维生素 B_{12}，这种维生素几乎只存在于动物制品中。因此，孕妈妈要保证每天吃一些精瘦肉或家禽，吃足够的低脂肪奶制品。吃素的孕妈妈要补充维生素，吃强化早餐麦片，保证吸收足够的维生素 B_{12}。

维生素 K 对血液凝结很重要，人的一生都需要它，对即将生产的孕妈妈来说尤其重要。应多食用椰菜、芥蓝、菠菜、青豆、强化早餐麦片和全麦面包。

每日胎教

孕后期，孕妈妈时常出现焦虑情绪，建议孕妈妈用各种胎教方法来缓解这种负面情绪，让心灵得到放松。

听音乐。在你感到情绪焦躁不安的时候，不妨借助音乐来使心灵恢复平静祥和。采取一种你觉得最舒服的姿势，躺在床上，或者靠墙而坐，静静地聆听自己喜欢的音乐，让自己的情感充分融入音乐的美妙意境中去。

倾听自然之声。每天清晨，在睁开眼睛之前，先聆听下窗外的声音，风声、鸟鸣或是雨点敲打窗棂的声音，这些来自大自然的声音会彻底放松你的心情。

想象。这也是一种很好的消除紧张的方法，当然，前提是你要想象一些“美好的事情”，或是“美好的事物”，比如，想象一下“宝宝”未来的样子。

第266天 分娩即将开始

优生百宝箱

妊娠后期接近预产期的时候，夫妻都关心分娩的到来，那么，怎样才能知道快要临产了呢？一般来讲，孕妈妈在足月前后出现以下情况之一者，说明分娩即将开始，应该住院待产。

1. 出现规则的子宫收缩

当出现有规律的子宫收缩，每隔10分钟~15分钟1次，每次持续时间几十秒钟，即使卧床休息宫缩也不消失，而且间隔时间逐渐缩短，持续时间渐渐延长，收缩的强度不断增强，这就是临产的开始，应该立即去医院待产。

2. 阵痛

阵痛指周期性的子宫收缩。起初每30分钟或1小时，有10秒~20秒的腹部张力，然后间隔时间越来越短。到了每10分钟1次规则的阵痛，就意味着分娩要开始，必须入院了。待产妇早一点儿入院较安全。

3. 见红

分娩开始之前24小时内阴道会排出一些血性黏液，俗称"见红"。所以，当产妇"见红"时，表示24小时内即将分娩，应该立即去医院待产。

4. 破水

由于子宫收缩不断加强，子宫内羊水压力增加，羊膜囊破裂，"胞浆水"流出，此时称为破膜。大多数产妇是在临产后才破膜，仅有少数产妇临产前破膜，称为"早破水"。这时，应立即平卧送医院待产，一般在24小时内临产。此外，以往有急产、过期产的孕妇，以及产道、胎位异常和其他合并症的产妇，要根据具体情况决定住院。

孕期营养滋味

西红柿所含的番茄红素是一种可以帮助防止某些癌症的抗氧化剂。同时西红柿还提供了丰富的维生素A、维生素C、钾和植物化学物质，所以孕妈妈们最好能保证每天吃一些西红柿，最正确的食用西红柿的方法是炒熟吃，因为只有炒熟的西红柿才能更好地抗癌。

每日胎教

当孕妈妈感到精神紧张时，为了立即放松，可用快速放松法锻炼。深深吸气，使肺部完全被气体充满，然后慢慢从口中呼出，让气流带着紧张情绪从头顶流向脚趾。当气流完全排出，再吸气，将肺充满，然后轻轻呼气，同时依次放松前额、肩、手、腹部和腿。呼气能清除身体的紧张情绪。无论任何时候，只要感到紧张就做深呼吸。

第267天 做好分娩前的准备工作

优生百宝箱

一般来说，分娩前应做下列准备工作。

1. 精神准备要充分

对分娩要有正确的认识，以愉快的心情迎接婴儿的降临。重视并积极接受产前教育和分娩知识，学习、掌握分娩时的呼吸动作。正确认识临产先兆和临产表现，并熟悉处理方法。这样可以避免分娩时的紧张和惊慌，有利于胎儿顺利娩出。

2. 物品要准备齐全、充足

应把入院分娩所需要的物品整理好并放置一处，以备用时迅速拿取。

3. 做好身体准备

预产前两周随时有发生分娩的可能。分娩前两周，孕妈妈每天都会感到几次不规则的子宫收缩，经过卧床休息，宫缩就会很快消失。这段时间，孕妈妈需要保持正常的生活和睡眠，吃些营养丰富、容易消化的食物，如牛奶、鸡蛋等，为分娩准备充足的体力。

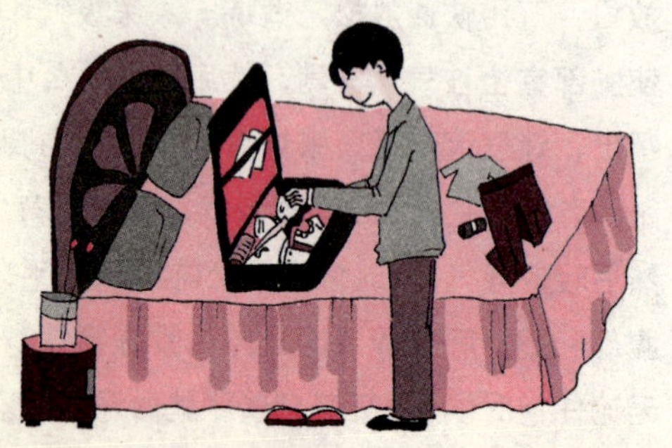

孕期营养滋味

尽管孕妈妈食用动物肝脏有一定的好处，但过食猪肝，大量的维生素 A 会很容易进入体内，对胎儿发育危害很大，甚至会致畸。

推荐每日摄入食物量：

主食（面、米）：200 克 ~250 克

豆类及豆制品：30 克 ~60 克

蛋类：50 克 ~100 克（1 只 ~2 只）

新鲜蔬菜（以绿叶蔬菜为主：500 克 ~700 克）

牛奶：300 克 ~500 克

畜、禽、鱼、肉类：200 克

动物肝脏：50 克（每周至少 1 次）

水果：200 克

食用植物油：30 克

每日胎教

在分娩前保持良好心理状态十分重要，它关系到分娩时能否顺利。然而越到临近分娩的时候孕妈妈可能会精神越紧张，这时就要开始防止失眠了。多看些关于分娩的资料会让你对未知的事情有所了解，减轻不必要的心理负担。与爱人、家人、朋友经常沟通也会减轻你的精神压力。

第268天 需提前入院待产的情况

优生百宝箱

经系统产前检查，如果发现孕妇有下列情况，就应按医生建议提前入院待产，以防发生意外。

存在妊娠合并内科疾病，如心脏病、肺结核、重度贫血、肝肾疾患等。

有急产史和不良生育史，如流产3次以上、早产、死胎、死产、新生儿死亡或畸形儿史等。

本次妊娠出现某些异常现象，如过期妊娠、妊娠高血压综合征、羊水过多、羊水过少、前置胎盘、胎位不正等。

经医生检查确定骨盆及软产道有明显异常者。

其他特殊情况，如高龄产妇、身材矮小等。

孕期营养滋味

推荐食谱：鸡蛋炒苦瓜

材料：苦瓜300克，鸡蛋3个，葱花、姜丝各5克，盐、鸡精各2克，白糖少许。

做法：

1. 将苦瓜去皮、去瓤、洗净，对剖成四瓣，再切成薄片，加盐腌制10分钟后挤出苦水，用清水反复清洗几次，沥干备用。鸡蛋磕入碗中，搅散备用。

2. 锅中油烧热，倒入鸡蛋液炒成蛋花，盛出待用。锅中留少许底油烧热，先下葱花、姜丝炒香，再放入苦瓜片、蛋花、盐、鸡精、白糖翻炒均匀即可。

花生鱼头汤

材料：鱼头1个，花生200克，腐竹1根，红枣适量，盐适量。

做法：

1. 花生洗净，用清水浸泡半小时；腐竹洗净，浸软，切小段；红枣洗净，去核；鱼头洗净，切开两边，下油锅略煎两面。

2. 花生、红枣放沙锅中，加清水适量，煲1小时，放入鱼头、腐竹再煲1小时左右，最后加盐即可。

每日胎教

这个时候，需要重新布置一下居室环境以迎接宝宝的到来。丈夫应尽力而为，按照妻子的心愿，布置好孕妈妈和新生儿的房间。同时，丈夫还要抽出时间参与胎教，让胎儿在母体内就感受到父爱。

从智力和创造力的发育来看，接受过胎教的孩子日后会较早开口说话，喜欢唱歌、书法和绘画，而且擅长英语会话。这是因为胎教激活了孩子的大脑，促使孩子发育成为智力和创造力出众的人。

第269天 顺利分娩"三剑客"

优生百宝箱

分娩需要产力、产道、胎儿三要素的紧密配合，只有这三者取得很好的平衡，分娩才能顺利地进行。产力是指将胎儿从子宫内逼出的力量。正常情况下，子宫收缩应有一定的强度和频率，并持续一定的时间。随着产程的进展，强度要加强，持续时间要延长，这样才能在第一产程中使子宫颈口逐渐开全，胎儿先露部逐渐下降。产道是胎儿娩出的通道，分为软产道和骨产道。软产道指的是子宫颈管、子宫口至阴道、骨盆底肌肉这一部分。临近分娩时，软产道会被胎盘分泌的激素软化并伸展，以适合胎儿通过。而骨产道指的是包围着软产道的骨盆部分。分娩时，在胎盘分泌的激素影响下，耻骨的结合部位变得松弛，整个骨产道慢慢打开。

正常情况下，产力推动胎儿下降，在下降过程中克服产道阻力而正常分娩；反之，若产道或胎儿异常也可影响产力，引起产力异常。

孕期营养滋味

增强体力小帮手——沙锅牛肉

材料：黄牛肉250克，母鸡肉60克。

调料：老姜、花椒、绍酒、精盐、橄榄油各适量。

做法：黄牛肉剁块，冷水泡半小时，氽水；母鸡肉剁块，氽水。沙锅中放入牛肉块、鸡肉块，加老姜、绍酒、精盐、花椒、清水，大火烧开，撇去浮沫，转小火煲至牛肉酥烂，淋上橄榄油即成。

功效：营养丰富，富含优质蛋白质，有补脾胃、益气血、强筋骨的作用，是孕晚期孕妈妈增强体力的上好食物补充。

每日胎教

因为生理原因，孕妈妈会出现便秘现象，不仅对身体有害，更不利于分娩。适当的运动，不仅可以解除便秘，还可以增强心脏的功能，保证供给胎儿足够的氧气，有利于胎儿的正常发育，减缓妊娠期间出现的腰腿痛、下肢浮肿、心慌气短、呼吸困难等症状。因此，这一周，孕妈妈应注意坚持适量的体育活动，以求把便秘症状减小到最低程度。

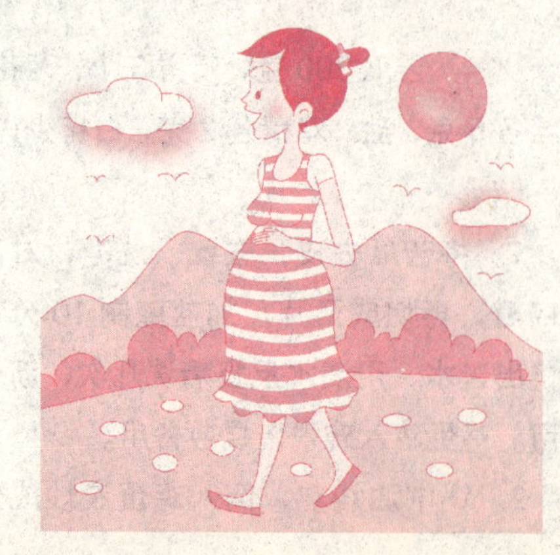

第270天 出现急产怎么办

优生百宝箱

子宫收缩的节律性正常，但收缩力过强过频，如头盆对称，宫颈口在很短时间内迅速扩张，分娩在短时间内结束，总产程不足3小时者，称为急产。

孕妈妈一旦在家里发生急产，孕妈妈及家人千万不要慌，可以先打急救电话请求帮助。这时孕妈妈一定不要急于用力，躺在床上，臀下垫上毯子或毛巾被以使体位舒适，家人用肥皂水清洗孕妈妈的外阴及肛门区。当胎头露出阴道口时，鼓励孕妈妈大口喘气，不要屏气用力。轻轻按压胎头，帮助胎头娩出，再轻轻上抬胎头，帮助后肩娩出。当后肩娩出后，胎体其余部分随之娩出。胎儿娩出后包在毯子或毛巾被里保暖，用干净柔软的布擦净婴儿口腔内的黏液，这时不要牵拉脐带，要等待胎盘自然娩出后，用干净的布或纸包起来，不要断脐，将胎盘放在高于婴儿的地方，或者与婴儿高度相同的地方。用毯子或被子给新妈妈和婴儿保暖，等待急救中心医务人员的到来。

孕期营养滋味

推荐食谱：清汤鳗鱼丸

材料：鳗鱼肉300克，豌豆苗50克，蛋清1个。

调料：料酒、葱姜汁、精盐、香油各适量。

做法：

1. 鳗鱼肉从中间片开，剔去鱼骨、鱼刺、鱼皮，剁成末，放入容器内，加入蛋清、料酒、葱姜汁、精盐顺一个方向充分搅匀上劲。

2. 锅内放入清汤、葱、姜，用大火烧开，改用小火煮30分钟左右，捞出葱、姜不用。

3. 将鱼肉末制成均匀的丸子，下入汤锅内氽熟，加入豌豆苗、精盐略烧，出锅盛入汤碗内，淋入香油即成。

每日胎教

这一周不要因为准备分娩就放弃听音乐。孕妈妈可以听一听自己喜欢的音乐或正在流行的歌曲，使自己不安的情绪有所放松。

孕妈妈也可以诵读一些意境优美的古诗。今天推荐苏轼的《饮湖上初晴雨后》。

水光潋滟晴方好，山色空蒙雨亦奇。

欲把西湖比西子，浓妆淡抹总相宜。

孕妈妈可以让梦想插上翅膀，任凭思绪飞舞，去想象西湖的美，让宝宝也能欣赏到美景。然后把想象到的美景对腹中的胎儿诉说，让这些美的元素透过你的思维传入胎儿的大脑中，让他感受到舒适与怡然。

第271天 了解难产，预防难产

优生百宝箱

所谓难产是泛指在分娩过程中出现某些情况，导致宝宝本身产生问题，或因母亲骨盘腔狭窄、子宫或阴道结构异常、子宫收缩无力或异常所导致。临床上的表现是分娩过程缓慢，甚至停止。

孕妇难产的原因与胎儿、产道和子宫收缩三者的互动息息相关。胎儿过大是最常见的难产原因，最常见的情形是宝宝的头部太大，从超音波测量胎儿间顶距（BPD）可知头部大小。若BPD超过10厘米，生产是比较困难的；超过10.5厘米，阴道生产就几乎不可能。

其他如胎位不正、胎儿脑积水、胎儿长肿瘤、连体婴等也会导致难产，但比较少见。现代发达的医疗技术已经可以及时发现这些难产原因，避免发生难产。

一切指标健康、正常的孕妈妈，都应该在孕期注意控制体重增幅，并结合合理的运动，达到控制体重、避免胎儿过大的目的。

孕期营养滋味

孕期缺钙，不仅会引起母体的相关疾病，并发妊娠高血压综合征，新生儿也易发生骨骼病变、生长迟缓、佝偻病以及新生儿脊髓炎等。孕妈妈严重缺钙，可致骨质软化、骨盆畸形而诱发难产。调查表明，城市女性更容易缺钙，因此要引起足够的重视。而钙过量则会造成胎儿娩出困难。那么，孕期究竟该补充多少钙呢？我国营养学会推荐的钙供给量为成年人每天800毫克。为保证胎儿骨骼的正常发育，又不动用母体的钙，到孕中期以后，孕妈妈每天需补充1000毫克钙，晚期更可达1200毫克。

每日胎教

通过接受产前教育和分娩知识，孕妈妈对分娩的过程应该已经心中有数了。而且孕妈妈一般都是在医院分娩，医院既有先进的设备，也有专业的医护人员。所以，孕妈妈应抛开一切不必要的顾虑，及早做好分娩的心理准备，以一种幸福和愉快的心情随时准备迎接宝宝的诞生。

细节备忘录

矮小的孕妈妈不一定难产，因为胎儿能否顺利娩出与骨盆的形态有关，一个人身材的高矮与骨盆的大小不一定成正比。此外，胎儿的大小与骨盆是否相称也是衡量能否顺产的因素。因此，是否发生难产，并不是由孕妈妈身高决定的，身材矮小的孕妈妈大可不必忧心忡忡。

临产前必须安排好的事

优生百宝箱

孕妈妈们，临盆见喜！高兴之余要好好地安排一下临盆前的生活细节才不至于到临盆时手忙脚乱。

首先，要计算好家里离医院有多远，乘什么交通工具去医院方便。如果坐出租车，则必须准备至少两位司机的电话号码，以备急用。估计一下在上下班时间交通拥堵时，从家大约需多长时间到达医院。最好预先演练一下去医院的路程和时间。紧急状况时应选择哪条路线去医院，最好寻找一条备用的路线，以便当第一条路线堵塞时能有另外一条路线供选择，尽快到达医院。临产期，应该有人时刻守护在孕妈妈身边。如果准爸爸工作繁忙无法脱身，应该安排一位亲人陪护在孕妈妈身边。还要考虑，一旦孕妈妈住院待产，家里的事情该做什么安排；孕妈妈的工作交接是否已经妥当；休产假的事情是否安排好了。

孕期营养滋味

临近分娩，孕妈妈们要多吃新鲜蔬菜和含蛋白质丰富的食物，少吃含碳水化合物、脂肪量很高的食物，如甜品、油炸食品等。巧克力营养丰富，热量多，且能在短时间内被人体吸收，并迅速转化成热能。由于孕妈妈在分娩时需要有足够的产力，因此在临产时吃几块巧克力，可缩短产程，顺利分娩。

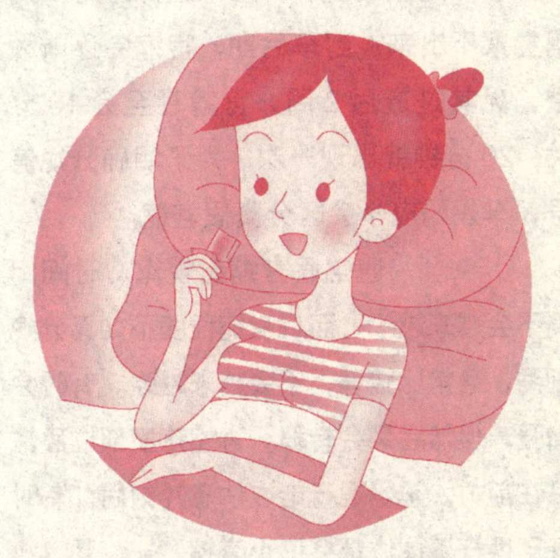

每日胎教

今天欣赏圣桑的《天鹅》。

乐曲描绘了天鹅在如镜的湖面上悠然自得、昂首游动的神态。钢琴的伴奏似是天鹅游动时的涟漪，水波在荡漾，显得那么闲适和幽静。优美的旋律形象地刻画了天鹅洁白高雅、不容侵犯的性格。

听着听着，这种优雅的信息也会潜移默化地渗透到你的身体当中，成为你气质的一部分，胎儿也会接收到来自母体的感受，感到舒适和惬意。

第273天 区别真假宫缩

优生百宝箱

子宫出现收缩现象就叫宫缩。临产前的宫缩阵痛是分娩的信号之一。但是宫缩从怀孕开始就出现了，只不过开始时孕妈妈觉察不出来；到孕后期，宫缩会逐渐频繁，尤其是最后2周，宫缩甚至会10分钟~20分钟就出现一次。为了明确分娩信号，孕妈妈应学会区分真假宫缩。

假宫缩。通常假宫缩无规律，时间间隔不会越来越小，而且宫缩程度不如真分娩剧烈，通常比较弱，不会越来越强。有时会增强，但然后又会转弱。宫缩疼痛部位通常只在前方，孕妈妈行走或休息片刻后，有时甚至换一下体位都会停止宫缩。

真宫缩。真宫缩有固定的时间间隔，随着时间的推移，间隔越来越小，每次宫缩约持续30秒~70秒。宫缩强度稳定增加。宫缩时先从后背部开始疼痛，而后转移至前方。不管如何运动，宫缩照常进行。

孕妈妈应避免走太多的路、搬重物，防止着凉，疲倦时躺下休息，让精神放松，这样可以避免引起假宫缩，给自己带来不适感觉。

孕期营养滋味

如果你是初产妇，无高危妊娠因素，准备自然分娩，可进食一些易消化吸收、少渣、可口味鲜的食物，如鸡蛋面条汤，排骨面条汤、牛奶、酸奶、巧克力等，同时注意补充水分，让自己吃饱吃好，为分娩准备足够的能量。如果吃不好睡不好，加上紧张焦虑，容易导致疲劳，将有可能引起宫缩乏力、难产、产后出血等危险情况。

缓解紧张小帮手——香蕉饼

材料：香蕉1根，面粉300克，鸡蛋1个。

调味料：盐、白糖、白醋各适量。

做法：将鸡蛋打匀，放入打碎的香蕉，加入面粉调成糊状，放入葱花、盐、味精搅匀；锅烧热，放入少许油，将三勺面糊倒入锅内，摊薄，两面煎至金黄色即可。

每日胎教

即将临盆的你不要忘记胎儿的运动胎教，今天就再一次和准爸爸一起抚摸自己的肚子，按照从上到下、从左到右的顺序进行运动胎教吧！注意时间不要过长。

细节备忘录

孕妈妈在做顺产练习时一定要有专人陪护，并且动作幅度不要过大以免弄巧成拙，总之，以自己能耐受为度。

第274天 了解胎儿顺产的经历

优生百宝箱

第一产程。从规则阵痛到宫口全开（10厘米）。这期间，初产妇往往要经历12个~14个小时的阵痛；经产妇因子宫颈较松，容易扩张，需要6个~8个小时。孕妈妈要保持安静，尽量忍住疼痛，不要大喊大叫白白消耗体力。如果把体力提前消耗掉，反而会减缓产程，疼痛也会变本加厉。

第二产程。从子宫颈全开到胎儿娩出。初产妇这个过程大约要持续1个~2个小时，经产妇可在1小时内完成。这期间宫缩疼痛会减轻。在胎头即将娩出的那一刹那，孕妈妈不可用尽全力，以免造成会阴撕裂或损伤。

第三产程。从胎儿娩出到胎盘娩出。大约需要5分钟~15分钟，一般不会超过30分钟。这期间孕妈妈要安静地卧床休息，千万不要乱踢乱动，以免引起感染。

孕妈妈可以运用呼吸方法来缓解阵痛，或者接受亲人的安慰、聊聊天、听听音乐、想象宝宝的样子来转移注意力。

孕期营养滋味

孕妈妈摄取的营养，既要满足自身呼吸、心跳、排泄等基础生命活动的消耗，又要为胎儿生存提供必需的养分，还要为子宫收缩提供大量的能量。所以，孕妈妈在分娩过程中必须进食些富含高能量、易消化的食物。但由于临产时阵发性的宫缩疼痛，常常会影响食欲，因此，孕妈妈要学会宫缩期进食的技巧。比如，可以根据自己的喜好，选择进食如蛋糕、面汤、稀饭、牛奶、藕粉、巧克力、水果、饮料等食物。注意不要过于饥饿，也不能暴饮暴食。千万不可在临产前一次就吃好几个鸡蛋，这样会增加胃肠负担，引起腹胀、呕吐等后果。

每日胎教

由于即将分娩，所以建议孕妈妈们不宜外出进行胎教，在家里听听音乐看看漫画就可以了。外面世界的精彩，不妨等宝宝出生后，再继续一起享受吧。

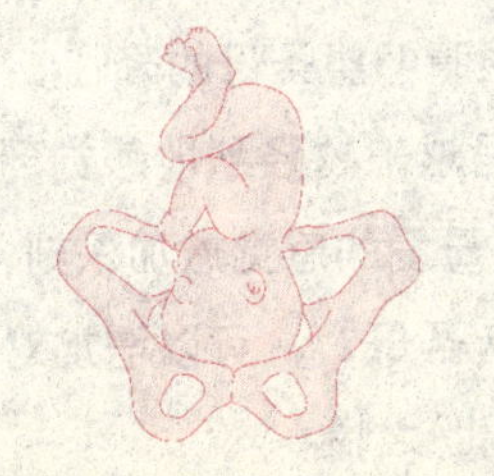
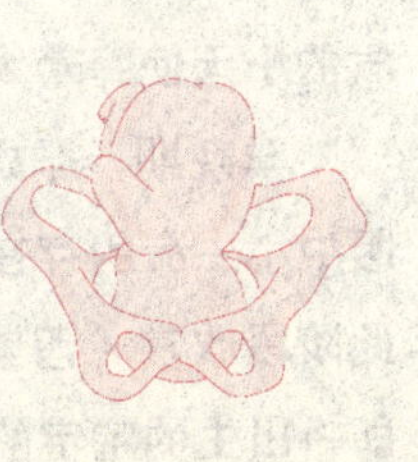
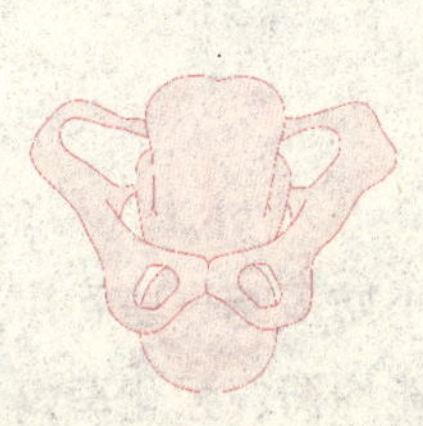
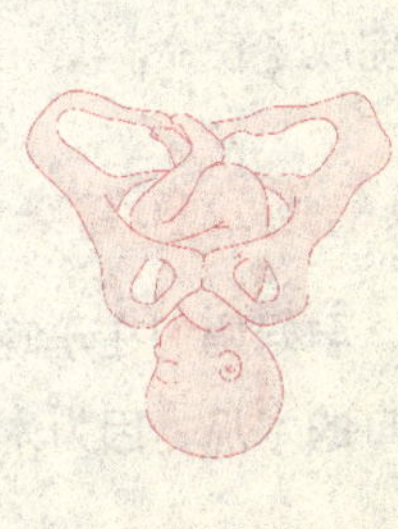

第275天 孕40周，孕妈妈的身体变化

优生百宝箱

从耻骨联合处到子宫底部长39厘米~40厘米，从脐部至子宫底长约20厘米。子宫颈和会阴变得更加柔软，以利于胎儿通过。此时孕妈妈的体重不会有太多的变化。孕妈妈会觉得等待的日子格外漫长，不规则的腹痛、下肢浮肿、静脉曲张等症状更加明显。腹部感到针扎似的疼痛，并且以30分钟或1小时为间隔持续发生。阵痛的时间间隔因人而异。一旦阵痛间隔时间小于30分钟，应沉着做好住院的准备。

大多数的胎儿都将在这一周诞生，但真正能准确地在预产期出生的小宝贝只有5%，提前两周或推迟两周都是正常的。但如果推迟两周后还没有临产迹象，那就需要采取催产等措施尽快生下胎儿，否则胎儿也会有危险。40周时，胎儿所处的羊水环境已经有所变化，原来的羊水是清澈透明的，现在由于胎儿身体表面绒毛和胎脂的脱落，及其他分泌物的产生，羊水变得有些混浊，呈乳白色。同时，胎盘的功能也从此逐渐退化，直到小宝贝出生它就完成了使命。

孕期营养滋味

孕妈妈们在孕晚期不妨多吃一些香甜可口的木瓜，因为木瓜能均衡、强化孕妈妈妊娠期荷尔蒙的生理代谢平衡，润肤养颜。另外，木瓜性温味酸，平肝和胃，舒筋络，活筋骨，降血压。木瓜还能消除体内过氧化物等毒素，净化血液，对肝功能障碍及高血脂、高血压病具有防治效果。

每日胎教

名画欣赏：《西斯廷圣母》

绿色的帷幕刚刚揭开，圣洁而美貌的圣母赤着双脚，怀抱耶稣，踏着祥云从光辉普照的天上徐徐下落来到人间。她似乎正在挪动轻盈的步子，从云端里走下来，但又好像凝滞不动，露出期望的表情，晶莹的目光注视着苦难的人间。被母亲搂得紧紧的耶稣，瞪着两只小眼睛，似乎等待圣母给他决断未来的命运。帷幕左边身穿金色锦袍的男性长者正是西斯廷教堂的创建者圣西斯图，他脱下教皇的宝冠，虔诚地恭候圣母圣子的到来；右边的年轻女子乃圣母的信徒芭芭拉，她恭敬地扭转身来，将手捧于胸前，脸上表现出崇敬与恭顺的神情。画面底部有一根深色的栏杆，这就是教堂的入口，趴在栏杆上的两个充满稚气的小天使睁着大眼睛仰望圣母的降临。

孕晚期，孕妈妈越来越强烈地感觉到腹中小生命的存在，母爱的感觉愈加深刻，此阶段欣赏《西斯廷圣母》，可以增加对即将出生的宝宝的期盼之情。

第276天 分娩的那一天

优生百宝箱

分娩须知：

1. 一定要告诉家人和医生自己进产房后最希望得到什么陪护。要向医生提出能让你放松舒服的要求。这样，待到真正分娩，会让自己更放松。

2. 孕妈妈一定要询问自己在分娩时是否可以有人陪伴，这对消除紧张和恐惧情绪很有作用。

3. 陪伴的亲属要协助孕妈妈保持正确分娩姿势，多给予拥抱、按摩，或多说些鼓励及赞美的话。

4. 在分娩过程中，孕妈妈可能会因疼痛而把亲属当做“出气筒”。亲属不可流露任何责备，要充分理解和忍让，帮助孕妈妈渡过难关。

5. 孕妈妈要询问可否由丈夫或其他亲属来剪断脐带，以及有无其他人性化的亲子服务。

孕期营养滋味

这时候，保证足够的营养，不仅可以供给宝宝生长发育的需要，还可以满足自身子宫和乳房的增大、血容量增多以及其他内脏器官变化所需的“额外”负担。如果营养不足，不仅所生的婴儿常常比较小，而且孕妈妈自身也容易发生贫血、骨质软化等营养不良症，这些病症会直接影响临产时正常的子宫收缩，容易发生难产。

因为此时孕妈妈胃肠受到压迫，可能还会有便秘或腹泻，所以，应坚持少吃多餐的饮食原则，一定要增加进餐的次数，每次少吃一些，而且应吃一些容易消化的食物。

每日胎教

就在几个小时或者几分钟之后，你的宝宝就要从你的肚子里出来了，此时的他正在迫不及待地做准备工作呢！孕妈妈们要轻轻地抚摸肚皮，告诉他：“我的小宝贝，好期待你的出生！”

细节备忘录

一般情况下，新妈妈在产后不会马上排便，但如果感觉肛门坠胀，有排大便之感，要及时告诉医生，医生要排除软产道血肿的可能。如有头晕、眼花或胸闷等症状，也要及时告诉医生，以便及早发现异常，并给予处理。

第277天 最有效的分娩用力法

优生百宝箱

分娩时用力的方法说来并不难，实际上，只要在产床上听从助产士的口令即可。不过，如果事先了解并进行练习，将会大大缩短分娩时间。如果不知分娩中究竟该如何用力，可以想象排便时的情形，向肛门或阴道口处用力，将胎儿向下推。用力的关键是向臀部，而不是向腹部用力，用力时，紧紧抓住床头或床腰上的把手，或者固定两只胳膊，脚底自由活动，总之要尽可能地选择让自己舒服的姿势。另外，做呼吸法和用力练习时，注意不要只是屏住呼吸向腹部用力，以免压迫腹中胎儿。

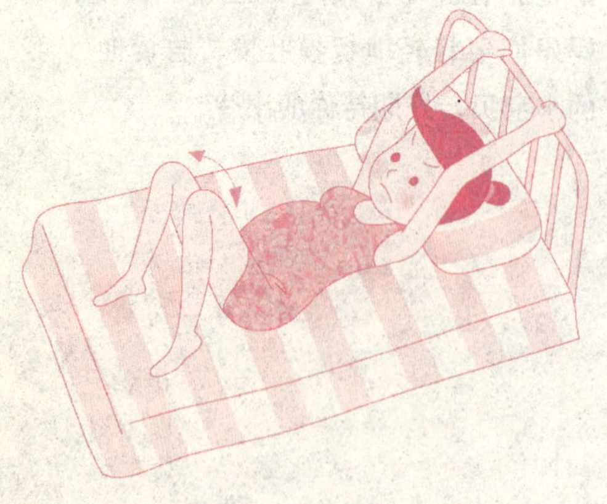

孕期营养滋味

在民间，有的孕妈妈在分娩时服用桂圆汤（以桂圆为主，加入红枣、红糖、生姜以水煎煮而成），这主要是针对体质虚弱的孕妈妈而言。因为分娩时要消耗较大的体力，体虚的孕妈妈在临盆时往往容易出现手足软弱无力、头晕、出虚汗等症状，喝一碗热气腾腾、香甜可口的桂圆汤，对增加体力、帮助分娩都有一定好处。但体质好的孕妈妈在分娩时无须喝桂圆汤。

每日胎教

本月孕妈妈听的胎教音乐以轻柔安宁、带来愉快心情、让人获得丰富优美联想为优，要避免强节奏、强刺激和传递悲伤的音乐。

欣赏音乐时，不要长时间躺着，以免增大的子宫压迫下腔静脉，导致胎宝宝缺氧。最好半卧在沙发或躺椅上。听音乐时，应随乐曲产生美好的联想，对胎宝宝加以深切的期望和倾注全部的爱。

细节备忘录

适当采用一些可令产妇放松的技巧。如由家属或助产士触摸产妇紧张部位，并指导其放松，反复地表扬鼓励产妇并讲解进展情况，必要时可使用笑气镇痛。如果孕妈妈有自己喜欢的歌手，不妨听一些该歌手的抒情歌。

第278天 配合接生，产程加满分

优生百宝箱

分娩需要医生或助产人员帮忙，也需要产妇在不同的产程给予正确的配合。

在分娩的第一阶段，宫门未开全，产妇用力是徒劳的，过早用力反而会使宫口肿胀、发紧，不易张开。此时产妇应做到思想放松，精神愉快，注意休息，适当活动。利用宫缩间隙休息，节省体力，切忌烦躁不安，消耗精力。如果胎膜未破，可以下床活动，适当的活动能促进宫缩，有利于胎头下降。采取最佳的体位。除非是医生认为有必要，不要采取特定的体位，只要能感觉阵痛减轻，就是最佳的体位。补充营养和水分。勤排小便，膨胀的膀胱有碍胎儿下降和子宫收缩。应在保证充分的水分摄入前提下，每2小时~4小时主动排尿1次。

宫门开全后，产妇要注意随着宫缩用力。宫缩间隙，要休息，放松，喝点水，准备下次用力。当胎头即将娩出时，产妇要密切配合接生人员，不要再用力，避免造成会阴严重裂伤。

在第三产程，产妇要保持情绪平稳。分娩结束后2小时内，产妇应卧床休息，进食半流质饮食，补充消耗的能量。

孕期营养滋味

尽量吃些高热量的食物，多饮汤水，以保证有足够的精力来承担分娩重任。

帮助分娩的食谱：海带炖鸡

材料：净鸡1只、水发海带400克，料酒、葱花、姜片、盐、花椒、胡椒面各适量。

做法：将鸡洗净，剁块；海带洗净，切菱形块。锅内放入凉水，将鸡块下锅，用大火烧沸，撇去浮沫，加入葱花、姜片、花椒、胡椒面、料酒和海带，用中火炖到鸡肉烂时，撒入盐即可出锅。

每日胎教

在经历了艰难的“抗战”后，现在的你一定是在沉沉的睡梦中，身边的宝宝也许正和你一样也在睡梦中。从此以后，无论你与他是否在一起，默契和亲情都会令生活变得更美好！

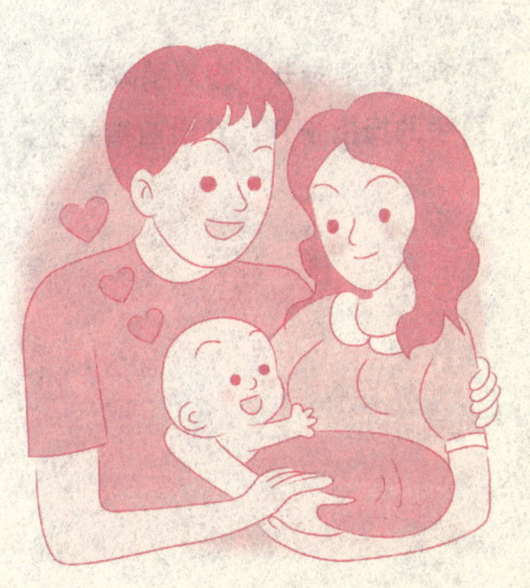

第279天 减缓疼痛的秘诀

优生百宝箱

当宫缩开始时，可做腹式深呼吸或腹部按摩。感到腰部胀痛时，做腰部按摩和用力也能减轻疼痛。

腹式深呼吸的运用

腹式深呼吸具有稳定情绪的效果（镇静效果）。反复地做，可减弱因子宫收缩而引起的强烈刺激。此外，腹式深呼吸还可防止胎儿氧气补给功能的低落，借此项运动可松弛产道周围肌肉的紧张，促进子宫口的扩张。

一般而言，在分娩的第一产程，产妇容易焦躁不安，为了稳定情绪，平安度过这一产程，腹式深呼吸是必要的动作。如果害怕因子宫收缩引起反射性的下腹部用力阻碍分娩的进行时，做腹式深呼吸。如此便能轻松、快速地度过第一期。

仰卧腹式深呼吸的方法

两脚自然地张开，膝盖稍微弯曲。

两手的拇指张开，其余四指并拢，轻放在下腹部上，围成三角形。两手的拇指约位于肚脐的正下方。

深吸气时，使下腹部膨胀般地鼓起；吐气时，使下腹部凹陷般地恢复原状。

细节备忘录

分娩前，只要记住秘诀，就能快速学会短促呼吸的方法。最主要的是，记住它的呼吸量与平时相同，只是速度较快而已。

孕期营养滋味

推荐食谱：小豆冬瓜生鱼汤

材料：赤小豆100克，冬瓜500克，瘦肉250克，生鱼1条，葱一棵。

调味料：盐适量。

做法：

1. 生鱼去鳞、鳃及肠脏，洗净抹干；赤小豆和陈皮用水浸透，洗净；冬瓜去皮洗净，切块；葱洗净切段。

2. 用油起锅，放下生鱼煎至微黄色，以去腥味。

3. 以上各用料放入煲内用中火煲3小时，放入葱段，稍滚，以精盐调味即可。

每日胎教

为了顺利地度过分娩时的阵痛，可以使用精油按摩，在一定程度上能缓解阵痛。此时最适宜使用的是具有促进分娩效果的快乐鼠尾草精油。此外还可以使用能使人心情愉悦的玫瑰草或能缓解强烈疼痛的玫瑰和依兰等精油进行按摩。

第280天 住院的注意事项

优生百宝箱

1. 遵守住院规则

产妇和家人都须自觉遵守医院的住院规则，使产妇尽快熟悉、习惯医院的生活。

不应该像在自己家里那样随便，更不要同医护人员以及病友闹意见，搞得分娩前情绪不佳，影响分娩和产后康复。

2. 听从医护人员的指导

医护人员要求怎么做，就要怎么做，不可任性或不听医护人员的话，使医护人员的工作受到妨碍。

3. 遵守医院生活制度

比如，不要往病房随意带东西，注意室内卫生；不要干扰其他产妇的休息和生活，一旦遇到医护人员工作不周，不要发脾气，要有礼貌地提出要求，并体谅他人。

4. 缩短探视时间

应尽量减少探房的人数和缩短探视的时间。这有利于个人和同房间产妇的休息，也有利于医院的管理工作。

5. 不要探望婴儿

有的家长和亲友，见产妇分娩完毕，就想探望婴儿，这种心情是可以理解的。但是，出于婴儿健康的需要，特别提出对刚分娩后婴儿的注意事项：开始几天要由医护人员护理，除哺乳外，谁也不能随意去看婴儿，以免把病菌带给婴儿，造成感染。这一点很重要。

孕期营养滋味

作为新妈妈，产后的第一要事是调理饮食、均衡营养。分娩时的身体消耗、失血与产后的乳腺的分泌，需要增加大量的蛋白质。因此，产后的新妈妈最好多吃鱼、肉、鸡蛋、牛奶及豆制品等，这些食物中的蛋白质含量较高，还富含人体必需的氨基酸，营养价值高。

每日胎教

电视节目中介绍过日本和美国婴儿出生时的情况。出生后，婴儿立即睁开眼睛看周围，一旦同母亲的视线碰在一起，婴儿就会目不转睛地注视着母亲。不一会儿，他就会找到母亲的乳房，并开始吃奶。出生还没有几分钟，母亲和婴儿的视线就交织在一起，看到婴儿的这种反应，连协助拍摄电视节目的医生都为之吃惊。

由此可见，从生命孕育开始，胎儿就在感受着母亲的内外环境的“教化”。所以说，新生儿教育的前驱就是胎儿教育，而新生儿教育则是胎教的延续和胎教成果的展现。

坐月子

由于分娩时出血多，加上出汗、腰酸、腹痛，非常耗损体力，气血、筋骨都很虚弱，因此，产妇需要一段时间的调补，即坐月子。

传统上人们将产后一个月称为“月子”，但实际上，经过一个月的调整，身体许多器官并未得到完全的复原。比如，子宫体的回缩需要6周时间才能恢复到接近非孕期子宫的大小，胎盘附着处子宫内膜的全部再生修复也需6周；产后腹壁紧张度的恢复也需要6周到8周的时间。

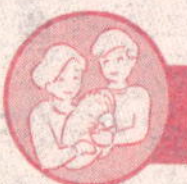

产妇保健十大错误认知

★门窗紧闭，包头防风

不少人都以为产妇怕风，认为风是“产后风”（指产褥热）的祸首，因而将门窗紧闭，床头挂帘。产妇则裹头扎腿，严防风袭。其实，产褥热的原因乃是藏在产妇生殖器官里的致病菌，多源于产妇不注意产褥卫生等。实际上，如果室内卫生环境差、空气混浊，易使产妇、婴儿患呼吸道感染。夏日里门窗紧闭、裹头扎腿，还会引起产妇中暑，实不可取。

★越晚下床越好

不少人以为产妇体质虚弱更需补养，就让其长期静卧，饭菜都端到床上吃，这种做法弊多利少。因产后较长时间不起床活动，容易使本来就处于高凝状态下的产妇发生下肢静脉血栓。同时，产后盆腔底部的肌肉组织缺乏锻炼，会托不住子宫、直肠和膀胱，容易引起子宫脱垂、直肠或膀胱膨出。产后及早下床活动不仅有利于下肢血流增快和恶露排出，也能使腹部肌肉得到锻炼，早日恢复原来的收缩力，从而保护了子宫、直肠和膀胱等器官。一般来说，产后24小时就可在床上靠着坐起来，第三天便可下床行走。

★不能洗头洗澡

不少地方，尤其是农村，有产妇满月后才能洗头和洗澡的习俗。这是不可取的。因为产妇分娩时要出大汗，产后也常出汗，加上恶露不断排出和乳汁分泌，身体比一般人更容易脏，更易让病原体侵入。因此，产后更应该讲究个人卫生，常洗头，常洗澡，但要注意采用淋浴，不宜洗盆浴。炎夏更应每天用温开水洗澡一次。

★忌口

许多地方都有让产妇忌口的习惯，诸如牛羊肉、鱼虾类和其他腥膻之物都不准吃。产后需要充足而丰富的营养素，主副食都应多样化，仅吃一两样不能满足产妇身体的需要，也不利于乳汁的分泌。

★菜越淡越好

不少地方不让产妇吃盐，菜里一点儿盐也不放，这也是不对的。由于产后出汗多，乳腺分泌旺盛，产妇体内容易缺水和钠盐，因此，产后应适量吃盐。

★不能刷牙

好多产妇在月子里不刷牙，这也是不对的。其实，产妇要比一般人更注意口腔卫生。因产妇进餐次数多，食物残渣存留在牙齿表面和牙缝里的机会增多，而口腔感染是产褥感染的来源之一。因此，产后应该每天早、晚各刷一次牙，每次进餐后都要漱口。

★汤比肉有营养

产褥期应该常喝些鸡汤、排骨汤、鱼汤和猪蹄汤，以利于泌乳，但同时也要吃肉。肉比汤的营养要丰富得多，那种“汤比肉更有营养”的说法是不科学的。

★吃鸡蛋越多越好

鸡蛋营养丰富也容易消化，适合产妇食用，但并不是吃得越多越好。有许多产妇一天吃十一二个，不但吸收不了，还会影响其他种类食物的摄取。

★产后 24 小时后开奶

一些地区有产后 24 小时后才开始给新生儿喂奶的习惯，认为开奶早不好。与此相反，开奶越早越好。因婴儿吸吮乳头可以促进乳腺分泌乳汁，又有利于子宫收缩，同时，新生儿又能及早得到营养丰富的初乳，可谓“一举三得”。

★满月即可恢复性生活

由于人们都习惯于把满月作为产妇身体完全复原的标准。所以，有些夫妻刚满月时就恢复了性生活。这样做为时太早，因为分娩对子宫内膜和阴道壁造成的影响，在 4 周内是不能完全愈合的。专家们认为，产后 6 周～8 周恢复性生活才是安全的。

第1天 注意休息，适当进食

月子妈妈百宝箱

分娩之后看到自己的宝宝，不少产妇都会心花怒放，感到非常满足。紧接着由于分娩的疲倦，睡意会不知不觉地袭来，这时，可闭目养神或打个盹儿，但不要睡着了，因为半小时后要给宝宝喂第一次奶，医护人员还要做产后处理，顺产的产妇还要吃点东西。

产后第一天除了争取时间休息外，还应注意出汗时的清洁，以防感染。

月子妈妈营养

产后第一天应进流质食物，如鸡蛋汤、蔬菜汤等。这些鲜美可口的汤，可补充营养，增加水分，促使新妈妈乳腺分泌出足量优质的乳汁，有利于新妈妈和宝宝的身体健康。

产后1天~3天食谱推荐：

早餐：肉丝挂面汤（猪肉25克，面条100克，猪肝25克，芹菜15克）。

加餐：蒸蛋羹（鸡蛋50克），牛奶100毫升，橙子50克。

午餐：大米绿豆稀饭（大米50克，绿豆、红糖各10克），鸡蛋炒菠菜（鸡蛋50克，菠菜100克）。

加餐：水果100克。

晚餐：小米粥（小米50克，红糖10克），煮鸡蛋（鸡蛋100克），白菜炖豆腐（白菜100克，豆腐50克，发菜20克），紫菜汤（紫菜、虾皮各10克）。

加餐：玉米面粥（玉米面50克），牛奶150毫升。

新生宝宝护理

新生儿从出生剪断脐带的瞬间，就开始了独立生命活动。新生儿有哪些重要的生理特点呢？

体重和身长：新生儿出生体重平均3200克左右。只要在2500克以上的都属于正常。我国足月新生儿的标准身长为50厘米左右。

头围和胸围：一般头围约31厘米~35厘米，胸围比头围少1厘米左右。

呼吸和脉搏：新生儿呼吸次数每分钟30次~50次。脉搏每分钟大约为120次。

体温：胎儿出生时体温在37℃~38℃，生后不久即开始下降，2天~3天回到36℃左右。

皮肤：刚出生的婴儿身体软乎乎的，呈浅玫瑰色，手脚冰凉而且皱巴巴，关节的屈曲部、臀部被胎脂（脂肪）覆盖着，像一只“红猴子”。

第2天 试着下床

月子妈妈百宝箱

顺产后2小时~3小时应解第一次小便。产后24小时，顺产的新妈妈可下床活动。有特殊情况如出血太多、剖宫产等，应遵医嘱及自己体力情况，不要勉强。

会阴处理：每日清洗两次，保持会阴干净，并观察出血情况，大、小便后用温开水冲洗外阴。

恶露的处理：注意勤换会阴垫，预防感染，保持会阴清洁。

剖宫产术后的护理：多翻身，鼓励新妈妈在体力许可的情况下，尽早下床活动，可促进肠蠕动，排气及排出恶露。手术当天禁食，次日清流，第3日半流，第4日起进普食。疼痛时可注射止痛药，但次数尽量减少，以免影响正常肠蠕动。注意阴道出血、排尿情况，一般在手术后7天左右拆线。

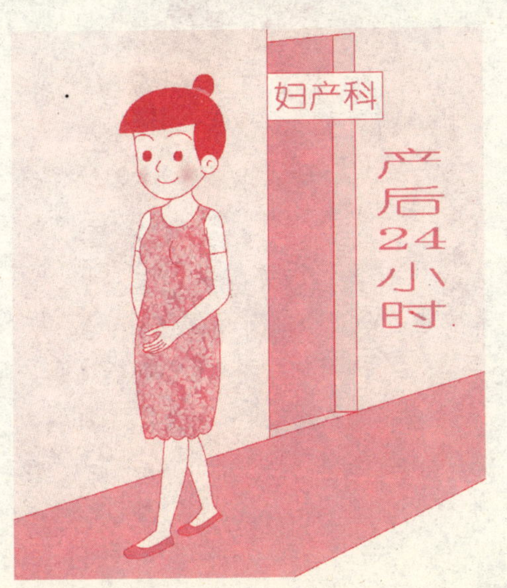

月子妈妈营养

第2天可进一些半流质食物，如稀粥、面汤等，同时可喝一些鲫鱼汤。

做剖宫产手术的产妇，手术后约24小时胃肠功能恢复，但应再用术后流食1天，忌用牛奶、豆浆、大量蔗糖等胀气食品，情况好转后改用半流食1天~2天，再转为普通膳食。个别新妈妈术后有排气较慢或身体不适，又无食欲者，可多吃一两天半流食，再给普通食物。

新生宝宝护理

新生儿的生理特征

大便：出生后12小时~24小时内排出的大便为胎便，暗绿色、黏稠、无臭味。

睡眠：新生儿期一般一天睡15小时~20小时。

免疫：刚出生的婴儿，因为体内尚留有自母体得到的少量抗体，所以不易受疾病传染，然而这种先天性的抗体，尚无法抑止结核病、百日咳、水痘等病原体，因此必须严密防护。

第3天 坐月子应遵循的原则

月子妈妈百宝箱

坐月子应讲究科学，遵循以下几点原则：①要有充足的休息和睡眠，有利于身体复原。②摄取足够的营养，补充足够的水分，如开水、牛奶、汤类等。③要注意外阴部的清洁，勤换卫生垫。④要定期沐浴（不宜盆浴），以维持皮肤正常的排泄功能。⑤产后不要空腹吃水果，否则容易胃痛。⑥自然分娩产妇应经常以冲洗器冲洗会阴伤口，每天温水坐浴1次，每次10分钟～15分钟。⑦产后1周内禁食麻油、酒、人参，以免影响子宫收缩。

月子妈妈营养

产后头三天，产妇的体力尚未恢复，食物以清淡、不油腻、易消化、易吸收、营养丰富为佳，形式为流质或半流质。可食用藕粉、糖水煮鸡蛋、蒸鸡蛋羹、馄饨、小米粥等。不要吃刺激性的食物。

剖宫产的新妈妈一般需要在产后24小时之后才可进食。每餐不要进食过多，因为此时新妈妈胃肠功能还没有完全复原。三餐之间可以加餐，做到少食多餐，这样既可以保证营养的充分供给，又不致给肠胃增加过多负担。

新生宝宝护理

和以前单设婴儿室的方法不同，现在大多数医院都是母婴同室。所谓母婴同室，就是指母亲和宝宝24小时在一起，最长分开不超过1小时。母婴同室的好处就是可以促进母乳喂养。

母乳喂养并不像配方奶那样强调几个小时喂一次，它更尊重母亲和宝宝的意愿，按需来进行哺乳，如果宝宝饿了，或是妈妈感觉乳房胀满，就可以进行哺乳。这样宝宝会感到安全和满足，而产生的乳汁可以尽快排空，对于妈妈的乳腺健康和保证乳汁的分泌也是非常有好处的。

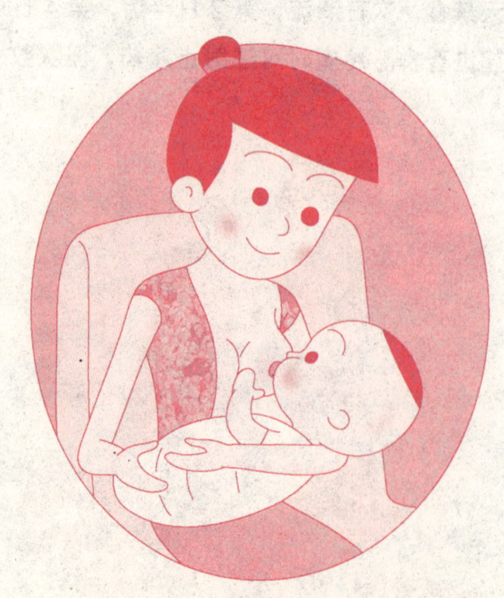

第4天 新妈妈喝汤有讲究

月子妈妈百宝箱

新妈妈分娩以后，家里人都免不了要给新妈妈做些美味可口的菜肴，特别是要炖一些营养丰富的汤。这不但可以给新妈妈增加营养，促进产后的恢复，同时可以催乳，使孩子得到足够的母乳。但是很多人不知道喝汤也有一些讲究。

有的人在孩子呱呱坠地后就给新妈妈喝大量的汤，过早催乳使乳汁分泌增多。这时宝宝刚刚出世，胃的容量小，活动量少，吸吮母乳的能力较差，吃的乳汁较少，新妈妈如有过多的乳汁淤滞，会导致乳房胀痛。因此，不宜过早过多地喝汤。

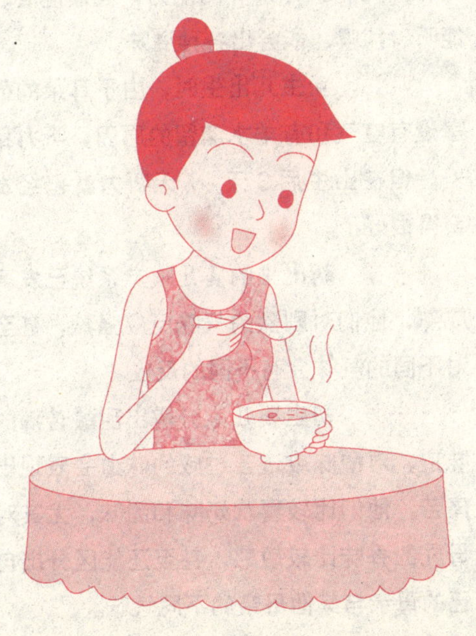

月子妈妈营养

有人给产妇做汤，认为越浓、脂肪越多营养就越丰富，以致常做含有大量脂肪的猪蹄汤、肥鸡汤、排骨汤等，实际上这样做很不科学，因为产妇吃了过多的高脂肪食物，会增加乳汁的脂肪含量，宝宝对这种高脂肪乳汁不能很好吸收，容易引起腹泻，损害宝宝身体健康。

所以，应多喝一些含蛋白质、维生素、钙、磷、铁、锌等较丰富的汤，如精肉汤、鲜鱼汤、蔬菜汤和水果汁等以满足母体和宝宝的营养需要。同时，还可防治产后便秘。

新生宝宝护理

刚降生的宝宝，会表现出一些奇怪的生理现象。只要父母了解其中原因，并能适当注意，就不会因为这些奇怪的现象而困扰了。

浮肿的眼睑。刚出生的婴儿，由于在产道中受过挤压，所以眼睑会有些浮肿，一般2天~3天就会消失。

短暂的窒息。刚出生的婴儿呼吸的唯一通道是鼻子，虽然较高位置的喉头保证了吸奶时不会意外呛着，但也造成了无法用嘴呼吸的生理特点。此外，由于婴儿的肺部还没有发育成熟，有时会有10秒钟左右的“窒息”。不过，6个月后就会正常起来。

第5天 产后便秘的防治

月子妈妈百宝箱

新妈妈分娩后最初几天，往往发生便秘，有时3天~5天不解大便，或者排便困难，引起腹胀、食欲缺乏，严重者还会导致脱肛、痔疮、子宫下垂等疾病。

为了预防产后便秘，新妈妈应适当地活动，不能长时间卧床。产后最初1天~2天应勤翻身，吃饭时应坐起来。2天后应下床活动。应保持精神愉快，心情舒畅，避免不良的精神刺激，因为不良情绪可使胃酸分泌量下降，肠胃蠕动减慢。

月子妈妈营养

预防产后便秘，饮食上应注意以下几个方面：

在饮食上，要多喝汤、多饮水，每日进餐应适当配一定比例的杂粮，做到粗细粮搭配，力求主食多样化。在吃肉、蛋食物的同时，还要吃一些含膳食纤维多的新鲜蔬菜和水果。

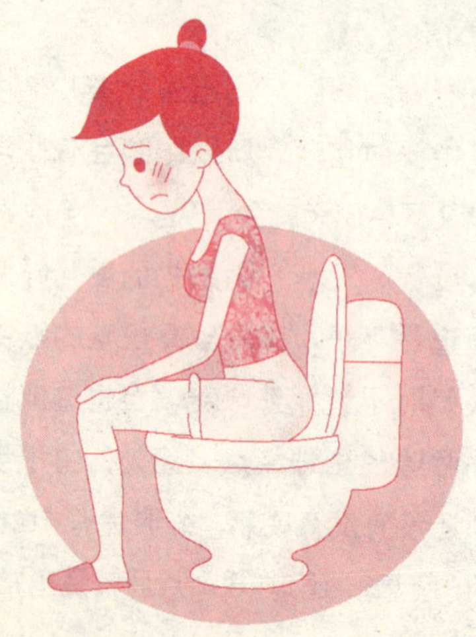

润肠小食谱

材料：

黑芝麻、核桃仁、蜂蜜各60克。方法：先将芝麻、核桃仁捣碎，磨成糊，煮熟后冲入蜂蜜，1日分2次服完，能润滑肠道，通利大便。

新生宝宝护理

有些人以为新出生的婴儿似乎只知道吃和睡，其实不然，新生儿从一降生已经具备感知和认识外界的能力，他们能看、能听、能嗅、能尝出各种滋味。

听觉。新生儿出生时，由于耳朵的鼓室没有空气和有羊水潴留的原因，听力稍差。但在出生后3天~7天听力就已经发育得很好了。

嗅觉。新出生的婴儿嗅觉系统已发育成熟，他们对剧烈的气味反应强烈，甚至对不同的气味会有不同的反应。

味觉。初生婴儿能分辨出甜酸苦辣的味道，对酸味或过苦过咸的味道会表现出痛苦，他们比较喜欢奶味和甜味，尤其对母乳的香味比较敏感，甚至还能区分出自己的母亲与其他母亲的不同气味。

第6天 新妈妈为何腹痛

月子妈妈百宝箱

如果没有异常的话，母体产后的腹痛一般要持续2天~3天，也有的人要1周左右。但是，腹痛如持续过久，而且有不能忍耐那种程度的疼痛时，则必须考虑其他的原因。如果有右下腹痛，肝区痛（右上腹）、排尿时“抽”着痛或尿中断等则应早就医。

由于产后母亲身体很虚弱，抵抗能力差，故家人及丈夫必须细心照料新妈妈，才能早期发现异常情况。千万别都去忙着照料婴儿而忽略了新妈妈的健康。

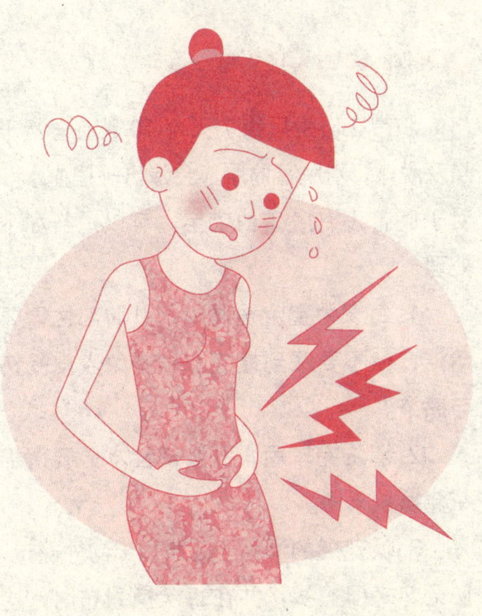

月子妈妈营养

产妇在产后的前几天活动减少，肠蠕动缓慢，大便在肠道内停留时间过久，水分被吸收而过于干燥，往往便秘，甚至导致痔疮。这时新妈妈需多喝水，早下地活动和锻炼，不要绝对卧床。这样既可增加肠道水分，也可以促进肠蠕动，预防便秘。

新生宝宝护理

新生儿出生时具有一些先天性反射，大人们可以试着检验一下自己的小宝贝是否具有这些反射。

觅食反射。用手指轻轻触一触小宝贝的面颊，正常情况下他们会反射性地把头转向被触及的一侧。如果触他们的口唇，他们会撅起小嘴，样子好似小鸟觅食，叫作觅食反射。

拥抱反射。大人们可在小宝贝仰卧位时轻轻拉起他们的双手，使他们的身体慢慢抬高，当肩部略微离开床面时突然松手。这时，正常的新生儿会出现两臂外展、伸直、继而内收并向胸前屈曲类似于拥抱的动作，这是拥抱反射。这种检查动作要轻柔，千万别吓着小宝贝，更要注意别伤着他们。

握持反射。这种反射做起来比较简单，大人们可把手指放入小宝贝的手掌中，他们会立即握住。

第7天 新妈妈要注意躺卧的姿势

月子妈妈百宝箱

子宫的位置靠其周围的四对韧带及骨盆底肌肉、筋膜的张力来维持。妊娠时子宫增大，韧性也随之拉长，分娩后子宫迅速收缩，但韧带的弹性却像拉久的橡皮筋，难以很快地恢复原状。分娩时骨盆底肌肉、筋膜过度伸展或撕裂，也使支持子宫的力量减弱，使子宫活动度加大，容易随产妇的姿势而移位。正常子宫的位置应该是前倾前屈的，如果仰卧时间过久，子宫就会因重力关系向后倾。子宫的长轴与阴道成一直线，站立时子宫容易沿阴道下降，造成子宫脱垂的可能性。子宫严重后倾会使恶露排出不畅并有腰酸背痛，日后会出现痛经、经量过多等症状。

产后卧床时间长，为了防止子宫向一侧或向后倾倒，就要经常变换躺卧姿势，仰卧与侧卧交替。从产后第2天开始俯卧，每日1次~2次，每次15分钟~20分钟，以恢复子宫的前倾位置。产后2周开始胸膝卧位，以防止子宫后倾。

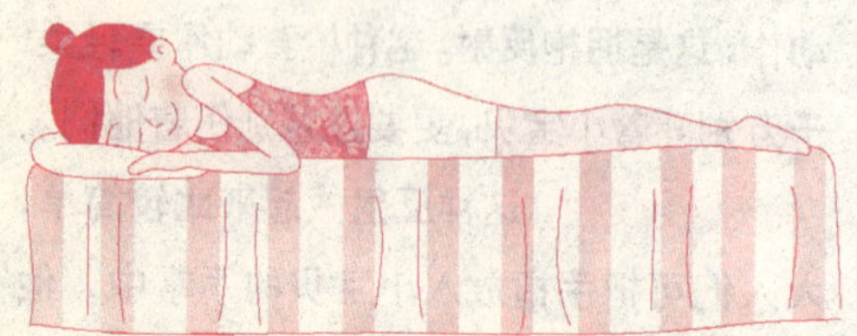

月子妈妈营养

新妈妈这时候一般体质较虚弱，消化功能差，食欲差，应吃些清淡、富于营养而容易消化的饮食。在不增加消化道负担的前提下，新妈妈还应多吃些水果，以补充所需的维生素及矿物质。饭后可吃些水果，如苹果、橘子等。水果不要太凉，如刚从冰箱拿出来的水果要放在室温里过一会儿再吃，吃时要注意清洁，清洗或去皮后再吃，以免发生腹泻。有的人怕凉，也可切成块，用开水烫一下再吃，也可加些糖吃，最好不要煮沸，以免破坏水果中的维生素。

新生宝宝护理

脐带在出生后约7天~10天会自然干燥及脱落，刚脱落的脐部会渗出一些血水。对于脐带没有脱落的宝宝，可以进行如下处理：

1. 每天为宝宝洗澡时，肚脐部位需要清洁，但不要深到最底部，避免表皮受伤与感染。

2. 清洗完毕后，肚脐部位水分要用棉花棒擦拭干净。

3. 以75%的酒精于肚脐根部向外擦拭，切记勿来回擦拭，并在每次换尿布时，检查脐部是否干燥。

第8天 准备出院

月子妈妈百宝箱

办出院手续时，应在前一天晚上或当日早上按照医师的指示来办。出院手续很麻烦，所以新妈妈最好不要自己亲自去办。

在出院之前，认真地记下医师和护士的医嘱。大部分人毫不在意，过后，不知道是什么内容。最好事先准备好笔和纸，记下喂奶时间，吃奶量，洗澡，预防注射接种，还有产妇的药品服用和下次应该来医院的日子等事项，防止遗忘。

出院时最好乘坐轿车或出租车。因为摇晃、空气质量相对较差、拥挤的公交车对于新妈妈和宝宝都是不好的环境。

月子妈妈营养

产后由于身体恢复和哺乳的需要，各种维生素的需要比平时增加1倍以上，其中维生素C每日需要150毫克。维生素C可以保持血管壁和结缔组织健康致密，减低脆性，并有止血和促进伤口愈合的作用。维生素C在新鲜蔬菜和水果中含量很丰富，如蔬菜中的油菜、苋菜、菠菜、卷心菜、白菜、白萝卜；水果中的柑橘、荔枝、鲜枣、柿子等。人体能保持一定数量的维生素C，但不能久存，过多则从尿中排出，所以必须每天不断摄入。

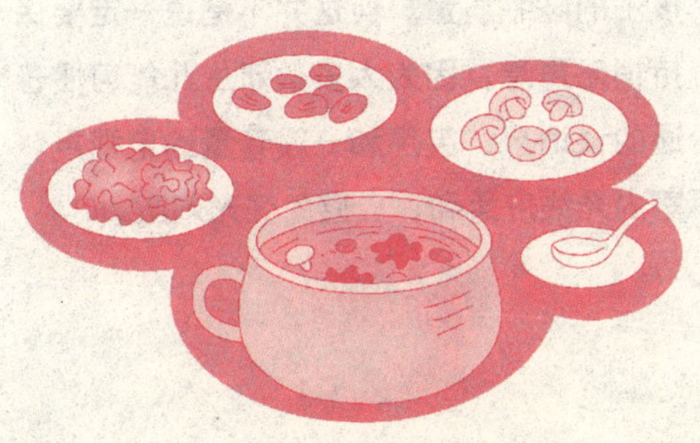

新生宝宝护理

少数母乳喂养的新生儿（占总数的0.5%~2%）生后1周时黄疸非但没有消退的迹象，反而日趋严重，往往在生后2周~3周时达高峰。但此时婴儿胃口很好，体重仍然稳步增加，大便黄色，也没有其他不舒服的表现。这时应该考虑母乳性黄疸。

遇到这种情况，可以先试给婴儿服用微生态制剂3天~4天，多数黄疸会逐渐消退。如无效，则应停止母乳喂养3天，可用配方奶来代替。如果确实是母乳所致，黄疸便会很快消退。3天后可给婴儿再喂哺母乳，这时黄疸又会出现，但程度比以前要轻得多。如果停喂哺母乳3天后黄疸仍不消退，那么就可能不是母乳性黄疸，此时应请医生寻找原因，以免耽误诊治。

母乳性黄疸不会影响孩子的脑发育，不必为此担忧。

第9天 密切关注恶露情况

月子妈妈百宝箱

恶露是指产后几天不断从阴道里排出的来自子宫内胎盘剥离部位和胎儿通过产道擦伤部位的分泌物。

产后3天内的恶露以子宫内胎盘剥离面和产道创面的血液为主，呈红色。其后恶露由红色变为暗红色，恶露的量逐渐减少，表明生殖器官的创伤面开始修复。几天后恶露变为黄色，2周~3周后几乎无色，一般4周即干净。随着新妈妈身体的恢复，恶露逐渐减少直至干净，标志着身体正在复原。如果早期进行母乳喂养，做些产褥体操等，能促使子宫收缩，恶露可早日干净。

如果产后4周恶露仍不干净，应考虑是否子宫收缩不良、恢复缓慢，或发生炎症，或产道损伤没有得到很好治疗。

月子妈妈营养

新妈妈产后不宜吃老母鸡汤，由于母鸡的卵巢和蛋衣中含有一定量的雌激素，雌激素会减弱催乳素的效能，进而导致乳汁不足，甚至完全回奶。因此，产妇产后若吃一只清炖的大公鸡，连同睾丸一起食用，无疑会促进乳汁分泌增多。但如发现乳头不通，即乳房发胀而无奶时，切勿吃公鸡发奶，否则会引起乳腺炎。

新生宝宝护理

新生儿每天要睡十几个小时，他们的睡眠环境非常重要。

房间朝南。朝南的房间冬暖夏凉，比其他朝向的房间更舒适。

清洁。清洁卫生是新生儿卧室的基本要求，不能有老鼠、蚊子、苍蝇、蟑螂等害虫，最好装上纱门、纱窗。家具及地板要用湿布拖、擦，以免灰尘扬起被吸入呼吸道。保持空气流通，但不要让新生儿吹穿堂风。

温度和湿度。婴幼儿居室的温度应保持为18℃~25℃，湿度为35%~55%。另外，婴幼儿睡眠时不要穿得太多、盖得太厚，因为这样会使他们烦躁不安。

声光环境。新生儿睡眠时，要保持环境相对安静，避免大声喧哗，否则会影响孩子的睡眠质量。但这并不是说一定要保持悄无声息，因为大多数新生儿能习惯普通的谈话声、笑声和一般音量的电视声。室内光线应柔和，应避免强光刺激。

第10天 新妈妈能不能洗澡

月子妈妈百宝箱

分娩消耗了新妈妈大量体力，出汗很多。分娩后产生的恶露，乳房分泌的乳汁，都很容易污染皮肤。在这个时候，新妈妈能不能洗澡呢?

一般认为，新妈妈在产后1天~5天可以洗澡，但最早不应少于24小时。应选用淋浴，不宜用盆浴或池浴。洗澡前应避免空腹，以免发生低血糖，引起头晕等不适。洗澡时间不宜过长，每次淋浴5分钟~10分钟即可。室温在20℃最为适宜。淋浴水温在34℃~36℃最好，刺激轻，效果好。如果有条件，洗澡后可用无刺激性的消毒液对外阴进行消毒。洗澡后尽快擦一下身体，穿衣，避免风吹着凉。分娩不顺利，出血过多，平时体质比较差的新妈妈，不宜太早洗澡，可改擦浴。

月子妈妈营养

我国正常人每日需钙600毫克，孕期1500毫克~2500毫克，哺乳期2000毫克。

钙主要来自食物，乳、豆类及其制品含钙多，虾皮、海带、发菜、紫菜、木耳、口蘑、银耳、瓜子、核桃、葡萄干、花生米等含钙也比较丰富，鸡、鱼、肉类含钙较少。牛奶中含钙也比较多，但有些人肠道内缺乏将乳糖转化为半乳糖的酶，喝牛奶会出现腹部不适、胀气，甚至腹泻，可以用发酵过的酸奶代替。

新生宝宝护理

给新生儿洗澡要有技巧。

浴盆中放半盆温水，用水温表量一下水温，将水温调节在适当的范围，或用手肘感觉水温，手肘感觉不凉也不热即可。

脱去婴儿的衣服，腹部用浴巾遮住，用左手固定婴儿头部，右手放在臀部，将婴儿抱稳。

左手仍固定头部并略抬高，用左右拇指和中指向前压住婴儿的耳屏,将耳孔盖住，避免水进入耳朵。移出右手，给婴儿头部抹些婴儿香皂洗头、过清，然后擦干头发。按同法清洗颈部。

拿掉浴巾托住婴儿的头背部和臀部，将婴儿轻轻放入浴盆中。移动左手，使婴儿头部枕在左前臂上，用右手清洗腋下。

左手恢复托头姿势，右手洗腹部及腹股沟处、腿部及脚部。

轻轻将婴儿翻转，左手托住婴儿前胸，使婴儿侧卧，头部仍略抬高，右手自上而下洗净背部、臀缝。

洗澡完毕，左手托住孩子的头颈部，右手抓住双足踝部，离盆，用浴巾包好，擦干，迅速穿上衣服，注意保暖。

第11天 新妈妈的眼睛护理

月子妈妈百宝箱

新妈妈坐月子时，眼睛的护理非常重要。如果眼睛失去养分，不仅影响眼的生理功能，还会失去眼睛昔日的美丽。那么，怎样保养眼睛呢？

要经常闭目养神。月子里，新妈妈需要更好地休息，白天在照料婴儿之余，要经常闭目养神，这样眼睛才不会感到疲劳。

不要长时间看物。长时间看东西，会损伤眼睛，一般目视 1 小时左右，就应该闭目休息一会儿，或远眺一下，以缓解眼睛的疲劳，使眼睛的血气通畅。

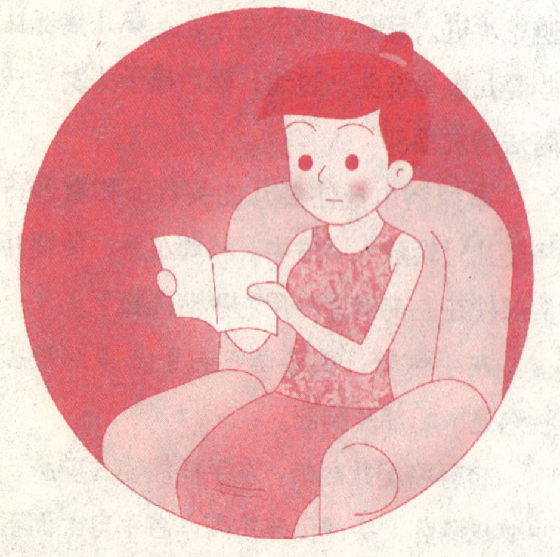

月子妈妈营养

1. 食物以优质高热、易消化为主。新妈妈经过痛苦又消耗体力的分娩之后，营养、精力损失很大，加上哺乳和劳作，热能消耗很大。新妈妈每天的热能消耗要比非孕期高出 40%，因此要多吃热量高而又易消化的食物。

2. 牛奶、动物内脏、大豆、鸡汤、猪蹄汤、新鲜鱼汤等对母乳分泌很有好处，新妈妈可大量食用。此外，每天要保证喝 5 杯 ~6 杯白开水。

新生宝宝护理

给婴儿穿衣服可不是一件容易的事情，特别是新生儿。给婴儿穿衣的大致方法如下：

1. 将胸前开口的衣服打开，平放在床上。让婴儿平躺在衣服上，成人的一只手将婴儿的手送入衣袖，另一只手从袖口伸进衣袖，慢慢将婴儿的手拉出衣袖。同时，成人的另一只手将衣袖向上拉。之后，用同样的方法穿对侧衣袖。

2. 把穿上的衣服拉平，系上系带或扣上纽扣。

3. 穿裤子比较容易，成人的手从裤管中伸入，拉住婴儿的小脚，将裤子向上提，即可将裤子穿上。气温不是很低时，可不穿裤子，直接穿上尿裤。

4. 穿连身衣时，先将连身衣纽扣解开，平放在床上，让婴儿躺在上面。先穿裤腿，再用穿上衣的方法将手穿入袖子中，然后扣上所有的纽扣即可。

第12天 新妈妈不宜睡过软的床

月子妈妈百宝箱

席梦思床松软而有弹性，睡在床上的确很舒服。但是，那些特别松软的弹簧床对新妈妈会产生不利影响。一些新妈妈因产后睡太软的弹簧床，引起骶髂关节错缝、耻骨联合分离，造成骨盆损伤。

由于松弛素的作用，产后的骨盆本已失去完整性、稳固性，而如此松软的骨盆，遇上太软的弹簧床，在身体的自重下，陷下又弹起，人体睡在床上俨如睡在弹簧上，左右活动都有一定阻力，很不利于翻身、坐起，如欲急速起床或翻身，新妈妈就必须格外用力，很容易造成骨盆损伤。为此建议睡弹簧床者，产后宜改睡一段时期硬板床，等身体复原后再睡弹簧床为佳。

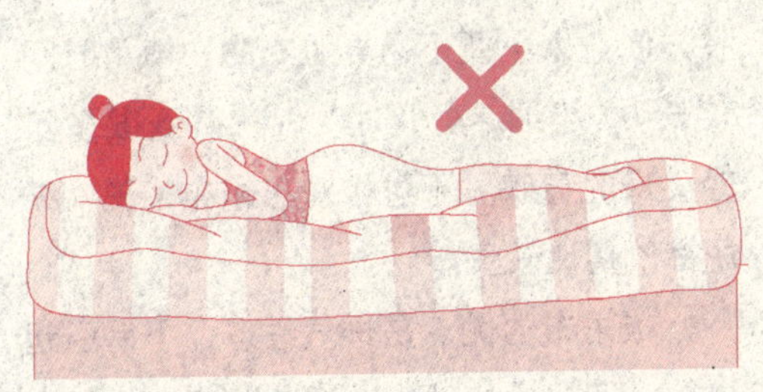

月子妈妈营养

在传统食疗里经常是以形补形，产后十来天的时候应以强筋骨、补肾气为主。

老姜炖牛展汤

用料：牛展300克，老姜40克切厚片，酒2汤匙，红枣6粒去核。

做法：

1. 牛展切厚件，放入滚水中煮5分钟，捞起洗净控干。

2. 牛展、红枣、老姜、酒放入炖盅内，加入滚水1杯，盖上炖盅盖，隔水炖4小时，下盐调味，饮汤，食汤渣。

新生宝宝护理

中国民间的一个育儿习惯是给新生儿打蜡烛包，就是用包被把婴儿裹得紧紧的，认为这样可以让新生儿蜷曲的上下肢伸直，避免将来四肢畸形，还可避免婴儿长大后多动。另外，打蜡烛包时换衣方便，保暖，抱起来也方便。其实，这并不是科学的做法。

1. 蜡烛包限制了婴儿四肢的活动，且使婴儿的肌肉神经感受器得不到应有的刺激，影响脑的发育。

2. 蜡烛包影响婴儿的呼吸运动，尤其是哭泣时，蜡烛包使婴儿胸廓的扩张受到限制，从而影响胸廓和肺的发育。

3. 包了蜡烛包的婴儿与其他婴儿相比，更多地处在睡眠状态。胃口小，这会影响吃奶，并进一步影响到生长发育。

第13天 做做产后运动

月子妈妈百宝箱

在产后2周内，一般正常分娩的新妈妈均可进行适当的锻炼。锻炼的目的主要是恢复怀孕和分娩时拉伸过度的肌肉，有助于恢复体力和保持体型，并可促进子宫的复旧，促使恶露排出，预防子宫下垂，增加乳汁分泌。

产后几天内，新妈妈可仰卧于床上做一些轻微动作，例如，有意识地缓缓吸气、呼气，收缩腹部及肛门外括约肌，反复运动5次~6次；做抬头运动，轻轻活动头颈部；做膝关节屈伸及足趾屈伸运动。

一般生产3天后可做床上运动：双膝跪于床上，双手紧贴床面，臀部做摇摆运动，反复进行5次~6次；也可取以上姿势，做拱背动作，身体成桥形将腹壁向脊柱紧缩并缩紧髋部肌肉。

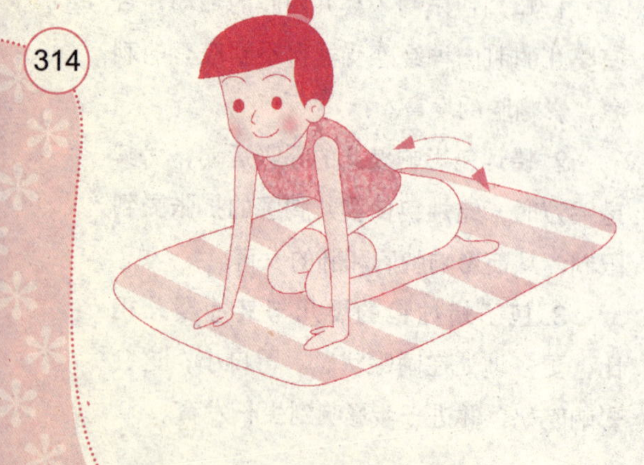

月子妈妈营养

产褥期因机体血脉空虚，气血运行不畅，稍微劳累或感受风寒外邪极易发病。腰痛、肢体关节酸痛麻木多见。血虚者宜多食营养丰富的食品，如猪肝、羊肉、鸡、桂圆、大枣、赤小豆等。外感风寒者宜多食辛温散寒之品，如生姜、葱白、红糖及一些易消化的鱼、肉类。忌食生冷之物。

新生宝宝护理

尿布是婴儿的必备用品，一般可分为纸尿裤和布尿布两种。这两种尿布各有特点，父母们可以根据自身的经济条件和使用习惯选择。

一次性纸尿裤的优点是不用洗涤、穿脱方便、大小便不易弄脏衣物、使用时间较长（3小时~4小时），它得到很多年轻父母的青睐。不过相对布尿布来说，纸尿裤价格比较贵。

布尿布的优点是透气性好，不易引起过敏，而且价格便宜，经济实惠。布尿布的缺点是准备和洗涤都比较麻烦。新生儿和小婴儿一天排尿10余次，排便也有好几次，而使用布尿布时，每次排尿后都要及时更换，并且清洗干净，因此给忙碌的母亲增加了许多工作。

第14天 坐月子不要门窗紧闭

月子妈妈百宝箱

有的新妈妈在坐月子时，把屋子封得很严实。窗子不但关得很严，而且连窗缝也糊好，门上加布帘子，俗称“捂月子”。其实这样做对产妇和婴儿都是极其不利的。

首先，屋子封得很严，空气不流通，室内空气污浊，这对新妈妈和婴儿都不利。

其次，屋子捂得过严，通风不好，必然造成室内潮湿，产生细菌，侵害人体。新妈妈和婴儿都处于身体虚弱时期，抵抗力差，经不起细菌的侵蚀，极易得病。

月子妈妈营养

推荐食谱：大排骨蘑菇汤

材料：大排骨500克，鲜蘑菇、番茄各100克，黄酒10毫升，精盐5克。

做法：每块排骨用刀背拍松，再敲断后加黄酒、精盐腌15分钟。锅内加水适量，放火上烧沸，放入大排骨煮沸，撇去浮沫，加黄酒，用小火煮30分钟，加入蘑菇片再煮10分钟，再放入番茄片，煮沸即成。

新生宝宝护理

洗完澡后，尤其是夏天，母亲往往给宝宝涂上一些爽身粉。但对于女孩最好不要将爽身粉扑在大腿内侧、外阴部、下腹部等处。

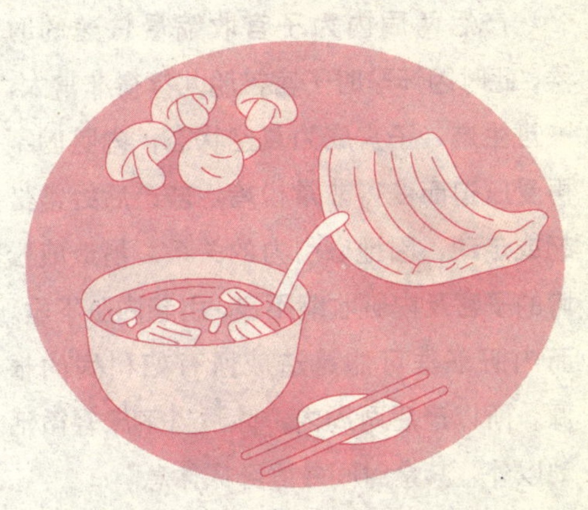

爽身粉的主要成分是滑石粉，由于爽身粉的颗粒很小，在往女孩的腹部、臀部及大腿内侧等处涂擦时，粉尘极易通过外阴进入阴道深处。

据调查表明，女性长期使用爽身粉，卵巢癌的发病危险增加3.88倍。卵巢癌很难早期发现，它在妇女肿瘤中的死亡率仅次于宫颈癌。

虽然目前还不能完全得出爽身粉一定会诱发卵巢癌的结论，但是，为慎重起见，年轻的妈妈应避免用爽身粉为女孩扑下身，即使是成年女性也最好不用爽身粉扑下身。

第15天 新妈妈要多休息

月子妈妈百宝箱

产后两周内为子宫收缩最快速的时候，此时因怀孕时子宫被胎儿撑得非常大，一旦生产，子宫成为真空状态，内脏因不再受压迫而变得非常松垮。若产后经常坐起或走动，因地心引力的关系，易造成松垮的子宫及内脏收缩不良，引起内脏下垂，而内脏下垂可能是造成所有妇科病的根源。所以产后两周内，除适当下床轻微活动以外，其余时间最好卧床休息。

月子妈妈营养

新妈妈分娩后的食疗，也应根据生理变化特点循序渐进，不宜操之过急。尤其在刚分娩后，脾胃功能尚未恢复，乳腺开始分泌乳汁，乳腺管还不够通畅，不宜食用大量油腻催乳食品；在烹调中少用煎炸；多取易消化的带汤的炖菜；食物以偏淡为宜，遵循“产前宜清，产后宜温”的原则，少食寒凉食物；避免进食影响乳汁分泌的麦芽、啤酒等。

清炖乌骨鸡。乌骨鸡肉1000克，洗净切碎，与葱、生姜、精盐、黄酒等拌匀，上铺党参15克、黄芪25克、枸杞子15克，隔水蒸20分钟即成。适用于产后虚弱，乳汁不足。

芪肝汤。猪肝500克，切片洗净，加黄芪60克，放适量的水同煮。烧沸后加黄酒、精盐等调料，用小火煮30分钟。适用于气血不足之少乳者。

花生炖猪爪。猪爪2个，洗净，用刀划口。花生200克放入锅中，加入适量的精盐、葱、生姜、黄酒和清水，用旺火烧沸后再转用小火炖至烂熟。适用于阴虚少乳者。

新生宝宝护理

婴儿的小屁股需要悉心的呵护，正确的臀部护理是防止尿布皮炎和泌尿道疾病的关键。

对于出生后3个月以内的婴儿，最好每次换尿布时都用温水洗一洗小屁股，或者用婴儿专用的湿纸巾将小屁股擦拭干净。记住，每次换上新尿布前，都要把小屁股擦干，还可涂些护臀膏。

女婴由于尿道短而宽，且尿道口与肛门、阴道距离近，所以肛门部位的细菌容易侵入尿道和阴道。因此，女婴的外阴护理要格外注意。当女婴大便后擦拭肛门时，如果从后面肛门处往前面阴道口擦，就会使大便中的细菌沾在外阴部，从而使细菌由尿道进入膀胱。因此，清洁女婴外阴部和肛门部时，应由前向后擦拭。除了大小便后要及时清洁小屁股外，每天睡前也要清洗外阴及肛门。

第16天 新妈妈不宜洗盆浴

月子妈妈百宝箱

产褥期间洗盆浴时，寄生在阴道的细菌或洗澡用具沾染的细菌，都能随洗澡水进入产道，增加感染机会，轻则会阴伤口发炎、子宫内膜发炎，重则向宫旁组织、盆腔、腹腔、静脉扩散，甚至细菌在血液内生长繁殖引起败血症，所以产后禁止盆浴，应选择淋浴。

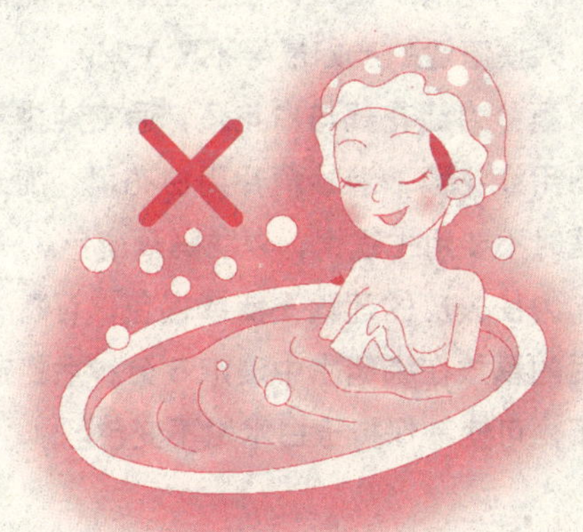

月子妈妈营养

中医里有一些药膳有很好的催乳功效。药膳是药物与食物的有机结合，既营养又催乳，一举两得。

黄芪猪蹄汤。适量黄芪、通草与猪蹄同炖而成。黄芪味甘、性温，以补虚为主；通草主清热利湿、通气下乳；猪蹄富含蛋白质、脂肪，可以补血活血，非常适合新妈妈下乳。

留行炖乌鸡。留行与乌鸡同炖而成。留行能行血通经，乌鸡可滋补肝肾，益气补血，滋阴清热，对帮助新妈妈身体恢复，促进乳汁分泌很有帮助。

新生宝宝护理

抱新生儿的姿势

抱起时：

婴儿要等到4周以后才能够完全控制自己的头，因此，每当你抱起他的时候，一定要托着他的头部。把手伸过婴儿的颈部下，托起他的头。把另一只手放入他的背部和臀部下面，安全地支持着婴儿的下半身。

抱持时：

1. 把婴儿抱在你的任何一只臂弯上，婴儿的头部比躺在你的手臂上部的身体其余部分稍高，用前臂和手环绕着婴儿支托着他的背部和臀部。这样可以对婴儿讲话和微笑，婴儿亦可以注视你的一切表情和注意你讲话。

2. 用你的前臂把婴儿紧靠着上胸部，让他的头伏在你的肩上并用手扶托着。这样，你可以腾出一只手来。不放心的话可以用手支托着婴儿的臀部。

放下时：

必须做到把他的头托住，再轻轻放下，放稳后再把手拿出。

第17天 月子里如何刷牙

月子妈妈百宝箱

民间有“产妇坐月子期间不能刷牙”的说法，认为在产后一个月内刷牙，将来会得牙痛病，并会使牙齿早日脱落。其实，这种说法毫无科学根据，如果月子中不坚持刷牙、漱口，反而会给母婴健康带来危害。

中医学主张产后3天内宜用指刷。方法是：将右手食指洗净，用干净纱布裹缠食指，再将牙膏挤于指上，犹如使用牙刷般来回上下揩拭，然后用食指按摩牙龈数遍。指刷有活血通络、牢固牙齿的作用，如能长期使用指刷，则能治疗牙龈炎、牙龈出血、牙齿松动等口腔疾患。产妇素有牙疾者，应当多以指刷为佳。

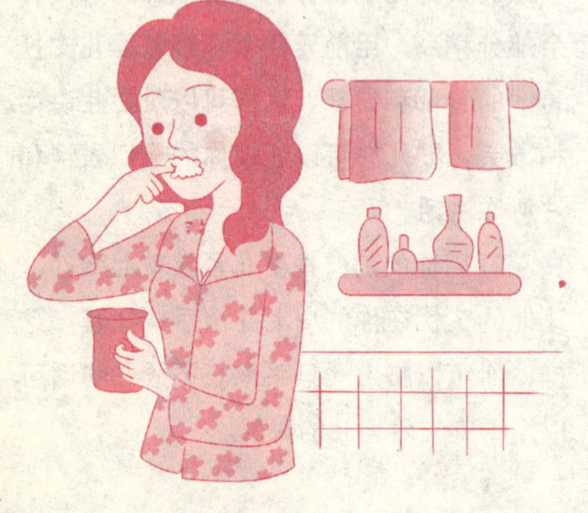

月子妈妈营养

藕生食能凉血散淤，熟食能补心益肾，具有滋阴养血的功效，可以补五脏之虚，强壮筋骨，补血养血。藕的含铁量较高，含糖量不高，又含有大量的维生素C和食物纤维。还含有丰富的维生素K，具有收缩血管和止血的作用。这些营养成分对于产妇十分有益。

藕生吃清脆爽口，但脾胃消化功能低下、大便溏泄的产妇最好不要生吃。

藕分为红花藕与白花藕，通常炖排骨藕汤用红花藕，清炒藕片用白花藕。加工鲜藕时不要用生铁锅，以防鲜藕变色。

为使去皮的莲藕不变成褐色，可将去皮后的藕放在稀醋水中浸泡5分钟后捞起晾干，可使其保持玉白水嫩不变色。

新生宝宝护理

有的妈妈夜里为便于给孩子喂奶、换尿布，总爱在卧室通宵开着灯，其实这样做对孩子的健康成长是不利的。

研究人员将40名新生儿分成两组，分别在夜间熄灯和不熄灯的婴儿室里进行观察，时间均为10天。结果前者睡眠时间较长，喂奶所需时间较短，体重增加较快。

父母要保护新生儿体内昼夜变化的节律，夜间需要开灯时，灯光的强度要弱，不要直射宝宝。

第18天 乳腺炎的防治

月子妈妈百宝箱

乳腺炎是产褥期常见的疾病，急性乳腺炎是以乳房部位的急性化脓性感染为常见。

预防。急性乳腺炎主要因为乳头皲裂、细菌入侵、乳汁淤积而发病，故预防急性乳腺炎的发生首先要防止乳头皲裂。如在怀孕早期开始纠正乳头凹陷，孕5个月后每天清洁乳头，涂上食用油，使乳头皮肤变得坚韧，产后哺乳时就不会发生乳头皲裂。其次，定时喂奶，每次喂奶时间不宜过长，10分钟~15分钟为宜，不要让宝宝含着乳头睡觉。每次喂奶，先吸空一侧，再吸另一侧；下次喂奶时先吸另一侧，这样交替喂哺。如奶吸不完，应把乳汁挤掉。

治疗。要抓住有利时期尽早治疗，把疾病消灭在萌芽状态。当哺乳时感到乳头疼痛，轻则在喂奶后涂药，如抗生素软膏、青黛散调麻油、鱼肝油之类外搽。如乳头已皲裂，可暂停直接授乳，用吸奶器将奶吸出再喂养宝宝，或用玻璃罩橡皮乳头放在乳头周围皮肤上哺乳。如已发生急性乳腺炎，可用抗生素如青霉素、红霉素等治疗；如已化脓则需切开排脓。另外还可结合中药疏肝通乳、清热解毒等法治疗，效果会更佳。

预防乳腺炎的食疗验方。

1. 马兰头适量，精盐、醋各少许，共捣烂，外敷患处，每日2次。

2. 鲜黄花菜、醋各适量，共捣烂，敷患处，每日2次。

3. 鲜葱，洗净捣烂，加少量水取汁，用纱布吸取葱汁，包敷乳房；外加热毛巾敷之，经常更换。

月子妈妈营养

“坐月子”期间新妈妈宜选择清淡而富含营养的食物，如西红柿、丝瓜、黄瓜、茼蒿、鲜藕、荸荠、红豆汤、绿豆汤等。水果宜食橘子、金橘等。

禁食辛辣、刺激、荤腥、油腻类食物。

新生宝宝护理

让宝宝体验多种睡姿，既有利于保持宝宝脸形和头形的好看，又可以锻炼宝宝的活动能力。如侧卧可以帮助宝宝练习翻身；俯卧可以锻炼宝宝的颈部肌肉，练习抬头，为以后学习匍行和爬行打下基础。至于俯卧位能睡多长时间，不必硬性规定，只要宝宝高兴，俯卧位睡眠也能使宝宝睡得踏实而舒服。

有的家长担心宝宝头形会睡歪，其实只要不是固定一侧卧位，左右侧卧位勤更换就不会睡成歪头。

第19天 哺乳妈妈用药需谨慎

月子妈妈百宝箱

新妈妈用药大多可经乳汁进入婴儿体内。乳汁中若药物浓度过高，其不良反应便会影响和伤害婴儿健康，所以，用药须谨慎。

一般而言，常用的消炎药（青霉素、先锋霉素）和一些止痛、退热、镇静药在母乳中浓度低，常用剂量不至于对婴儿产生毒性作用。

为了婴儿的健康，新妈妈患病用药，需在医生指导下进行，并掌握如下原则：

1. 除了哺乳期禁用药物外，其他药物在乳汁中的排泄量很少超过乳母用药量的1%～2%，此量一般不会给婴儿带来危害，不要中断哺乳。

2. 调整哺乳时间，减少婴儿吸吮的药量。如应在哺乳后立即服药，尽可能推迟下次哺乳时间，至少间隔4小时哺乳，以便有更多的药物排出体外，减少乳汁中的药物含量。

月子妈妈营养

一般新妈妈都喝红糖水，认为只有喝红糖水才好，是这样吗？其实红糖、白糖都有各自的作用，有时应吃红糖，有时应吃白糖。

在产后10日内，饮红糖水或在食物中加红糖，有益于健康。可是，红糖性温，在炎热的夏天，如果新妈妈经常食用，会使汗液增多，口渴咽干，如伴有产后感染疾病，可出现发热、头晕、心悸、阴道流血增多等病症。因而，红糖虽好，也应根据情况食用。

白糖纯度高，杂质少，性平，有润肺生津的功效，适合夏季分娩的新妈妈，或产褥中、后期食用。发热、出汗较多、手足心潮热、阴道流血淋漓不断、咽干口渴、干咳无痰的新妈妈，更应多用白糖，即使在寒冷的季节分娩，也可以食用白糖。

新生宝宝护理

刚出生的宝宝平躺睡觉时，背和后脑勺在同一平面上，颈、背部肌肉自然松弛，可以不用枕头。但宝宝出生后不久开始学抬头，脊柱颈段出现向前的生理弯曲。为了维持生理弯曲，保持体位舒适，最好使用枕头。

宝宝选择枕头的注意事项：婴幼儿枕头长度应与其肩宽相等或稍宽些，宽度略比头长一点，高度约5厘米。枕套最好用棉布制作，以保证柔软、透气。枕芯应有一定的软度，可选荞麦皮或蒲绒的，塑料泡沫枕芯透气性差，最好不用。

第20天 恢复身材，从“坐月子”开始

月子妈妈百宝箱

很多产妇出了月子后，身材变得臃肿不堪，以后也很难恢复，所以从坐月子开始就要注意。

正确做法。尽早活动。只要身体允许，会阴也无破裂，可适当做一些轻微的家务。

饮食要均衡。饮食以清淡、富含营养的食物为主，多吃瘦肉、豆制品、鱼、蛋及蔬菜和水果，少吃脂肪类、甜食等食物，注意喝汤的时候最好把油去掉。

运动。注意平时多走动即可。如果想健身，运动不宜过早，不然不利于身体恢复，最好在生产半年之后进行。

月子妈妈营养

产妇宜补的滋补品：

鸡蛋。含蛋白质丰富而且利用率高，还含有卵磷脂、卵黄素、多种维生素和无机盐，其中所含的脂肪易被吸收。

小米。含有较多的B族维生素，纤维素含量也很高。

芝麻。富含蛋白质、脂肪、钙、铁、维生素E，可提高和改善膳食营养质量，选用黑芝麻比白芝麻更好。

虾子、鱼。对新妈妈是最好的食物，具有开胃作用，体力不佳者尤应多吃些。

蔬菜。除含铁质外，还含有丰富的维生素A、维生素C、维生素E及造血所需要的叶酸，是新妈妈不可缺少的。

新生宝宝护理

新生儿出生后，颅缝尚未长满，形成一个菱形空间，没有骨头和脑膜，医学上称囟门。头顶常有两个囟门，位于头前部的叫前囟门，位于头后部的叫后囟门。前囟门大于后囟门。前囟门1岁到1岁半时闭合，后囟门后2个月~4个月自然闭合。

有的新妈妈把新生儿囟门列为禁区，不能摸不能碰，也不能洗，结果囟门皮肤上形成结痂。不及时洗掉会影响皮肤的新陈代谢，还会引发脂溢性皮炎，对婴儿健康不利。

清洗囟门时，动作要轻柔、敏捷，不可用手抓挠；用具和水要保证清洁卫生；水温和室温都要适宜。

平时不可用手压按婴儿囟门，也不可用硬物碰撞以防碰破出血和感染。

第21天 不必担忧荨麻疹

月子妈妈百宝箱

若手背上、胳膊上出现一堆一堆的痒痛的水疱的话，就可能是荨麻疹。新妈妈不必担心，一般荨麻疹是一种过敏反应，应该查找过敏源，同时服用抗过敏的药物即可使症状消失。正在哺乳的妈妈，应该停止哺乳几天，停止哺乳期间应该将奶用吸奶器吸出扔掉，这样可以防止停止哺乳期间奶量减少。荨麻疹痊愈后再继续哺乳。

月子妈妈营养

味精含有的谷氨酸钠对婴儿不利：味精的主要成分是谷氨酸钠，在肝脏中的谷氨酸丙酮酸转氨酶的作用下，转化成人体需要的氨基酸。它对成人没有什么危害，但对12周以内的婴儿不利。

哺乳妈妈食用过多味精，会导致婴儿缺锌。因为新妈妈食用过多味精，谷氨酸钠会通过乳汁进入婴儿体内，与婴儿血液中锌发生特异性结合，生成不能被机体吸收利用的化合物，随尿液排出体外，从而导致婴儿缺锌，出现味觉减退、厌食等症状，还会造成智力减退、生长发育迟缓、性晚熟等不良后果。

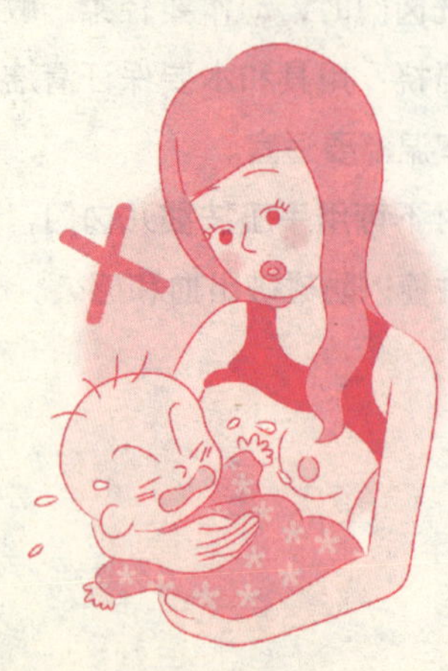

新妈妈在用乳汁喂养宝宝时，至少在3个月内应少吃或不吃味精。

新生宝宝护理

在正常喂奶一段时间以后，婴儿表现出缺乏食欲，或干脆不进食，或大哭不止，都应被看做是危险的信号。母亲要先检查是不是乳房太大，乳头内陷或乳头不够长。若不存在上述技术性问题，就应当寻找婴儿方面的问题。这些征兆可能预示有先心病、感染、代谢性疾病等。特别是伴有发烧、呕吐、黄疸和呼吸困难等现象时，就更可能出现严重的问题。

宝宝如果早产，需要特殊护理：

早产儿所需的环境温度通常在29℃~33℃。

在出院回家之前，父母要在医务人员指导下学会哺喂早产儿的方法。

溢奶可造成早产儿呼吸停顿、吸入性肺炎等并发症，要特别注意。

要特别注意早产儿的呼吸，一旦发现呼吸道不通畅或呼吸停顿（停顿15秒以上），要立即施行人工呼吸并送医院抢救。

第22天 不宜过多食鸡蛋与油炸食品

月子妈妈百宝箱

研究表明，一个产妇或普通人，每天吃十几个鸡蛋与每天吃3个鸡蛋，身体所吸收的营养是一样的，吃多了并没有好处，还会带来坏处，增加肠胃负担，甚至容易引起胃病。

同样，油炸食品也较难以消化，产妇也不应多吃。并且，油炸食物的营养在油炸过程中已经损失很多，比面食及其他食物营养成分要差，多吃并不能给产妇增加营养。

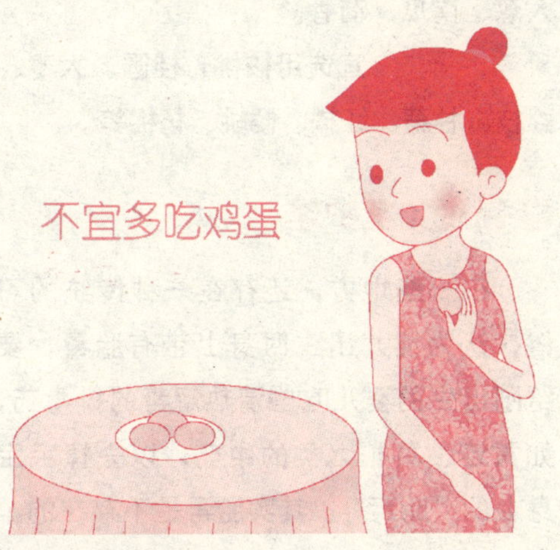

月子妈妈营养

鸡蛋是高营养食品，孕妇分娩后，在月子里滋补亏损，常以鸡蛋为主食。但吃鸡蛋过多是有害的。

分娩后数小时最好不要吃鸡蛋。因为在分娩过程中，体力消耗大，出汗多致体液不足，消化功能随之下降。如产后立即吃鸡蛋，则难以消化，增加胃肠负担。应吃半流质或流质饮食为宜。在整个产褥期，根据国家对孕产妇营养标准规定，每天需要蛋白质100克左右，因此每日吃鸡蛋3个~4个就足够了，不宜过多。

新生宝宝护理

宝宝眼、耳、鼻的清理。

眼。新生儿眼屎多为白色的黏液状。洗净双手，取一条干净小毛巾，用生理盐水或凉开水浸湿，用一角包住食指，由内往外轻轻擦拭眼角，不要来回反复擦；毛巾四角均使用过后，需将毛巾洗净，重复前面的步骤。也可以用棉花棒蘸生理盐水，将眼屎清除干净。

耳。洗净双手，用湿布将宝宝外耳道（耳洞之外的部分）擦拭干净；用干净的棉花棒插入宝宝耳朵不超过1厘米处，轻轻旋转，即可吸干黏液、清除秽物。

鼻。将婴儿抱到灯光明亮处，用婴儿专用消毒棉花棒沾一些凉开水或生理盐水，轻轻伸进鼻子内侧顺时针旋转，可达到清洁目的。如果宝宝流鼻涕，可以使用吸鼻器进行清洁。

第23天 积极预防产褥感染

月子妈妈百宝箱

产褥感染产生原因

产褥感染是由于致病细菌侵入产道而引起的感染，是产妇易患的比较严重的疾病。正常妇女的阴道、宫颈内存在大量细菌，但多数不致病。产后由于机体抵抗力下降，而且子宫腔内胎盘附着部位遗留下一个很大的创伤面，子宫颈、阴道和外阴筋膜可能遭到不同程度的损伤，这些创伤都给致病细菌提供了入侵机会。

产褥热预防

1. 从孕期开始加强卫生，保持全身清洁，妊娠晚期避免盆浴及性生活。

2. 做好产前检查，加强孕妇营养，增强孕妇体质，防止贫血。

3. 临产时，应多进食和饮水，抓紧时间休息，避免过度疲劳，以免身体抵抗力降低。

4. 积极治疗急性外阴炎、阴道炎及宫颈炎，避免胎膜早破、滞产、产道损伤及产后出血。

5. 有胎膜早破或产前出血等感染因素时，必须住院治疗。

6. 产后注意保持外阴清洁，尽量早下床活动，以使恶露尽早排尽。

月子妈妈营养

身体阳虚，常因产后伤气所致，主要表现为：腰膝酸软，畏寒肢冷，下肢冷痛，头晕耳鸣，尿意频数，夜间尤甚等，宜选温补壮阳的食物。

肉类：如羊肉、羊蹄、羊乳、鳖鱼、鱼、鲜虾、猪肝、鸡肉、鲫鱼、鳝鱼等。

糖类：宜选蔗糖、蜂蜜、白糖等。

蔬菜类：宜选葱、韭菜（青韭菜、韭黄）、茼蒿、大蒜、蒜薹、蒜苗、洋葱、大豆、黄豆、黑木耳、黑豆、油菜、白萝卜、大葱、南瓜、茴香。

水果类：宜选用核桃、桂圆、大枣、荔枝、甘蔗、红橘、樱桃、杨梅等。

新生宝宝护理

在一些地方，还存在一种传统的习俗，认为婴儿出生时身上带有胎毒，要给刚出生的婴儿吃些清热解毒的排毒药，如黄连、黄柏之类的中药，以去掉宝宝身上的“胎毒”。其实胎毒是不存在的。宝宝在母亲的子宫内生活是舒适、安详、无菌的，一切营养都是由母亲的血液通过胎盘提供的，分娩过程也是无菌操作，所以，根本不存在什么胎毒，也不要给新生儿吃排毒药。

第24天 防治产后骨盆疼痛

月子妈妈百宝箱

骨盆疼痛的原因是新妈妈分娩时产程过长，胎儿过大，新妈妈用力不当，姿势不当以及腰部受寒等，或者骨盆某个关节有异常病变，均可造成耻骨联合分离或骶髂关节错位而发作疼痛。此外，在韧带未恢复时，由于外力作用如怀孕下蹲或睡醒起坐过猛、过早做剧烈运动、负重远行等，均易发生耻骨联合分离。表现为阴阜处或下腰部疼痛，并可放射到腹股沟内侧或大腿内侧，也可向臀部或腿后放射。

一般来说，过一段时间(几个月至1年左右)疼痛会自然缓解。如果长期不愈可采用推拿方法治疗，并可服消炎止痛药，既可减轻疼痛，又可促进局部炎症吸收。

月子妈妈营养

推荐食谱：清炖鸡块汤面

材料：熟面条、鸡块各300克。

调味料：香油、精盐、料酒各适量，葱段8克，姜片5克，大料、桂皮各2克。

做法：将鸡块放入沸水锅内氽一下，捞出洗净，沥水，再放入锅内，加清水、葱段、姜片、大料、桂皮，煮沸后加入料酒，转小火炖30分钟，至鸡肉熟烂。将面条下入鸡块汤内，稍煮一下，加入精盐，将鸡块面条和汤盛入有香油的碗内即可。

推荐食谱：牛奶麦片汤

材料：牛奶50毫升，麦片150克，白糖10克。

做法：将干麦片用冷水150毫升泡软。将泡好的麦片连水放入锅内，置火上烧开，煮2分钟～3分钟后放入牛奶，再煮5分钟～6分钟，待麦片酥烂、稀稠适度后盛入碗内，加入白糖搅匀即可。

新生宝宝护理

有些婴儿，特别是较胖的婴儿在生后不久，头顶前囟门的部位，有黑色或褐色鳞片状融合在一起的皮痂，且不易洗掉，这是皮脂腺分泌的油脂以及灰尘等组成的，一般不痒，对孩子健康无明显影响，无须清除。

有些老人认为，“天灵盖”上的“护身符”不能揭，否则孩子会变成哑巴，会受凉生病，这种说法是没有任何科学依据的。如果显得很脏，也可以洗掉，有些家长用肥皂、香皂清洗都无济于事，而且还会刺激孩子的娇嫩皮肤。其实最好的办法是用消毒后的植物油(加热后冷却)或石蜡油局部擦拭，或用0.5%的金霉素软膏涂上，24小时后用梳子轻轻梳理几下即可除掉。

第25天 如何预防产后脱发

月子妈妈百宝箱

新妈妈如何预防产后脱发呢?

1. 在孕期和哺乳期要保持心情舒畅、乐观，避免紧张、焦虑、恐惧等不良情绪的出现。

2. 注意平衡膳食，多食新鲜蔬菜、水果、海产品、豆类、蛋类等，以满足身体和头发对营养的需要。

3. 经常用木梳梳头，或者用手指有节奏地按摩、刺激头皮，促进头皮的血液循环，有利于头发的新陈代谢。

4. 在医师指导下，产后适当服用一些维生素 B_1、谷维素及钙片，对预防产后脱发也有一定的益处。如果出现了产后脱发，也不要心慌害怕，可服用维生素 B_1，养血生发胶囊。外用生姜片经常涂擦脱发部位，可促进头发生长。产后脱发的现象一般在 6 个月 ~9 个月后即可消失，新妈妈不必惊慌。

月子妈妈营养

推荐食谱：荔枝山药莲子粥

材料：干荔枝 5 枚，粳米 30 克，山药、莲子各 20 克，白糖 10 克。

做法：干荔枝去壳；米淘干净；莲子去心、山药去皮，洗净，切成片。锅中放水约 500 毫升，加入材料，置炉上煮至米烂黏稠时放入白糖，稍搅拌，片刻后离火即可。

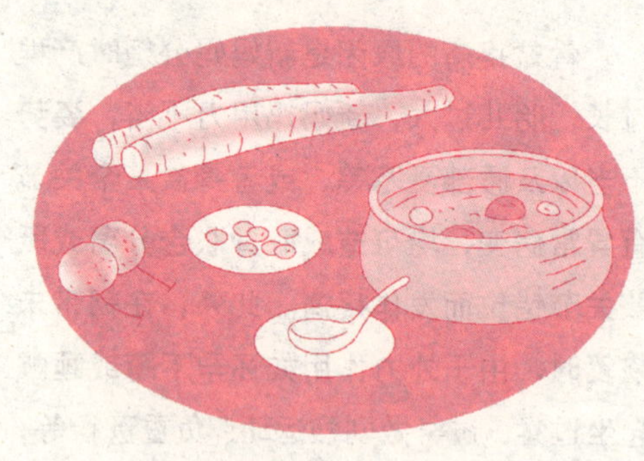

新生宝宝护理

新妈妈应该学会观察宝宝的粪便，以利鉴别宝宝的健康状况。

宝宝出生后 1 周内，会出现棕绿色或绿色半流体状大便，充满凝乳状物。这说明宝宝的大便变化，消化系统正在适应所喂食物。

橙黄色似芥末样的大便，且多水，有些奶凝块，量常常很多，这是母乳喂养宝宝的粪便。

浅棕色、有形、成固体状、有臭味，是人工喂养宝宝的粪便。

出现绿色或间有绿色条状物的粪便，也是正常现象。但是，少量绿色粪便持续几天以上，可能是喂得不够。

如果宝宝出现异常大便，如水样便、蛋花样便、脓血便、柏油便等，则表示宝宝患病，应及时去咨询医生并治疗。

第26天 夏季坐月子需注意

月子妈妈百宝箱

在暑夏季节，不少产妇为避免受凉，常紧闭门窗，身着厚衣，包头盖被等，严重妨碍了体温的散发而发生中暑。因此，暑夏坐月子应保持室内空气流通，室温以28℃左右为宜。可常用干毛巾或温热水擦身，勤换内衣、床单。同时，常饮绿豆汤等非冰镇饮料对预防中暑也有好处。

另外，不要在风道上停留过久，也不要吹风入睡。

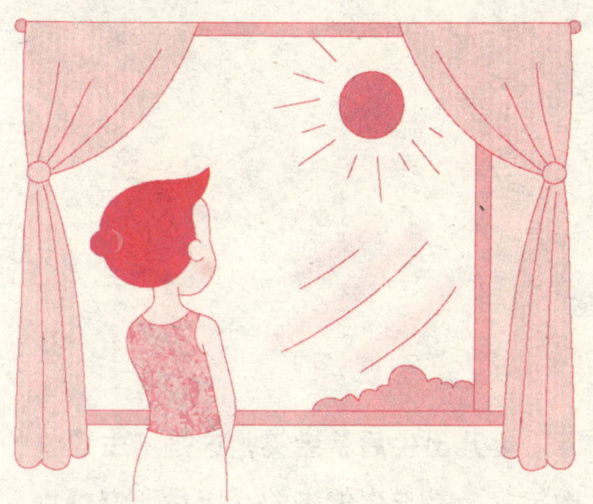

月子妈妈营养

推荐食谱：芪归炖鸡汤

材料：小母鸡1只，黄芪50克，当归10克。

调味料：精盐、胡椒各少许。

做法：活鸡宰杀，去毛及内脏，用清水洗净；黄芪去粗皮，与当归均洗净待用。沙锅洗净，放清水400毫升，放入全鸡。烧开后撇去浮沫，加黄芪、当归、胡椒，用小火炖2小时左右，待鸡肉酥烂时加入精盐，再炖2分钟即可。

推荐食谱：乌鸡白凤汤

材料：乌鸡1只，白凤尾菇50克。

调味料：黄酒10毫升，葱、姜、精盐各5克。

做法：乌鸡洗净；锅内加入清水、姜，煮沸，放入鸡，加上黄酒、葱花，小火焖煮至酥烂，放入白凤尾菇，加精盐调味后煮3分钟即可。

新生宝宝护理

有人认为剃“满月头”有助于婴儿头发的生长，其实，这种说法是没有科学道理的。

婴儿刚出生时的毛发，由于是胎内带来的，所以也可以称之为胎毛，婴儿生后头发生长的好坏，与头发的毛根结构，尤其是毛球是否健全，营养是否充分，局部有无病损等因素有关，而与是否剃“满月头”无关。

婴儿是否需要剃满月头，医学上并无明确的要求，但是如果婴儿头皮有某些皮肤病变，则可根据医生的建议，具体情况具体对待。

第27天 保证产褥期清洁

月子妈妈百宝箱

新妈妈在分娩后很疲劳，加上分娩过程中出血，新妈妈容易发生感染，因此，应特别做好产褥期的清洁卫生。

保持手的清洁。要勤洗手，特别是替换卫生巾或上厕所后要认真洗手，在接触孩子前要用香皂洗手。

保持会阴清洁。产后应该每天用温开水或高锰酸钾溶液清洗外阴，清洗的顺序应首先洗会阴部，然后再洗肛门周围。

洗澡。产妇皮肤分泌旺盛，故应经常洗澡，正常产后 2 天～3 天就可以洗澡、洗头，但不要盆浴，要注意保暖，特别是冬季。

刷牙。产后应照常刷牙。

室内清洁，注意通风。室内物品应尽量放整齐。空气一定要新鲜。每日应通风 2 次。通风时产妇可到其他房间，产妇不应直接接触对流冷空气。

月子妈妈营养

推荐食谱：龟肉汤

材料：龟肉 500 克，猪油 100 克，香油 100 毫升，精盐、葱段、姜块各 10 克。

做法：龟肉及内脏洗净，切成 3 厘米 ×2 厘米的肉块。炒锅置大火上，放猪油烧热，先下葱段、姜块略爆香，再放龟肉、内脏、精盐、香油一起爆炒，起锅盛入沙锅，一次放足清水，置炉火上煨 2 小时，继续煨汤至汁浓稠，发出香气时，起锅装碗即成。

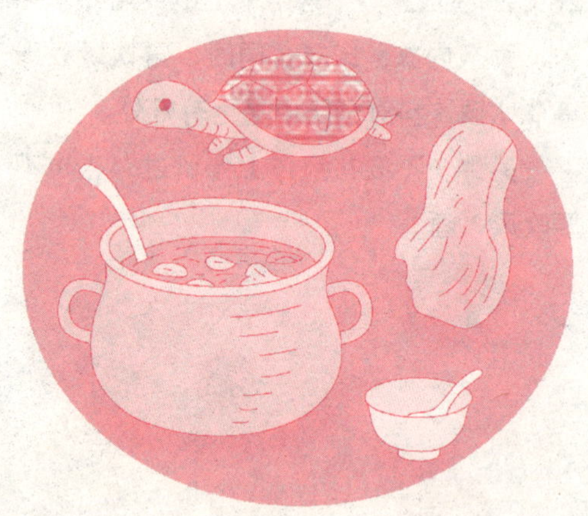

新生宝宝护理

婴儿出生后就会笑，这是“生理性的微笑”，是与生俱来的。以后，慢慢地，婴儿学会了对人脸和玩具微笑，这时转变为“社会性微笑”。婴儿喜欢有人逗引，有人接近他就笑，离开他就哭，和他讲话会咯咯地发音应答。所以说，新生儿的微笑是他在健康发展的极好象征。

第28天 全身酸痛怎么办

月子妈妈百宝箱

产褥期(分娩后6周～8周)出现肢体、腰膝、关节疼痛或全身酸痛，称为产后身痛或产后关节痛。主要原因为产褥期机体脉象空虚，气血运行不畅，稍有劳累或感受风寒外邪后极易发病。本病特点是产后肢体酸痛麻木，局部无红肿、灼热。

产后痛得厉害时，宜卧床休息，保证充足睡眠。恢复期可下床活动，但宜量力而行，以免损伤筋骨导致肌体酸痛。居室应保持干燥，温度适宜，阳光充足，空气流通，但应避免直接吹风，以免风寒入侵，病情加重。应注意局部保暖，夏季勿要贪凉，不宜睡竹席、竹床，空调控温不宜过低。保持床铺及衣被的干燥、清洁。出汗多时，应勤用温水擦身，并及时更换衣被。提倡洗澡，但宜选用擦浴，再逐渐过渡到淋浴，且谨防着凉受寒。

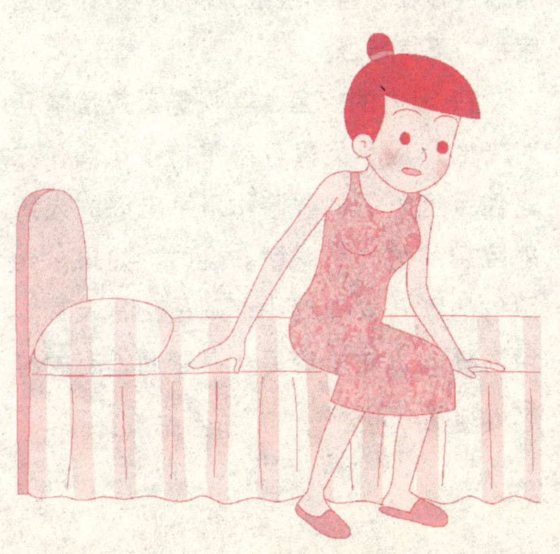

月子妈妈营养

鱼类有丰富蛋白质，能促进子宫收缩，而鲤鱼效果更好。据中医研究，鲤鱼性平味甘，有利小便解毒的功效；能治水肿胀满、肝硬化腹水、妇女血崩、产后无乳等病症。有这样的催乳单方：用活鲤鱼一尾，重约500克，黄酒煮熟吃下。或将鱼剖开，除内脏，焙干研细末，每日早晚用黄酒送下。

新生宝宝护理

洗涤布尿布时，如果布尿布上沾有粪便，要先用毛刷把粪便刷掉，然后用肥皂搓洗、漂清，再用开水烫（最好能煮沸10分钟），拧干后在阳光下晒干。

不要用洗衣粉洗尿布，因为婴儿皮肤非常娇嫩，如果尿布上残留了未洗净的洗衣粉，就会刺激婴儿皮肤，引起尿布皮炎。

雨季或冬季尿布不易干时，可用取暖器慢慢烘干，或者用电熨斗熨干。但是，刚烘烤干的尿布不能马上用，要等凉透了再用，否则也容易发生尿布皮炎。

第29天 产后何时开始做家务

月子妈妈百宝箱

这时候可适当干点轻松的家务活，但避免干类似做饭、饭后收拾等长时间站立的家务。如果是想活动活动，并且厨房温度适宜，可在别人的帮助下一点一滴开始做起。整理衣物也是不错的选择。

正式的扫除要在第 4 周以后，弯腰擦洗、打扫庭院要从第 5 周 ~ 第 6 周后循序渐进。使用吸尘器打扫也是如此。

恢复顺利的产妇从产后第 3 周开始，可以用洗衣机洗衣服，用手洗要在第 4 周以后。

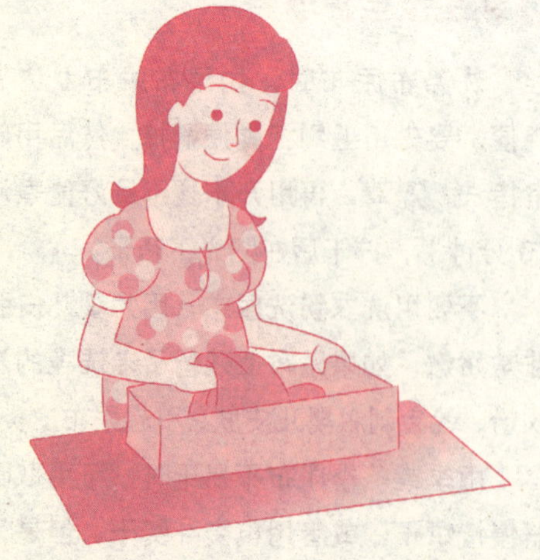

月子妈妈营养

推荐食谱：花生鱼头汤

材料：鱼头1个，花生20克，腐竹1根，红枣适量。

调料：盐适量。

做法：

1. 花生洗净，用清水浸泡半小时；腐竹洗净，浸软，切小段；红枣洗净，去核；鱼头洗净，切开两边，下油锅略煎两面。

2. 花生、红枣放沙锅中，加清水适量，煲 1 小时，放入鱼头、腐竹煲 1 小时左右，最后加盐即可。

熬汤时材料需冷水入锅，随着缓慢地加热，营养物质等充分浸出，使汤的味道鲜美浓郁。

新生宝宝护理

家长要了解宝宝在每个发育阶段应有的视力反应，以正确判断宝宝的视力是否正常，并及早发现视力异常的情况。家长可以通过在家自测宝宝的视力，以了解宝宝视力正常与否。

21 天内的宝宝，其视觉反应是瞳孔对光的反应。父母可以手持手电筒，先遮住宝宝一侧的眼睛，用手电筒的光照射宝宝的另一只眼睛。这时，如果被光照射的瞳孔立即缩小，则是正常反应。用同样的方法检查另一只眼睛，有同样反应则属正常。

第30天 一个月以后才能外出

月子妈妈百宝箱

产后1个月过后可以外出，但不能去很远的地方，从到附近买东西开始，再渐渐走远。

6周过后，可以骑自行车或开车，也可以带婴儿一起散步。

但是不管怎么说，长时间步行及乘车都是造成子宫下垂的原因，所以外出尽量控制在短时间内。四处参观、步行观光这样的旅行或海外旅行，至少要在出院2个月以后。

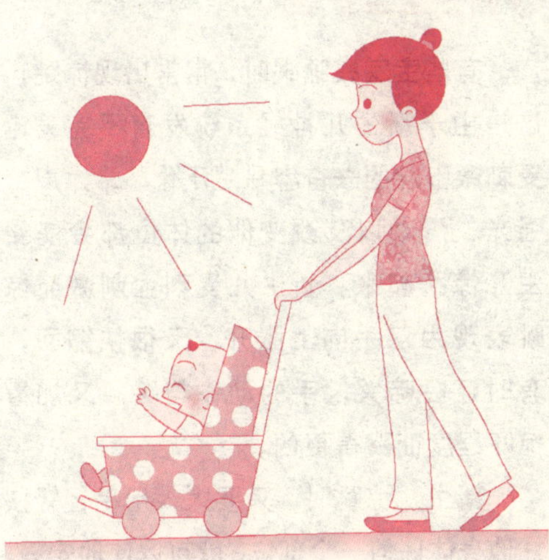

月子妈妈营养

推荐食谱：银耳香菇枣汤

材料：银耳15克，香菇25克，大粒花生50克。

调料：花生油5毫升，精盐2克。

做法：

1. 花生用沸水焯过，去衣，放入锅中，再加入1000毫升水，加入蜜枣先煮。
2. 银耳用水发开，切去硬蒂，洗净。
3. 香菇洗净，泡开，切成片。待花生煮烂后，将香菇银耳、花生油放入，煮熟后用精盐调味即成。

新生宝宝护理

宝宝出生后充满生命力的动作和表情给家人带来无比的喜悦。宝宝的哭闹往往让父母操心不已，而对有的新生宝宝四肢伸直、活动少、面部表情少、吃奶吮吸力不强、很少哭闹等不正常现象，却误认为宝宝很乖很安静，却不知，宝宝安静也不一定是好事。

表现安静、动作少的新生宝宝，往往肌张力低下，下肢强直呈交叉状，这种宝宝往往精神呆滞，反应不灵敏，而且随着月龄增大，智力发育落后逐渐明显，这种现象可能是因为营养不良导致肌肉发育不良或患有先天性脑发育不全症。这些都需要去医院检查，以明确诊断。

第31天 月子内不宜过性生活

月子妈妈百宝箱

一般来说，产后4周~6周内应禁止性交。因为这段时间内阴道壁内黏膜较为脆弱，易受损伤，性交时易发生阴道裂伤和出血不止。同时，子宫尚未完全复原，性交时易将细菌带入而引起子宫内膜炎及其附属器官的炎症。另外，分娩时给外阴、阴道等造成的损伤，也会因过早性交而延迟愈合，甚至引起感染。

新妈妈在产褥期过后进入哺乳期，一般可以恢复正常的性生活，但因哺乳期母亲要给婴儿喂奶，大量营养物质通过乳汁喂给小宝宝，能量消耗很大，理应好好休息。所以，为了母亲的身体健康及婴儿的生长发育，性生活不要过频。一般情况下，每周过性生活2次~3次，或者每周性生活1次~2次更适宜。

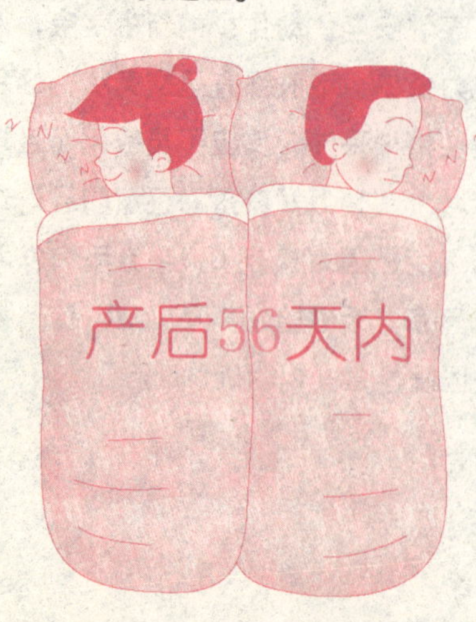

月子妈妈营养

推荐食谱：小米粥

材料：小米45克，红糖适量。

做法：如常法煮粥，加红糖调味，粥不要太稀。

推荐食谱：花生炖猪蹄

材料：花生60克，猪蹄1只，调味料适量。

做法：花生和猪蹄一起炖烂，调味后食用。

新生宝宝护理

有些宝宝在睡眠时，常常出现惊跳，这是由于新生儿神经系统发育不完善，受刺激引起的兴奋容易“泛化”，大声、强光、震动以及改变他的体位都会使新生儿惊跳起来。新生儿受到强刺激而惊跳表现为双手向上张开，又很快缩回，有时还会啼哭，手的动作与哭声又加重惊吓程度而哭得更凶。

新生儿惊跳时，只要大人用手轻轻按住他身体任何一个部位，就可以使他安静。没有裹包被的新生儿，只要扶住他的双肩或将一双小手交叉按在胸前，也可使他安静下来。家长完全可以放心，新生儿惊跳对脑的发育没有影响。

第32天 警惕产后抑郁症

月子妈妈百宝箱

产后抑郁症是妇女在生产孩子之后由于生理和心理因素造成的抑郁症，症状有紧张、疑虑、内疚、恐惧等，极少数严重的会有绝望、离家出走、伤害孩子或自杀的想法和行动。

产后抑郁症多在产后2周发病，产后4周~6周症状明显。大多数产后抑郁症患者可在3个月~5个月恢复。

如果患者的病情比较严重，可以考虑采用药物治疗。现在可供选择的药物品种很多，患者可到专科医生处就诊，获得系统的治疗。对于轻度抑郁症患者，可给予安定类药，对于重度抑郁症患者，主要是采用抗抑郁治疗和对症治疗。

值得注意的是，许多母亲都不知道或害怕去看医生，她们害怕一旦接受治疗就会被迫与自己的宝宝分开，还有的人害怕服用药物会影响孩子，担心药物会通过乳汁进入孩子体内，因此贻误了病情。虽然治疗抑郁症的药物可通过乳汁进入孩子体内，但其含量极其微少，不会对孩子产生什么影响。

月子妈妈营养

推荐食谱：清蒸乳鸽

材料：乳鸽1只（150克），葱结1个，姜丝2克，水发香菇2个，水300毫升，熟猪油10克，精盐适量。

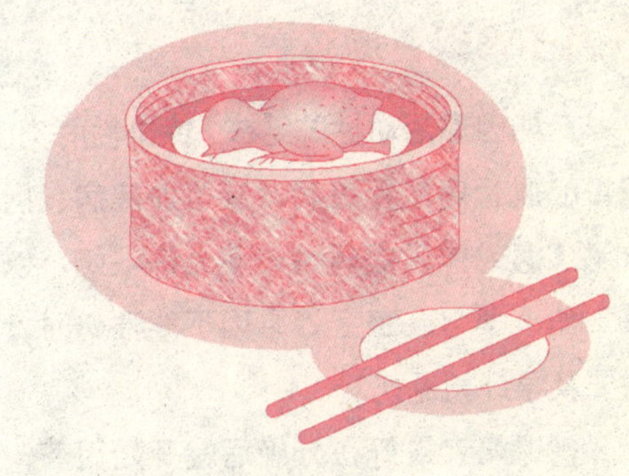

做法：将乳鸽洗净，均匀地撒上精盐，放入汤碗中，再放入葱结、姜丝、香菇，加水，上蒸笼大火蒸15分钟~20分钟即成。

新生宝宝护理

刚出生的婴儿长牙并不是什么奇怪现象，婴儿这种过早萌出的牙，医学上称诞生牙，通常长在下牙床，有1个~2个，发生率约为1∶2000，和孕期补钙无关。

新生儿过早萌出的乳牙尚未形成牙根，是无根牙，只靠牙槽黏膜联结着，明显松动，很容易脱落。万一牙齿松动脱落，牙齿便可随着婴幼儿呼吸进到肺内，从而引发咳嗽以及肺不张等疾病。因此，医生遇到早出牙时，多会建议家长将其拔掉。拔除“诞生牙”后，下颌少了一颗牙，邻近的牙会向被拔除牙留下的空隙处倾斜、移动，可能导致牙齿不整齐，所以孩子第二次牙齿长齐后需要进行牙齿矫正。

第33天 退奶与吐奶

月子妈妈百宝箱

产妇因患活动性肺结核、传染性肝炎、严重心血管病、肾脏病、某些血液病、内分泌疾病或体质虚弱等，不允许喂奶，以及工作、学习、宝宝等原因不能喂奶时，需要及早计划退奶。

需退奶者最好在分娩后就开始用药，以抑制泌乳反射的建立，尤其要避免宝宝吸吮乳头。

大量的雌激素、孕激素、雄激素都能抑制泌乳，其中以雌激素效果最佳。可口服乙烯雌酚 5 毫克，每日 3 次，连服 3 天 ~5 天，或肌内注射乙烯雌酚 5 毫克，每日 1 次 ~2 次，连续 2 天 ~3 天。若已经下奶再回奶，用药效果则比较差，除使用药物外，还要少进汤水，乳房过胀可将芒硝敷于两侧乳房，待药物变潮成不透明粉末时再换新药，一般 2 天 ~3 天有效；也可用焦麦芽煎水服，口服克罗米芬或 B 族维生素，以减轻奶胀。

月子妈妈营养

推荐食谱：木耳大枣汤

材料：木耳 50 克，大枣 30 枚，红糖少许。

做法：先把木耳、大枣用水洗净，再用冷水泡 2 分钟，连同浸泡水一起放入锅中煮熟，加红糖即成。

推荐食谱：黄花菜炖猪蹄

材料：黄花菜 150 克，黄豆 50 克，猪蹄 1 只。

调料：料酒、盐各适量。

做法：把洗净的黄花菜、黄豆、猪蹄放在一起，加水适量，小火炖酥，然后放入料酒、盐即成。

新生宝宝护理

宝宝吐奶后的四大注意事项：

1. 请立即将宝宝上身保持抬高的姿势。

2. 吐奶后仔细观察宝宝的情况。吐奶的时候，宝宝的脸色可能会不大好，但是只要过一会儿能恢复正常就没什么大问题。另外可根据情况适当地给宝宝补充些水分。

3. 补充水分要在吐奶后 30 分钟进行。

4. 吐奶后，每次喂奶的量要减少到平时的一半。等宝宝精神状态好转，又想吃奶的时候，可以继续给宝宝喂奶，但是量要减少到平时的一半左右，喂奶次数可以相应增加。

第34天 强健骨质

月子妈妈百宝箱

科学家的调查发现，喂养孩子6个月或者更长时间的母亲的脊椎骨质密度平均降低5.1%，股骨质密度平均降低4.8%，而用牛奶喂养或者母乳喂养不到1个月的妇女，骨钙几乎没有丢失。对于大多数健康的女性来说，因哺乳丢失的钙将会很快得到恢复，母乳喂养孩子6个月~9个月断奶的女性一年后可恢复丢失的骨钙，而哺乳期超过9个月的妇女的骨钙却没有得到恢复。由此看出，营养不良的女性，长期哺乳可能会丢失大量的骨钙，这就可能导致她们绝经后骨质疏松。

为了避免哺乳时间过长增加患骨质疏松症的危险，哺乳期的妈妈要注意多吃富含钙和维生素D(钙的吸收量受维生素D的影响)的食物。此类食物有粗杂粮、牛奶、鱼类、禽蛋、动物内脏、大豆及其制品等。

月子妈妈营养

推荐食谱：带鱼无花果汤

材料：带鱼500克，干无花果4枚，食盐少许。

做法：

1. 将带鱼头和内脏除去，清洗干净，切成段备用；无花果洗净共入沙锅或不锈钢锅中。

2. 注入清水淹没带鱼，大火烧沸后，改用小火煮沸至鱼熟烂，加盐调味，趁热慢服或佐餐食带鱼和饮鱼汤。

此汤可以健胃清肠，消肿解毒，通乳，补虚，用于提高母体对病毒、细菌的抵抗力。

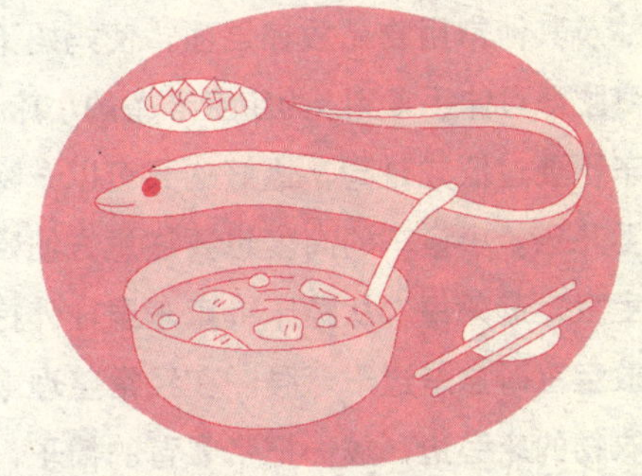

新生宝宝护理

有的父母为了孩子睫毛长得长、密，在孩子生后不久就将其睫毛剪掉，希望再长出的睫毛更粗、更长。其实，睫毛的长短、粗细、漂亮与否，主要与遗传等因素和营养状况有关，剪睫毛的方法是没有什么作用的。

剪掉睫毛后，刚长出的粗、短、硬的新睫毛，容易刺激眼球、结膜和角膜，会产生怕光、流泪、眼睑痉挛等异常症状，严重者会继发眼部感染。另外，在剪睫毛的过程中，如果孩子的眼睑眨动，或者头部摆动，有可能造成外伤，这些都会给孩子造成不应有的痛苦。

第35天 产后避免腰痛的生活细节

月子妈妈百宝箱

为了防止产生腰痛，新妈妈要注意一些生活细节。避免经常弯腰或久站久蹲。可准备一个专给宝宝换尿布或洗澡的台子，其高低要适宜。最好有多个不同功用的抽屉，把经常使用的尿布、纸尿裤、护臀油及其他常用物品放在里面，使妈妈不用弯腰即可伸手拿到。为宝宝准备的小床、童车不要过低或过高，最好购买可以升降的婴儿床。小童车的高度也要注意方便照料宝宝，避免每次从睡床或童车里往外抱或放宝宝时总是过于弯腰。在经常整理或叠衣物的床旁边，放一把带靠背的椅子，在需要时可随手取过来坐下，避免采取不舒服的姿势整理衣物。

注意喂奶时的正确姿势。坐着或躺着喂奶的姿势都可以，只要自己感觉姿势是轻松、舒适的即可。

月子妈妈营养

推荐食谱：黄花枸杞蒸肉

材料：瘦猪肉 200 克，黄花菜（鲜品）15 克，枸杞子 10 克。

调味料：料酒、酱油、香油、淀粉、精盐各适量。

做法：

1. 瘦猪肉洗净，切片。黄花菜用水泡发后，择洗干净，与瘦肉、枸杞子一起剁成泥。

2. 瘦猪肉、枸杞子、黄花菜泥放入盆内，加入料酒、酱油、香油、淀粉、精盐搅拌整匀，摊平，入锅内隔水蒸熟即成，热食，每日一份，连食 3 日 ~5 日。

新生宝宝护理

婴儿游泳能有效地促进脑细胞的发育，对婴儿未来的智商、情商的提高打下良好的基础，还能提高免疫力，增加肺活量，减少呼吸道感染。宝宝游泳后吃得饱、睡得香、营养吸收更好，睡后精神好，身高和体重增长快，坚持一段时间游泳的宝宝和不进行游泳的同龄宝宝相比，游泳的宝宝明显地更健康、活泼。

足月正常分娩的剖宫产儿、顺产儿，一般在产后当天就可以开始游泳了。

游泳前要给宝宝贴上防水护脐贴，以保护脐部干燥。还要对游泳圈进行安全检查。然后在新生儿颈部套上特制的游泳圈，再放进水温 37℃ ~37.5℃的特制游泳池内。注意，室温要控制在 28℃左右。

一般新生儿游泳以 10 分钟左右为宜，时间太长，容易疲劳。泳毕，取下防水护脐贴，用安尔碘消毒液或 75% 的酒精消毒脐部两次，并用一次性护脐带包扎。

第36天 妈妈生病时用药对宝宝的影响

月子妈妈百宝箱

妈妈服药后，不同的药物在乳汁中浓度也不同。

1. 乳汁中药物浓度高于妈妈的血液浓度，如红霉素、眠尔通等。

2. 药物在乳汁中和血液中的浓度相仿，如磺胺类、异烟肼、灭滴灵等。

3. 乳汁中的药物浓度低于血液浓度，如大部抗生素和维生素。

4. 乳汁中基本上不含相关药物，如头孢类抗生素、心得安、保泰松等。

由于年龄小，婴儿对某些药物的反应较大，妈妈在用药以前要向医生说明自己正在哺乳，以供医生选择药物时参考。

月子妈妈营养

推荐食谱：芪归鸡汤

材料：小母鸡1只（约1千克），黄芪50克，当归10克。

调味料：精盐、胡椒各少许。

做法：

1. 活鸡宰杀，去毛及内脏，用清水洗净。

2. 黄芪去粗皮，与当归均洗净后，横切成薄片待用。

3. 沙锅洗净，注入清水500克，放入全鸡，烧开后撇去浮沫，加入黄芪、当归、胡椒，用小火炖2小时左右，至鸡肉熟烂时加入精盐，再炖2分钟即可。

趁热饮汤食鸡肉，黄芪、当归亦可食用，分次服食或佐餐食。

推荐食谱：山药炖鸽

材料：鸽子2只（约200克），山药100克，葱节、姜片、盐、冰糖、黄酒、鸡汤、化鸡油各适量。

做法：

1. 山药去皮洗净，切成片，入沸水锅中烫后捞出。

2. 鸽子宰杀，去血及内脏，入沸水锅中翻烫后捞出去毛、洗净。

3. 将鸽子放入蒸钵内，盖上山药、葱、姜，加入冰糖、盐，倒入料酒、鸡汤，加盖上笼蒸熟，滴上化鸡油即成。

新生宝宝护理

一般母乳宝宝可在一个月后补充鱼肝油，6个月后补充钙剂；奶粉宝宝在15天大就可以开始服用鱼肝油，满4个月就得开始补充钙剂了。

维生素AD每天一次，早上餐后服用，接着晒太阳可以帮助吸收。鱼肝油最好一直服用到满2岁。

第37天 产后腰痛怎样进行功能锻炼

月子妈妈百宝箱

为了加强腰背及腹肌的力量，增强腰椎的稳定性，最好在产后1周左右就逐渐开始进行下列体操练习：

1. 前屈后伸练习。两腿稍分开站立，一边呼气，一边将腰部慢慢向前弯曲，双手碰到地板，起身还原。一边吸气，一边将上肢慢慢向后伸展，还原。以上动作前、后交替各进行10次。做2组~3组。

2. 屈体运动。分开双膝，坐在椅子上，像要把头部夹在双膝里似的慢慢弯曲上身，还原。以上动作重复10次，做2组~3组。

3. 转腰运动。仰卧，双手按住床沿，左腿伸直摆向床的右侧，脸向左侧转。上半身尽量平卧于床，还原。再向相反方向重复上述动作。左、右交替各进行8次，做2组~3组。

月子妈妈营养

推荐食谱：鲫鱼豆腐汤

原料：鲫鱼1条，豆腐400克，黄酒3毫升，葱花、姜片各3克，精盐2克，植物油30毫升。

做法：豆腐切成薄片，用盐沸水烫5分钟以后沥干待用。鲫鱼去鳞、鳃、肠杂，抹上黄酒，腌渍10分钟。锅中植物油烧至5成热，爆香姜片，将鱼两面煎黄，加水适量，用小火煮沸30分钟，放入豆腐片，加精盐调味后勾薄芡，并撒上葱花。

新生宝宝护理

如何正确选购品质良好，又适合宝宝的内衣呢？新妈妈在购买时可要运用多种感官，不妨学几招小窍门吧。

一摸：布料是否柔软，尤其是腋下、手腕等处，选择时不妨放在自己脸颊旁感觉一下；袖口、裤腰的松紧是否舒适。

二看：特别白，甚至白得发蓝的内衣，往往含有荧光剂（一种漂白作用的化学物质），虽然看起来衣服比较洁白，比较挺，不易起皱，但对宝宝的皮肤有害，因此，不能盲目以为“白”就是好。

三闻：如果闻起来有一种不舒服的味道，就很可能残留甲醛或其他化学添加剂。

第38天 及时避孕

月子妈妈百宝箱

分娩后的新妈妈在月经尚未恢复及哺乳期，普遍认为这是一个安全期，多数夫妻恢复性生活时不再采取避孕措施。

根据国际会议制定的哺乳指导大纲，全母乳喂养的母亲，产后闭经期6个月者达98%，可以在6个月月经恢复后开始避孕。而我国四川省彭县调研资料显示，25%的妇女在产后3个月已经恢复月经；在产后17个月内已有4.1%的非计划妊娠，其中12%是在3个月内受孕的。所以，建议妇女在产后3个月开始性生活时，应当采取避孕措施。

月子妈妈营养

推荐食谱：什锦豆腐

材料：豆腐200克，瘦猪肉、火腿、笋尖各25克，虾250克，鸡肉50克，干冬菇5克，干虾米10克，菜油、葱花、姜末、料酒、酱油、肉汤、精盐、水芡粉适量。

做法：

1. 冬菇用水发好，连同猪肉、鸡肉、笋尖、火腿切成片，猪、鸡肉片加水芡粉拌匀，备用；豆腐蒸一下，取出后切成方块，备用。

3. 炒锅置火上，放入菜油烧热，倒入

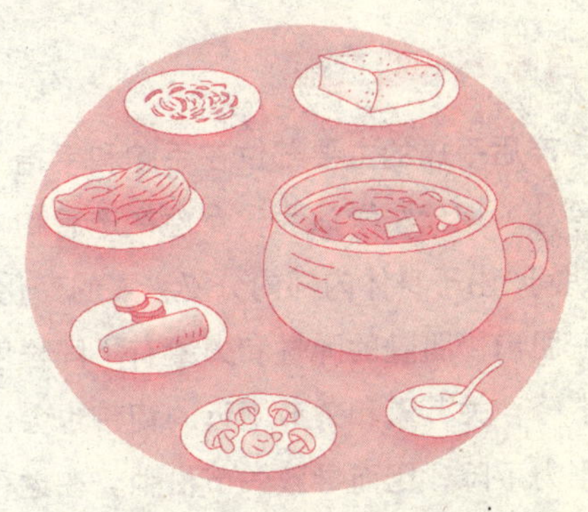

姜末、虾略炒出香味后，掺肉汤，下肉片、鸡片，汤微沸后依次放入蒸好的豆腐、火腿片、笋片及干虾米，待汤再次沸后倒入沙锅，加酱油、料酒，用小火煮10分钟左右，加精盐即成，趁热佐餐食。

新生宝宝护理

宝宝皮肤细嫩，内衣洗不好的话就会伤害宝宝的皮肤，尤其婴儿更要注意。如何清洗才能保证宝宝内衣真正干净呢？

不论买回来的宝宝内衣是否有甲醛等化学物质存留，都要先下水洗涤后，再给宝宝穿。

宝宝的内衣，应该选用专为宝宝设计的洗衣液来清洗。这些洗衣液对宝宝身上经常会出现的奶渍、汗渍、果汁渍有特效，去污力强，易漂洗，对皮肤无刺激，无副作用，而且一般还是无磷、无铝、无碱，不含荧光剂的环保产品。没有专用洗衣液的时候，也一定要选用纯中性的肥皂。

第39天 产后须防手脚痛

月子妈妈百宝箱

产后手痛的主要部位在手腕和手指关节等处。现代医学认为，女性在产后和哺乳期间，由于身体内部内分泌激素的变化，常使肌肉、肌腱的弹性和力量有不同程度的下降，关节囊和关节附近的韧带也会出现张力下降，因而导致关节松弛。在这种情况下，如果新妈妈不注意休息而从事较多的家务劳动，将会使原本已经薄弱的关节、肌腱、韧带负担过重而出现疼痛。如果在家务劳动时使用冷水或受到寒冷的刺激，也会出现手痛症状。

产后脚痛常常发生在脚跟部，这是由于脚跟脂肪垫退化所引起的。新妈妈在月子里如果不注意适当下地活动，脚跟脂肪垫就会出现退化现象。一旦下地行走，退化的脂肪垫承担不了体重的压力和行走时的震动，便会出现脂肪垫水肿、充血等症状，从而引起疼痛。

手脚痛的预防。应注意充分休息，不宜做过多的家务劳动，特别要注意减少手指和手腕的负担。其次，孕妈妈在休养的同时应适当进行下床活动，特别是在坐月子后期和出满月后，要经常下地走动，这样不仅能防止脚跟脂肪垫退化，避免产后脚痛的发生，而且能防止产后体重过分增加，调节神经功能，对改善睡眠、增进食欲十分有利。

月子妈妈营养

很多产妇生孩子后，为了迅速恢复苗条的身材，便立即节食减肥。这样做不仅有损于身体健康，而且不利于哺育婴儿。

产妇在临产前增加的体重主要是水分和脂肪，产后哺育婴儿，拥有这些水分和脂肪不但很有必要，有时还不够用。因此，产妇产后不仅不可立即节食减肥，而且应该多吃一些富含营养的食物，每天吸收不少于 2800 千卡的热量。只有如此，才能保证哺乳和自身身体的需要。若想节食减肥，应过了哺乳期后再开始。

新生宝宝护理

婴儿的指甲长得特别快，所以要间隔 1 周左右就要给孩子剪一次。

剪指甲时要注意以下几点。

在宝宝睡着时剪。孩子熟睡时剪指甲可以避免因为宝宝乱动带来的意外伤害。

用专用指甲剪。由于婴儿的指甲很小，很软，所以尽量用细小的专用婴儿剪刀来剪，剪的不要太多，以免剪伤皮肤。

剪指甲不要留角。婴儿喜欢用手抓挠脸部和身上其他部位，往往会抓破皮肤，所以剪指甲时不要留角，要剪成圆形。

第40天 冬季要防“产后风”

月子妈妈百宝箱

产后感染俗称“产后风”，其实不是产后通风所致，但的确有许多新妈妈在分娩后，特别是冬季会出现怕“风”、怕“冷”的情况。这是由于致病菌在产前、产时或产后进入产道而引起的疾病，也是新妈妈在产褥期易患的比较严重的疾病。

要防范“产后风”应做到以下几点 。

室内空气要流通。可选择天气不太冷、无风、日光充足的时刻开窗换气，床不要靠近窗口或正对窗口，必要时新妈妈与婴儿可暂去其他房间休息或活动。

多晒太阳。天气暖和而阳光好时，新妈妈可将婴儿穿暖包好，带其一同晒晒太阳，这对婴儿的健康也是有利的。

多活动。顺产的产妇在产后第 2 天即可起床活动，如给婴儿换尿布等，做些力所能及的事可使身体很快得到恢复。但应注意，不要使用冰冷的水洗手或洗衣等。

月子妈妈营养

这时候，新妈妈的饮食开始趋向于正常化，但还是要多加注意。每一天虽然都要好好吃，但是也不要盲目、过量地进补，以免引起身体不适。要多吃一些蛋白质，尤其是优质的动物蛋白，如鸡、鱼、瘦肉、动物肝脏等，适量的牛奶、豆类也是新妈妈必不可少的补养佳品。不要偏食，粗粮和细粮都要吃，不能只吃精米精面，还要搭配杂粮，如小米、燕麦、玉米粉、糙米、标准粉、赤小豆、绿豆等。一定要多喝汤，因为汤类易于消化吸收，还可促进乳汁分泌，如红糖水、鲫鱼汤、猪蹄汤、排骨汤等。不吃酸辣食物，少吃甜食。不吃盐渍食物，不饮酒。

新生宝宝护理

一般情况下，宝宝的房间不宜用蚊香。电蚊香毒性较小，但由于婴幼儿的新陈代谢旺盛，皮肤的吸收能力也强，使用电蚊香对宝宝身体健康有碍。如果一定要用，尽量放在通风好的地方，切忌长时间使用。

宝宝房间绝对禁止喷洒杀虫剂。婴儿如吸入过量杀虫剂，会发生急性溶血反应、器官缺氧，严重者导致心力衰竭、脏器受损或转为再生障碍性贫血。

夏季最好采用纱门纱窗、蚊帐等物理方法避蚊。

第41天 恢复产前生活

月子妈妈百宝箱

产后第6周了，子宫基本复原，可恢复产前生活。

可以进行轻微的运动或短途旅行。现在身体已基本恢复到怀孕前的状态，可以骑自行车或进行简单的运动。为了尽快恢复身材，还可以练习塑身操。

心情烦闷时，可以到附近公园散步或到郊外呼吸新鲜空气，也可以带着宝宝一起晒太阳。

如果打算生育后继续工作，从这时起开始作准备。比如必要的皮肤护理和准备上班穿的服装。想一想如何解决哺乳问题，如果准备给宝宝喂奶粉，需要事先练习，使宝宝适应奶粉。

在重新开始性生活之前，应与丈夫进行必要的交流，并做好避孕。

月子妈妈营养

新妈妈分娩后，为了补充营养和有充足的奶水喂养婴儿，一般都非常重视饮食滋补，常常是“鸡蛋成筐、水果成箱、罐头成行”，“天天不离鸡，顿顿有肉汤”。滋补是需要的，但大补特补是有害的，既浪费钱财，又有损健康。首先，滋补过量容易导致肥胖，肥胖是病不是福。肥胖会使体内糖和脂肪代谢失调，引发各种疾病。据统计，肥胖者的冠心病罹患率是正常人的2倍~5倍。其次，有害于婴儿。新妈妈营养过剩，奶水中脂肪含量多。婴儿胃肠如果能够吸收，便会导致婴儿肥胖，易患扁平足类疾病；倘若婴儿消化功能较差，不能充分吸收，就会出现腹泻，长期慢性腹泻会引起婴儿营养不良。

新生宝宝护理

宝宝睡凉席，如果过凉的话，可能引发腹泻、肠胃不适等症状，因此不少家长误认为宝宝不能睡凉席。其实，宝宝是可以睡凉席的，只是需要注意几个方面。

要选择合适的凉席。不要选择竹席，竹席太凉了，随着昼夜温差变化，小孩子很容易受凉。最好选择草席，即麦秸凉席，这种草席质地松软，吸水性好，选择时注意要柔软、无刺。

婴儿不能直接睡在凉席上。为了避免受凉，需要在席子上铺上一层棉布床单，这样也能够避免婴儿蹬腿蹭破皮肤。

要注意凉席的清洁卫生。使用前一定要用开水擦洗凉席，然后放在阳光下暴晒，以防婴儿皮肤过敏。

凉席被尿湿后必须及时清洗，保持干燥。如果宝宝出现皮肤过敏现象，要立即离开凉席，必要时找医生诊治。

第42天 产后妇科检查

月子妈妈百宝箱

新妈妈的体重、生理、心理在妊娠期皆发生了重大变化，产后都要逐渐恢复到孕前水平。为了了解产后身体的恢复状况，保证新妈妈的身心健康和劳动能力，必须认真观察产褥期的各种变化，以便进行保健调节。因此，要求产后6周~8周时到医院进行一次全面检查，如有特殊不适，应提前到医院检查。检查内容包括测量血压，检查子宫复旧及两侧附件情况，腹部及会阴部伤口愈合状况，盆底托力，乳房等。

月子妈妈营养

即使月子结束了，新妈妈们也不要立刻松懈下来，产后保养是一个持续不断的过程，不能仅仅依靠月子内的短时间进补。所以在月子结束时，还需适当注意平日饮食，不可忽视。同时，还是不宜过多进食辛辣之物。

另外，不要过早地进食甜食和小糕点、饼干等食品。

新生宝宝护理

按照规定，新生儿在出生后的42天要到出生所在的医院进行体检，重点检查身高、体重、头围等体格发育状况，重点检查注视力、听力、肢体、生殖器的发育是否正常并判断微量元素是否缺乏，对新生儿进行科学有效的评估。

体重。出生第1个月体重增长很快，平均为800克~1000克，出生后前3个月平均700克/月~800克/月，平均每天增长20克~30克，如果体重增长接近此数值，说明宝宝喂养充足，营养合适。如果体重增长过慢或不增长，多数是由于喂养不足或腹泻所致。

身高。出生时平均身高为50厘米，6个月时达到65厘米，平均每月增长2.5厘米。

头围。头围反映大脑和颅骨的发育程度。因胎儿时期脑发育较快，所以出生时头围较大，可达33厘米~34厘米，1岁时达46厘米，2岁时达48厘米。头围测量值在2岁以内最有临床意义。头围过小提示脑发育不良，头围过大提示脑积水。

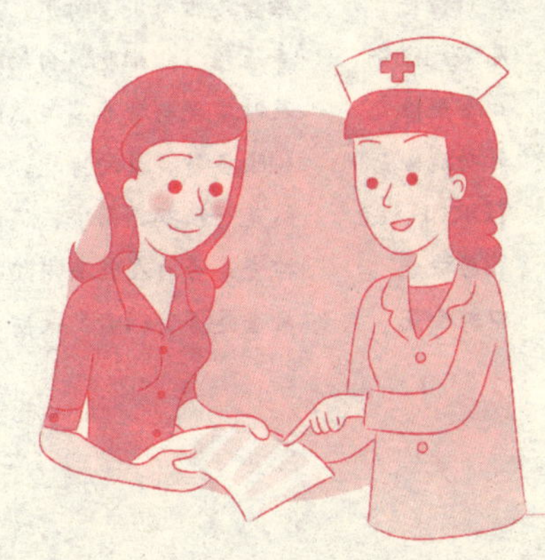

附录一 孕前体检全过程

准备怀孕的女性，在孕前的3个月~6个月，应先去医院做一次有针对性的体检，确信身体没有问题再怀孕。

体检前准备

找一家孕前体检医院。目前，专门进行孕前体检的医院还不多，最好去妇产医院、妇幼保健院等专科医院，也可以去综合医院，但需要自己提出体检要求。

上午空腹去检查

做肝功能等检查要求空腹，而且有些检查项目只能在上午做。

体检前咨询

医生会详细询问你的月经情况、既往病史、家庭病史、丈夫的健康状况，并提醒你在饮食、生活起居等方面应该注意些什么，比如均衡营养、补充叶酸、适度运动等。

体检项目和内容

体检项目	体检内容
量血压	怀孕易使血压更高，所以要事先了解自己的血压状况。
测身高、体重	体重过高就要先减肥再怀孕；体重过低也要适当“增肥”。
内科检查	检查是否有发育畸形、癌变或妇科疾病及性传播性疾病等。
妇科检查	检查是否有发育畸形、癌变或妇科疾病及性传播性疾病等。
尿常规检查	查尿糖、红细胞、白细胞等，排除糖尿病、尿道炎、尿道感染、肾炎等疾病。
血常规检查	及时发现与营养消耗、遗传以及贫血有关的疾病，预防新生儿溶血的发生。
肝功能检查	排除各种肝炎的可能。
TORCH检查	这是一项病毒筛查，通过检查可以预防病毒感染，避免流产和胎儿畸形。
乳房检查	检查是否存在乳头内陷、乳腺增生以及各种乳房病变。
口腔检查	检查是否有龋齿、未发育完全的智齿及其他口腔疾病。

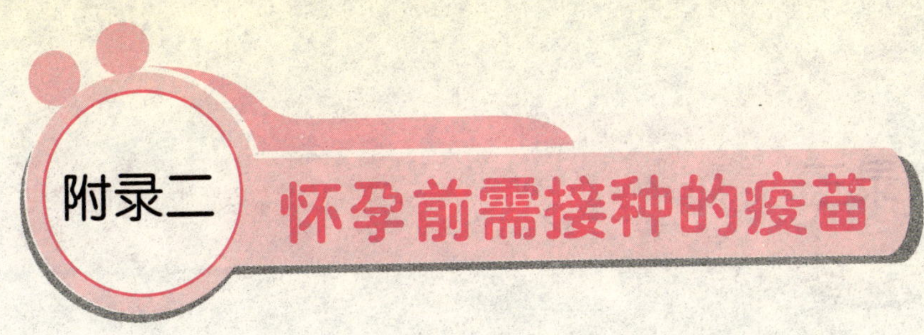

目前，我国还没有专为准备怀孕的女性设计的免疫计划。据临床医生和有关专家建议，准备怀孕的育龄妇女，最好接种两种疫苗，一是风疹疫苗，二是乙肝疫苗。因为孕妈妈一旦感染上风疹或乙肝，病毒会直接传播给腹中的胎宝宝，对胎宝宝造成极大的伤害。

风疹疫苗

由于患过风疹的人可获得持久性免疫力，不再被风疹病毒感染。所以育龄女性可在孕前接种风疹病毒减活疫苗，尤其是做抗风疹病毒抗体检查为阴性结果的育龄女性，以获得终身免疫力。接种疫苗前，一定要确定并未怀孕，并在 3 个月以内不准备怀孕，避免疫苗中的减活病毒对胚胎造成感染。

注射时间　至少要在孕前 3 个月，注射 3 个月后，人体内会产生抗体。

疫苗效果　疫苗注射有效率在 98% 左右，可以达到终身免疫。

乙肝疫苗

准备怀孕的女性，至少应该在孕前 9 个月先检查确认没有感染乙肝病毒后，到所在地疾病预防控制中心接种减毒活疫苗。

注射时间　按照 0、1、6 的程度注射。即从第一针算起，在此后 1 个月时注射第二针，在 6 个月的时候注射第三针。

疫苗效果　免疫率可达 95% 以上；免疫有效期在 7 年以上，如果有必要，可在注射疫苗后五六年时加强注射一次。

其他可选疫苗

流感疫苗、甲肝疫苗、水痘—带状疱疹疫苗等，为可选疫苗，如果接种都至少应在孕前 3 个月进行，其中流感疫苗的免疫时效在 1 年左右；甲肝疫苗的免疫时效可达 20 年 ~30 年；水痘—带疱疹疫苗的免疫时效可达 10 年以上。

附录三 产前胎儿健康检查全记录

要想生出聪明健康的宝宝，产前的胎儿健康检查（例行性检查和特殊检查）则是必不可少的，那么孕妈妈们对这些检查项目和结果又有多少了解呢?

例行性检查

怀孕 28 周前，每 4 周进行一次；28 周 ~36 周时每 2 周一次；而怀孕 36 周后则需每周一次。该检查的项目有：

血压检查　正常的血压指数应该 120/80 毫米汞柱左右。若是 20 周以前血压高于 140/90 毫米汞柱，有可能是慢性高血压；若是 20 周以后，血压高于 140 / 190 毫米汞柱，则可能为妊娠高血压。

体重　怀孕时总体重增加 10 千克 ~14 千克为适当。体重增加太多或太少，都不利于胎儿的生长。

胎心音　怀孕 6 周 ~8 周时就可通过超声波看到胎儿的心跳了，每分钟 120 次 ~160 次为正常。怀孕 10 周 ~12 周如果还不能测到胎儿的心跳，则有可能是胎儿较预估的周数小、位置较偏、胚胎未发育或胎死宫内。

宫底长　指测量子宫底与耻骨联合的距离，借此推算胎儿是否符合该周数的大小。

胎位　检查胎儿的胎位是否正常。如果检查出胎位不正，应及时在医师的指导和帮助下加以矫正。

尿糖　尿糖过高，要怀疑是否患妊娠糖尿病。妊娠糖尿病易造成胎儿早产、先天性畸形等危险。

尿蛋白　尿蛋白过高，患子痫的机会则高，严重时会造成孕妇子痫发作、休克。

特殊检查

怀孕初期检查

抽血　在怀孕 16 周前进行血常规检查和血型的确认，还应做是否是地中海型贫血的基因携带者的平均红细胞血红蛋白 MCH、平均红细胞容积 MCV 检测。此外，最好还要做一下梅毒血清、艾滋病的检查，一旦发现问题则需及早治疗和采取相应的措施。

16周～28周期间的特殊检查

唐氏筛查　在16周~20周时进行，怀有“唐氏儿”的孕妇，其血液中的胎儿甲胎蛋白值偏低，人类绒毛膜促性腺激素值则偏高。

羊膜腔穿刺　在16周~20周时进行，主要针对高龄孕妇、曾经生过异常宝宝以及有遗传性疾病者，以及早诊断出胎儿是否有遗传性疾病或生长异常。

高层次超声波　在20周~24周时进行，可检查胎儿的器官、四肢及血流等是否有异常。

妊娠糖尿病　在24周~28周时进行，该检查主要避免孕妇难产或生出低血糖的新生儿。

28周后的特殊检查

怀孕28周后，要进行梅毒血清、风疹抗体的检查，避免生出畸形儿。

怀孕32周前后，应做乙肝表面抗原、乙肝E抗原检查，发现问题，提早作准备。

怀孕34周前后，应做超声波检查，以查看胎儿大小、成长状况、胎盘位置及羊水量。

其他检查项目

以下检查项目或因非完全正确及必要，或因技术上没有完全成熟，通常情况下较少采用或普及率不高。

X光检查　用于评估孕妇产道及骨盆是否狭窄，预测能否顺利自然生产。

绒毛细胞检查　在怀孕40天~70天时，通过该检查以便了解胎儿染色体是否异常。

胎儿镜检查　怀孕15周~20周时进行，主要检测胎儿的外观、位置、是否畸形等。

附录四 生命的开始与成长

我们来认识子宫

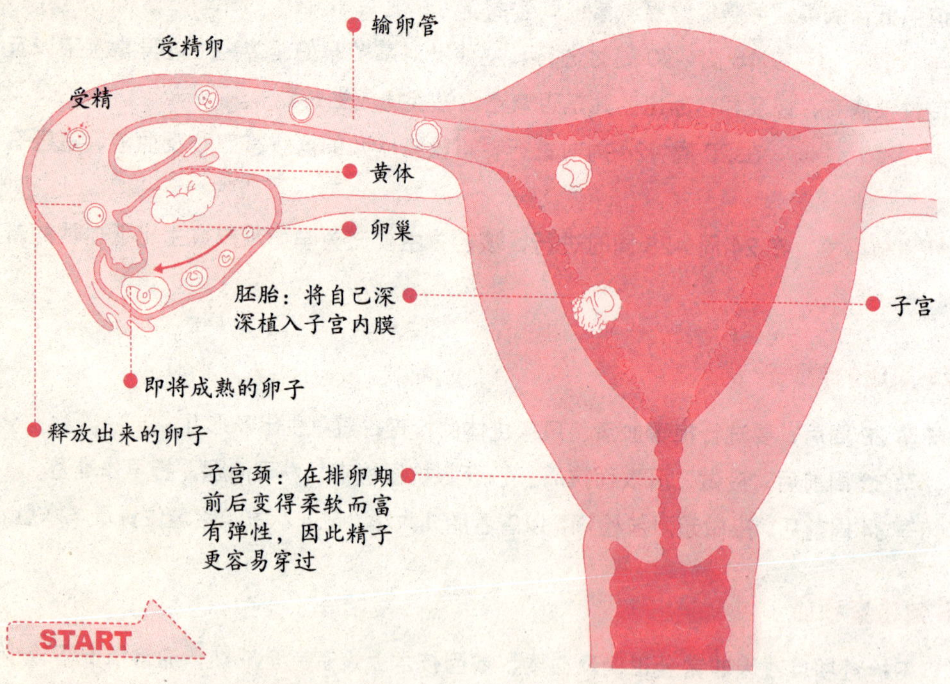

START

胎宝宝在前8周，只是个可爱的“豌豆公主”，但生长迅速，积极摄取营养，开始为自己的人生作准备。

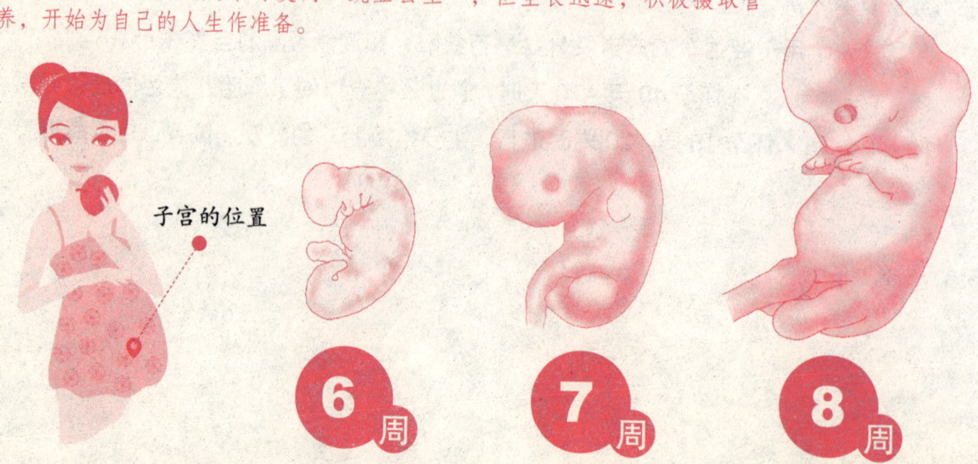

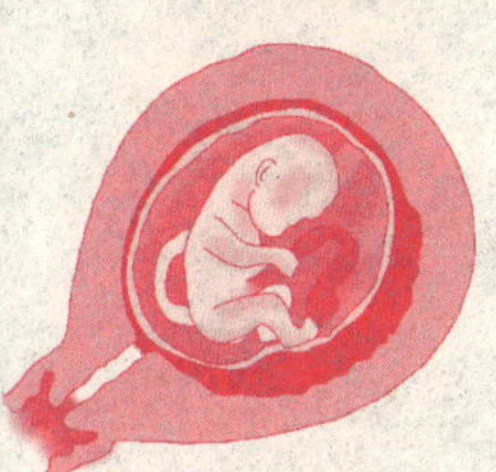

胎宝宝外耳发育良好，纤细的手指和脚趾已经成形。

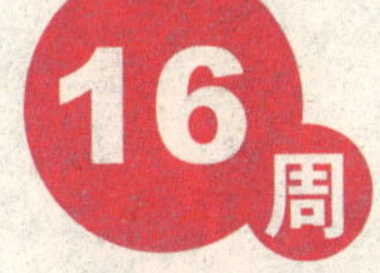

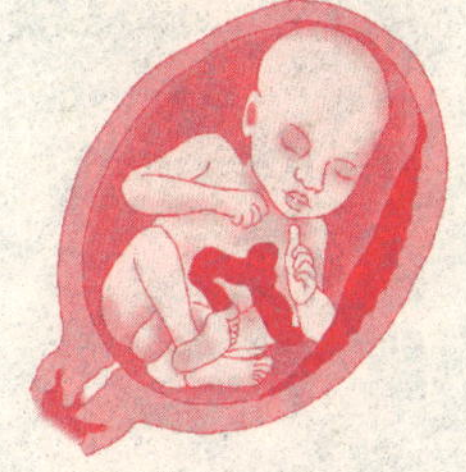

胎宝宝的头按比例看起来太大，此时胎宝宝已经有了颈部，手指有自己特有的指纹。

20周

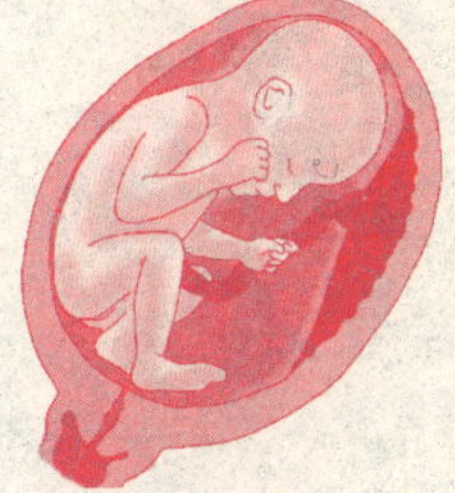

胎宝宝能够握紧自己的双手，挥舞小小拳头，双腿与身体其他部分的比例也相称了。

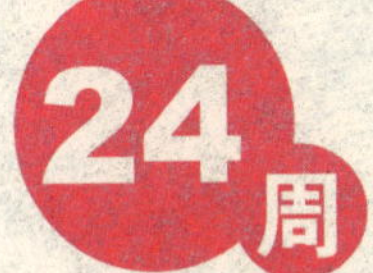

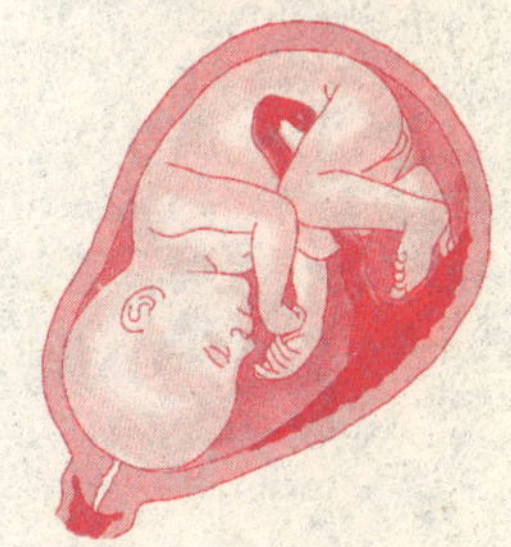

胎宝宝的皮肤变得厚实了，但是面部还是显得瘦小，两眼显现突出。

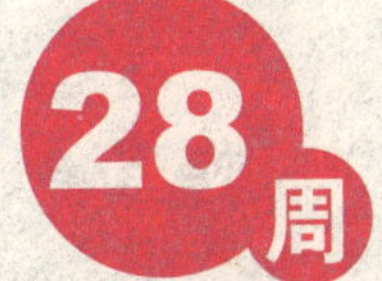

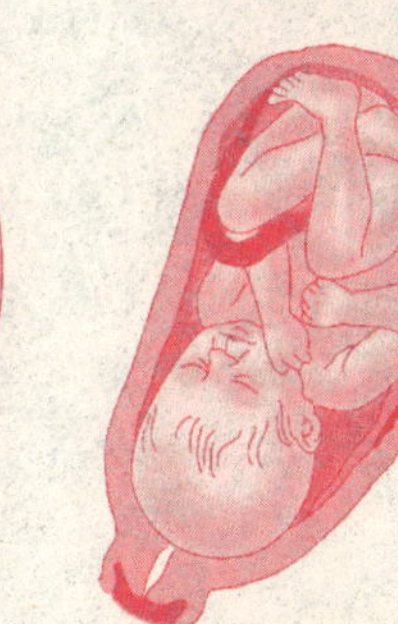

胎宝宝的面部与身体覆盖着胎脂，听力已发育好。

32周

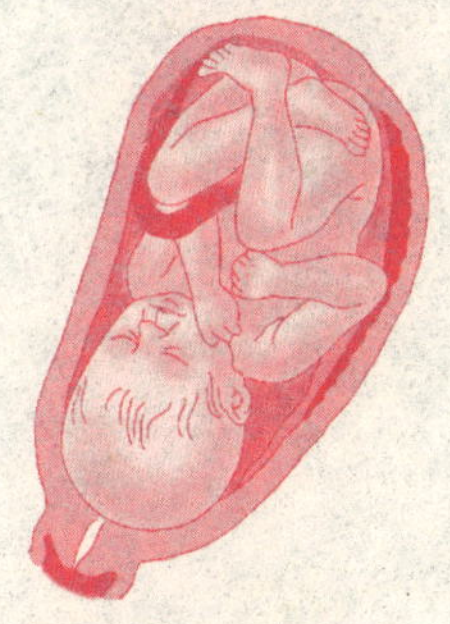

胎宝宝的头与身体的比例与将来出生时相同。

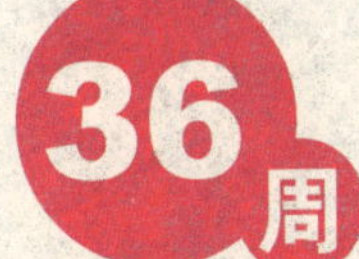

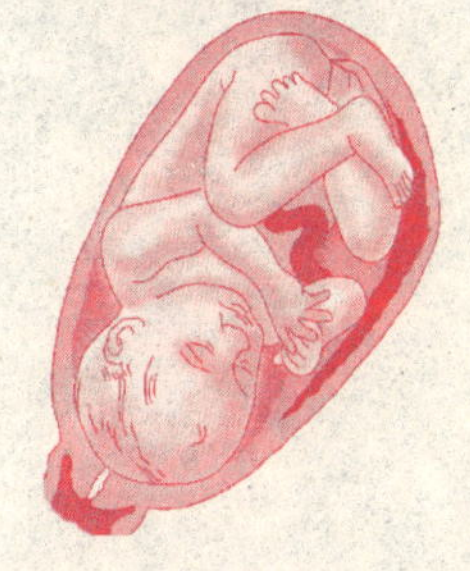

胎宝宝随着脂肪的沉淀，外形更丰满，皮肤呈粉红色，头发长到5厘米。

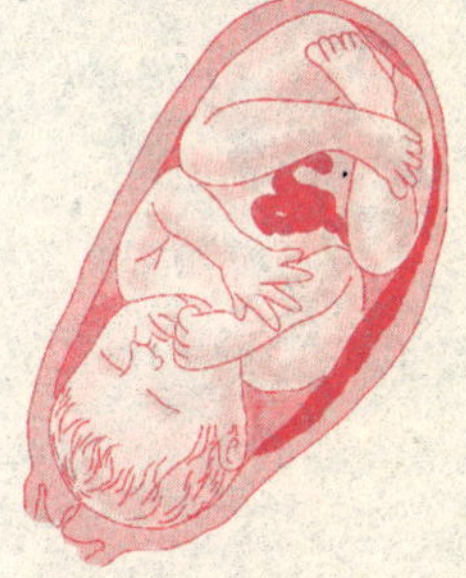

胎宝宝的指甲已尖锐到可以抓伤自己了，身体显得较为丰满，已经是即将与爸爸妈妈见面的“小天使”了。